身体不活動症候群
Physical Inactivity Syndrome

**医療従事者が知っておくべき
安静・身体不活動・廃用症候群のすべて**

編著
上月正博
公立大学法人 山形県立保健医療大学理事長・学長 /
東北大学名誉教授

序文

わが国は世界一の超高齢社会となり，患者の様相が激変した．内科治療で何とか内臓機能を維持できても，体力がどんどん低下していく患者．内科疾患に加えて変形性関節症など運動器疾患などによる重複障害を抱えた患者．家族の介護負担が増え，施設転院を余儀なくされる患者．このような不動・安静による全身の様々な症状である**廃用症候群（Disuse Syndrome：DS）**を抱える患者が多くみられる時代になってきたのだ．一方，自立可能な人々に対しても，フレイル，サルコペニア，ロコモティブシンドローム（ロコモ），メタボリックシンドローム（メタボ）など，矢継ぎ早に新しい概念が生まれた．これらすべての概念で共通しているのは，**身体不活動（Physical Inactivity：PI）**である．つまり，安静にしていることの危険性である．

安静にすべき患者を無理に動かすのは危険だという読者もおられよう．確かに，かつて，脳血管障害，慢性心不全，慢性呼吸不全，慢性腎不全などは安静が治療の一つとされてきた．しかし，近年のリハビリテーション（リハビリ）医学・医療の進歩により，これらの疾患の患者ですら，安静にすることは患者の自立を妨げ，生命予後を悪化させることが明らかになった．実際，トイレと食事の時以外は寝たままで過ごすと，1日約1%の筋肉量・筋力が低下する．ましてや，完全に安静にしていると，たった1日で2%の筋肉量・筋力が低下してしまう．通常30歳を過ぎると，1つ歳をとるごとに，平均1%ずつ筋肉量や筋力が低下する．つまり，たった1日の安静でなんと1〜2歳も老化してしまうことになる．すなわち，安静が治療であった時代は終わったのである．超高齢社会の現在では，安静はむしろ自立を妨げ，生命予後を短縮する有害なものであるといっても過言ではない．

このように，DSやPIの予防・治療は現実的に医療・介護における大きな課題になっている．しかし，医学教育や保健学教育のなかでの運動医学やリハビリ医学の講義数は極めて少ない．このような教育を受けて医療従事者になったかたで，従来の医学・保健学の知識で十分対応できる人はどれだけおられるだろうか？

本書は，いまなぜDSやPIが問題になっているのかを明らかにするとともに，これらを予防・治療するのに必要なリハビリ・運動療法の実際とその有効性を解説するために企画された．さらに，DSはネガティブワードとして海外では受け入れられず，修正が求められていること，PIはDSと比較して海外でも広く受け入れられているものの，単に身体活動量の低下の意味であり、DSのもつ全身や多臓器での問題を想起しにくいという問題がある．本書では，これらの問題を解決するために，DSおよびPIを包括する新しい学術用語として，**身体不活動症候群（Physical Inactivity Syndrome：PIS）**を提唱する．

医療は「寿命の延長」（Adding Years to Life）が目的である一方，リハビリの目標は「生活・運動機能の改善や生活の質の改善」（Adding Life to Years）であるとされてきた．しかし，最近，PISを予防・改善するまでリハビリを行うことで，"Adding Years to Life"も達成できることが明らかになった．すなわち，リハビリの概念が，"Adding Life to Years"から**「生活・運動機能の改善や生活の質の改善に加えて寿命の延長」**（**"Adding Life to Years and Years to Life"**）へとパラダイムシフトがおきたのである．しかも，"Adding Life to Years and Years to Life"はまさに医療の理想でもある．

　医療従事者自らが患者に対する安静の加害者になってはならないわけであり，患者の活動性向上を引き出す技術をきちんと身につける必要がある．本書により，医療従事者が「不活動・安静・寝たきり」の危険性を十分に認識し，十分な自信を持ってPISの予防・治療をできるようになり，1人でも多くの患者やご家族の福音になれば，編者としてこれに勝る喜びはない．

上月正博

目次

序文 ― iii

執筆者一覧 ― x

総論

PART 1　安静が治療の時代は終わった （上月正博） ― 2

1. 安静が治療の時代は終わった ― 3
2. 1日で2歳も老化する！ ― 4
3. 本当に歩けないのか？―リハビリの効果 ― 7
4. リハビリの新しい考え方 ― 10
5. 患者が歩けなくなる原因は医療従事者にある！ ― 11
6. 患者がリハビリを行えるかは医療従事者次第 ― 12

PART 2　廃用症候群 (Disuse Syndrome：DS) ― 14

1. 廃用症候群の定義と内容 ― 14
2. 廃用症候群になりやすい対象 ― 23

PART 3　身体不活動 (Physical Inactivity：PI) ― 24

1. 身体不活動の定義と実態 ― 24
2. サルコペニア ― 26
3. フレイル ― 28
4. PIがもたらすサルコペニア，フレイルとその対策 ― 30

PART 4　不活動のレベルなどを知るための評価 ― 35

1. 評価の手順 ― 35
2. 評価の手順：第1ステップ（簡易な機能障害チェック） ― 36
3. 評価の手順：第2ステップ（詳細な機能障害チェック） ― 36
4. 評価の手順：第3ステップ（生活情報・日常生活機能チェック） ― 44
5. 評価の手順：第4ステップ（栄養評価） ― 46
6. 評価の手順：第5ステップ（運動機能評価） ― 47
7. 判定基準・禁忌・中止基準・陽性基準 ― 50
8. Ramp負荷試験中の生理学的応答とパラメータ ― 51
9. 運動耐容能の規定因子 ― 53

PART 5　リハビリのパラダイムシフト ― 56

1. リハビリとは？ ― 56
2. リハビリ・運動療法の種類 ― 57
3. リハビリ・運動処方の原則：FITT-VP ― 57

4. 内科治療で足りないことは？	58
5. 医療従事者—患者関係の変化	61
6. 歩けるようにするだけでは不十分	61
7. AIDE-SP2	65
8. 「ことばセラピー」と AIDE-SP2	67
9. 「ていねい」なリハビリの問題点	69
10. 面倒・複雑なリハビリはリハビリ科専門医に相談を	71
11. 「広く，早く，密に，そしてつなげるリハビリ」が今後の課題！	71

各論

PART 1　筋　肉 (河村孝幸) ——— 76

1　身体不活動症候群（PIS）への影響 ——— 76
1. 身体活動における骨格筋の役割 — 76
2. 内分泌器官としての骨格筋 — 77
3. サルコペニア・廃用性筋萎縮・ダイナペニア — 77
4. 身体不活動による骨格筋への影響 — 80
5. 日常生活における骨格筋の活動 — 80

2　予防法，リハビリ・運動療法の実際と効果 ——— 84
1. 骨格筋の質と量を保つ運動 — 84
2. レジスタンストレーニングの運動処方 — 87
3. トレーニングの分類と基本的な処方内容 — 89
4. レジスタンストレーニングの工夫 — 94
5. レジスタンストレーニングの動作特異性 — 95
6. 有酸素運動の工夫 — 95
7. 骨格筋電気刺激 — 96
8. 栄養との組み合わせ — 96
9. 安全で効果的なトレーニングを行うために — 97
10. レジスタンストレーニングの効果と限界 — 98

PART 2　骨・関節 (成田亜矢，高木理彰) ——— 103

1　身体不活動症候群（PIS）への影響 ——— 103
1. 骨・軟骨・関節の構造 — 103
2. 荷重や関節運動がなくなると……？ — 104

2　予防法，リハビリ・運動療法の実際と効果 ——— 106
1. 骨粗鬆症，拘縮の怖さ — 106
2. 骨を育てる—十分な栄養とメカニカルストレス— — 107
3. 高齢者に適した運動は……？ — 107
4. 転倒を防ぐ — 109
5. 関節拘縮を作らない — 109
6. 未来の私のために—身体は刺激を待っている— — 111

PART 3　脳・神経 (原　貴敏) ——— 114

1　身体不活動症候群（PIS）への影響 ——— 114

1. 脳・神経疾患における病態，症状とその経過について 114
2. 脳・神経疾患の症状・障害と身体不活動症候群との関係性 115
3. 代表的な身体症状と身体不活動症候群への影響 117
4. 代表的な精神症状と身体不活動症候群への影響 120

2 予防法，リハビリ・運動療法の実際と効果 123
1. 概論 123
2. 脳卒中 125
3. 頭部外傷 128
4. 脊髄損傷 128
5. パーキンソン病（PD） 129
6. 脊髄小脳変性症（SCD） 130
7. 筋強直性ジストロフィー 131
8. 線維筋痛症 131
9. 慢性疲労症候群 132
10. 新型コロナウイルス感染症（COVID-19） 132
11. 痙縮 132
12. 疼痛 134
13. 有酸素運動の効果 134

PART 4　循環器 （竹内雅史，安田 聡） 137

1 身体不活動症候群（PIS）への影響 137
1. 安静臥床および循環器治療に関する歴史 137
2. 身体不活動症候群が循環器系に与える影響（急性変化） 137
3. 身体不活動症候群が循環器系に与える影響（慢性変化） 141

2 予防法，リハビリ・運動療法の実際と効果 145
1. 高齢心不全患者の増加（心不全パンデミック） 145
2. 心臓リハビリの概要 145
3. 予防法，リハビリ，運動療法の実際と効果 147

PART 5　呼吸器 （海老原覚・中澤ちひろ） 161

1 身体不活動症候群（PIS）への影響 161
1. 廃用と身体活動性 161
2. COPD の身体活動性 162

2 予防法，リハビリ・運動療法の実際と効果 164
1. 呼吸筋力の評価について 164
2. 持久力運動について 165
3. 呼吸リハビリについて 166

PART 6　内分泌・代謝 （千葉 拓，石垣 泰） 175

1 身体不活動症候群（PIS）への影響 175
1. 肥満 175
2. 糖尿病 177
3. 脂質異常症 177
4. クッシング症候群，サブクリニカルクッシング症候群 178
5. 成長ホルモン欠乏 178
6. その他の内分泌疾患 179

vii

2 予防法，リハビリ・運動療法の実際と効果 ── 180
- 1. 運動と糖代謝 ── 180
- 2. 運動時のエネルギー消費 ── 181
- 3. 糖尿病における運動療法の効果 ── 181
- 4. 運動療法の意義 ── 183
- 5. 運動療法の実際，注意点 ── 185
- 6. 脂質異常症に対する運動療法 ── 189
- 7. 肥満症に対する運動療法 ── 189

PART 7 　血　液 （佐浦隆一） ── 192

1 身体不活動症候群（PIS）への影響 ── 192
- 1. 血液の構造と機能 ── 192
- 2. 身体不活動症候群の身体や精神への影響 ── 194
- 3. 血液の有形成分に及ぼす身体不活動症候群の影響 ── 195
- 4. 血液の無形成分に及ぼす身体不活動症候群の影響 ── 195

2 予防法，リハビリ・運動療法の実際と効果 ── 198
- 1. 酸素運搬能低下 ── 198
- 2. 血清アルブミン低下に伴う浸透圧維持機能の破綻 ── 201
- 3. 電解質や酸の排泄 / 吸収のインバランスによる酸塩基不均衡 ── 202
- 4. 血液凝固能亢進による深部静脈血栓症 ── 203
- 5. 高カルシウム血症 ── 203
- 6. 免疫機能低下 ── 204

PART 8 　腎臓・尿路 （伊藤　修） ── 208

1 身体不活動症候群（PIS）への影響 ── 208
- 1. 身体機能低下 ── 209
- 2. 身体不活動 ── 211

2 予防法，リハビリ・運動療法の実際と効果 ── 216
- 1. リハビリ・運動療法の実際 ── 217
- 2. リハビリ・運動療法の効果 ── 220

PART 9 　精神・心理 （原　貴敏） ── 223

1 身体不活動症候群（PIS）への影響 ── 223
- 1. 精神・心理と身体不活動症候群との関係性 ── 223
- 2. 身体不活動症候群に関わる心理的問題 ── 224
- 3. うつ ── 226
- 4. 統合失調症 ── 227
- 5. 認知症 ── 227
- 6. 高次脳機能障害 ── 228
- 7. 身体拘束の影響 ── 229

2 予防法，リハビリ・運動療法の実際と効果 ── 231
- 1. 概論 ── 231
- 2. 薬物療法とリハビリ ── 234
- 3. 精神疾患に対するリハビリアプローチ ── 235
- 4. 精神疾患に対する運動療法のエビデンス ── 238
- 5. 運動療法と生活の質について ── 239

6. 意思決定支援 ———————————————————————— 239

PART 10　子ども（森　直樹）————————————————— 242

1　身体不活動症候群（PIS）への影響 ——————————————— 242
1. 子どもにおける身体不活動症候群の影響 ——————————————— 242

2　予防法，リハビリ・運動療法の実際と効果 ————————————— 245
1. 子どもの頃の身体活動性は様々な健康関連指標と関連する ——————— 245
2. 「毎日合計 60 分以上」は世界的なスタンダード！ ————————————— 246
3. 日本の子どもを対象とした身体活動ガイドライン ——————————— 246

PART 11　青年・成人（佐藤寿晃）————————————————— 252

1　身体不活動症候群（PIS）への影響 ——————————————— 252
1. 身体不活動症候群の＜青年・成人期＞への影響 ——————————— 252
2. ＜青年・成人期＞における不動，安静，寝たきりの要因と原因 ———————— 253
3. ＜青年・成人期＞における不動，安静，寝たきりへの影響 ——————— 254

2　予防法，リハビリ・運動療法の実際と効果 ————————————— 256
1. 青年・成人期 ——————————————————————————— 256
2. リハビリ，運動療法（身体活動）の効果 ——————————————— 257

PART 12　高齢者（韓　昌完）—————————————————— 260

1　身体不活動症候群（PIS）への影響 ——————————————— 260
1. 日本の高齢化率は世界一！ ————————————————————— 260
2. 平均寿命と健康寿命の差，ますます低下する高齢者の日常活動量 ———— 261
3. 身体不活動症候群の「高齢者」への影響 ——————————————— 262

2　予防法，リハビリ・運動療法の実際と効果 ————————————— 266
1. 老化と身体活動との関係 ——————————————————————— 266
2. 高齢者特有のリハビリのポイント ——————————————————— 267
3. リハビリおよび運動療法における高齢者向けの FITT ————————— 268
4. 高齢者における身体活動とリハビリの効果 ————————————— 270
5. 身体的・精神的健康を維持するための個別プログラムの必要性 ———— 271

ix

執筆者一覧

編著者

上月正博　　　公立大学法人山形県立保健医療大学　理事長・学長，東北大学名誉教授

執筆者（執筆順）

河村孝幸　　　東北福祉大学 健康科学部 医療経営管理学科 教授

成田亜矢　　　山形大学医学部 整形外科学講座

高木理彰　　　山形大学医学部 整形外科学講座 主任教授

原　貴敏　　　国立精神・神経医療研究センター 身体リハビリテーション部 部長

竹内雅史　　　東北大学病院 診療技術部 副部長，リハビリテーション部門 部門長

安田　聡　　　東北大学大学院医学系研究科循環器内科学分野 教授

海老原覚　　　東北大学大学院医学系研究科臨床障害学分野 教授

中澤ちひろ　　東北大学大学院医学系研究科臨床障害学分野

千葉　拓　　　岩手医科大学医学部 内科学講座糖尿病・代謝・内分泌内科分野

石垣　泰　　　岩手医科大学医学部 内科学講座糖尿病・代謝・内分泌内科分野 教授

佐浦隆一　　　大阪医科薬科大学医学部 総合医学講座 リハビリテーション医学教室 教授

伊藤　修　　　東北医科薬科大学医学部 リハビリテーション学 教授

森　直樹　　　公立大学法人山形県立保健医療大学 作業療法科 准教授

佐藤寿晃　　　公立大学法人山形県立保健医療大学 作業療法科 教授

韓　昌完　　　下関市立大学 学長

総　論

1. 安静が治療の時代は終わった
2. 廃用症候群（Disuse Syndrome：DS）
3. 身体不活動（Physical Inactivity：PI）
4. 不活動のレベルなどを知るための評価
5. リハビリのパラダイムシフト

1 安静が治療の時代は終わった

総論

上月正博

POINT

- 超高齢社会の到来とともに，廃用症候群や身体不活動の危険性がクローズアップされてきた．
- 安静が治療の一つとされてきた時代は終わり，安静はむしろ危険因子として認識されるべきものに変化した．
- 医療従事者自らが安静の加害者になってはならないわけであり，患者の活動性向上を引き出す技術を身につける必要がある．

はじめに

　わが国は世界一の超高齢社会となり，患者の様相が激変した．内科治療で何とか内臓機能を維持できても，体力がどんどん低下していく患者．内科疾患に加えて変形性関節症など運動器疾患などによる重複障害を抱えた患者．家族の介護負担が増え，施設転院を余儀なくされる患者．このような不動・安静による全身の様々な症状である廃用症候群（disuse syndrome：DS）を抱える患者が多くみられる時代になってきた．

　一方，自立可能な人々に対しても，フレイル，サルコペニア，ロコモティブシンドローム（ロコモ），メタボリックシンドローム（メタボ）など，矢継ぎ早に新しい概念が生まれた．これらすべての概念で共通しているのは，身体不活動（physical inactivity：PI）や安静にすることの危険性であり，対応策としての有酸素運動やレジスタンストレーニングなどの運動療法の有用性である．

　一方，医療従事者の従来の知識だけで，こういう人々に十分対応できるといえる人はどれだけおられるだろうか？　本書は，いまなぜDSやPIが問題になっているのかを明らかにするとともに，これらを予防・治療するのに必要なリハビリテーション（リハビリ）・運動療法の実際と効果を解説するために企画された．

1. 安静が治療の時代は終わった

入院してベッド上で安静にしていれば，楽ちんである．おまけに，定時にきちんとバランスやカロリーを考えた温かい食事がベッドまで運ばれてくる．日々の仕事，家事，近所づきあいなどさまざまなストレスから解放されて，つい「極楽，極楽」という言葉が口をついて出てくるかもしれない．2～3日入院しただけで，疲れも取れて病気が良くなったような気がするかもしれない．

しかし，長い期間の安静は大問題だ．高齢者やもともとフレイルがある場合，たった1週間安静臥床するだけで，以前のように歩けなくなる場合も少なくない．これらの人はもともと基礎体力・筋力が低下しているうえに，安静でさらに低下して，ついには自立した生活が困難になってくるというわけである．

その昔，優れた薬剤や手術などの治療法のなかった時代は「安静」は間違いなく治療の大きな部分を占めていた．しかし，いまや，わが国は世界に誇る断トツ世界一の超高齢社会である（図1-1，図1-2）[1]．もはや「安静」は治療でなく，むしろ患者の自立を妨げる有害なものになったといっても過言ではない．

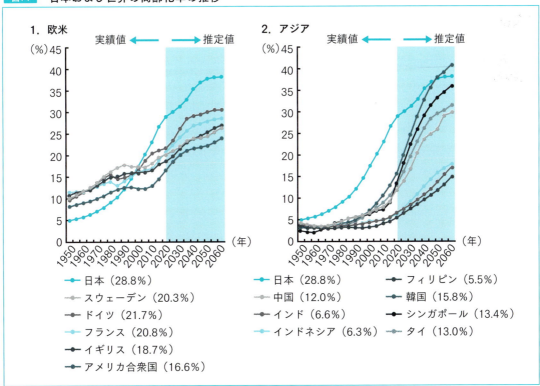

図1-1　日本および世界の高齢化率の推移

（内閣府：令和2年版 高齢社会白書より）

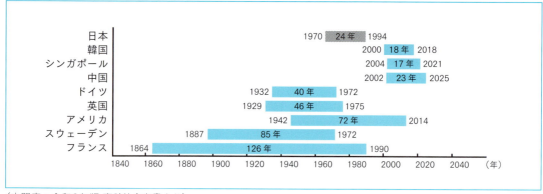

(内閣府：令和2年版 高齢社会白書より)

2. 1日で2歳も老化する！

　トイレと食事の時以外は寝たままで過ごすと，1日約1％の筋肉量・筋力が低下する．ましてや，完全に安静にしていると，1日約2％の筋肉量・筋力が低下してしまう．ヒトは通常30歳を過ぎると，1つ歳をとるごとに，平均1％ずつ筋肉量や筋力が低下する．つまり，たった1日の安静でなんと1〜2歳も老化してしまうのである[2]．

　実例をあげよう．足を骨折して2週間ほど安静にすると，立ち上がる際にフラフラしたり，歩くのがしんどかったりして，急に歳をとったような感じがする．2週間の安静では脚力が14〜28歳分も低下するわけだから当然である．これが30歳の人なら58歳相当の体力になった程度なのでなんとか自立はできるが，70歳の人なら98歳の体力まで低下するから，自立が怪しくなるはずである．

　入院したとたん，すぐパジャマなど病衣に着替えてしまう．廊下や売店に行くのも「病衣なので」とためらって，ベッド周囲しか動かなくなりがちだ．これが実は大変危険なのである．

　このように，安静によって全身に及ぶさまざまな有害な影響をDSという[2]．肺炎や心不全で入院して安静にした結果，退院するころには腕が挙がらなくなる，歩けなくなるなどは，典型的なDSの症状である．

　そのうえ，DSは，認知症，幻覚，妄想，不安，不眠，うつ状態も引き起こしやすくなる．さらに，肥満，糖尿病，脂質異常症も助長され，結果的に動脈硬化が進行し，心血管疾患を発症して寿命を縮めてしまうのである．しかも，DSの症状をリハビリで回復させるには，安静にした数倍の期間を要するのである．

　持久力に関しても同様である．一般的に，持久力（最大酸素摂取量：$\dot{V}O_2max$）は心臓，肺，筋肉，血液に腎臓を加えた5つの因子で規定される（図1-3）[3]．たとえば，20歳の米国人大学生5名を3週間の強制安静とその後8週間の運動療法を行って，持久力（最大酸素摂取量；$\dot{V}O_2max$）がどれだけ変化するかを検討した研究がある．同じ対象者が50歳（30年後）と60歳（40年後）の時にも$\dot{V}O_2max$を調査した．その結果，被検者が60歳時の$\dot{V}O_2max$が，同一被検者が20歳時に3週

間の強制安静をした際の$\dot{V}O_2max$に見事に一致したのである（図1-4）[4]．持久力が21日間で40歳分，すなわち1日で2歳分も老化することが，この研究からも証明されたのである．この事実は極めて重要であり，体力がない高齢者や障害者こそ，寝たきり状態にならないためにも，入院中にこまめな運動やリハビリが必要であることを意味している．医療従事者は「患者が歩いて入院したのに，退院の時は寝たきりだった」という例をつくらないように，極力努力すべきである[5]．

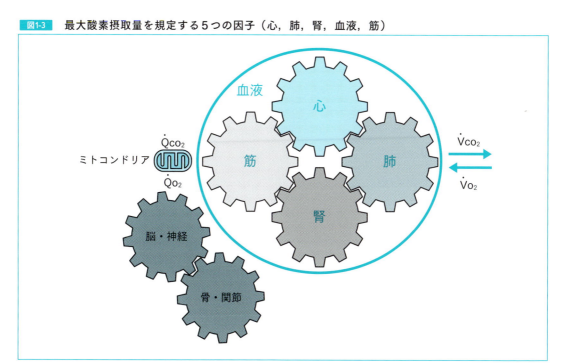

図1-3　最大酸素摂取量を規定する5つの因子（心，肺，腎，血液，筋）

（Kohzuki M, et al. Importance of Physical Activity and VO2max: Five Major Determinants of VO2max. Asian Journal of Human Services 2018; 15: 85-92を参考に作成）

　Covinskyらは，米国の70歳以上の入院患者の30%以上で，退院時には入院時になかった新たな障害を抱えることを米国医療従事者会雑誌（Journal of American Medical Association：JAMA）に報告している[6]．Covinskyらはこれを入院関連機能障害（hospitalization-associated disability：HAD）と呼び，予防・改善しがたい難題であるとしている[6]．しかし，同様のことは米国の病院に限らない．たとえば，自宅でも安静にしていると同様のことがおきるわけである．わが国では，安静によって全身に及ぶさまざまな有害な影響をHADとは呼ばずに，DSという「より適切な用語」を用いていることになろう[2]．実際，最近はCOVID-19対策でステイホームを強いられるために，病院でなく家でもDSになりがちで，要介護度の重度化や認知機能低下の進行が報告されている．

　PIの定義は様々だが，よく用いられるのは，「1日30分以上の中強度の運動を週に5日以上，または1日20分の高強度の運動を週に3日以上していない状態」である[7]．この定義では，世界の青少年13〜15歳）の10人中8人，成人の3人に1人がPIに相当する[7]．そして，驚くべきことに，この定義で，PIは喫煙と同じほど死亡率を高めることが明らかである（図1-5）[7]．一方，わが国の

図1-4　21日間の絶対安静による最大酸素摂取量の低下は40年分の加齢変化に相当する

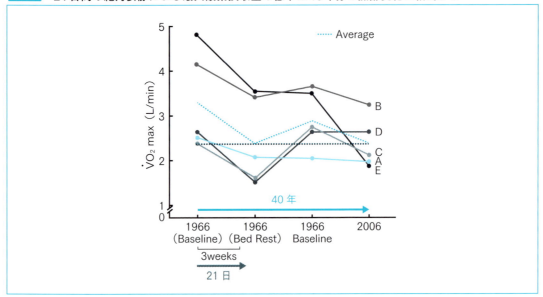

(McGavock JM, et al.A forty-year folloe-up of the Dallas bed rest and training study: the effect of age on the cardiovascular response to exercise in men. J Gerontol 64; 2009: 293-299を参考に作成)

場合は，喫煙者数が多いこともあってか，2007年の非感染性疾患および外因による死亡数への各種リスク因子の寄与としては，PIは喫煙，高血圧に次いで3位に入っている（図1-6 ）[8]．しかし，それでもなお，高血糖や肥満，塩分過剰よりもPIが危険であるという驚きの事実を知っておく必要があるわけである．

図1-5　身体不活動は喫煙と同じほど死亡率を高める

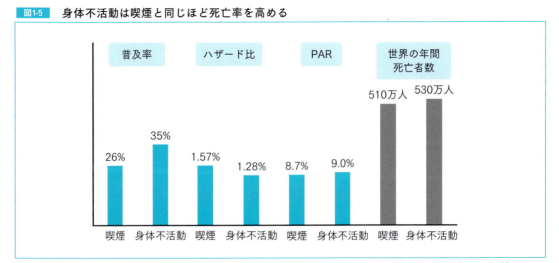

(Wen CP, Wu X. Stressing harms of physical inactivity to promote exercise. Lancet 2012; 380: 192-193を参考に作成)

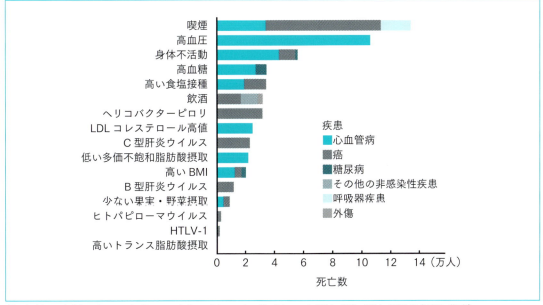

図1-6 わが国の2007年の非感染性疾患および外因による死亡数への各種リスク因子の寄与

(Ikeda N, et al. What has made the population of Japan healthy? Lancet 2011; 378: 1094-1105 を参考に作成)

3. 本当に歩けないのか？―リハビリの効果

　ヒトは，歩けなくなったらもう寝たきりになるのだろうか？　そうでないことはリハビリ科をのぞいてみればすぐ明らかになる．リハビリ科には歩けない人がたくさん入院するが，歩けないままの人はわずかであり，杖なしで独歩退院する人は少なくない．実は，私が内科からリハビリ科に移籍して，一番驚いたのがこの点であった．

　寝たきりの人をそのままにしてはいけないのである．寝ている人を無理にでも動かしてみると，意外にその人は動けるし，リハビリを続けるにつれてどんどん上手に動けるようになるものだ．

　寝たきりの人を無理に動かすのは危険だという読者もおられよう．確かに，かつて，脳血管障害，慢性心不全，慢性呼吸不全，慢性腎不全などは安静が治療の一つとされていた時代があった．

　しかし，最近は事情が全く変わってしまったのである．たとえば，心血管疾患におけるリハビリに関するガイドライン2021年改訂版では，急性冠症候群，安定狭心症，慢性心不全，心臓手術後，跛行のある末梢動脈疾患，心臓移植後に対するリハビリがすべて最高レベルに相当する「クラスⅠ，エビデンスレベルA，Minds推奨グレードA，Mindsエビデンス分類Ⅰ」を獲得しており，心臓リハビリは最高レベルの医療であることが明らかである（表1-1）[9]．

表1-1 急性冠症候群に対する心臓リハビリテーションの推奨とエビデンスレベル

	推奨クラス	エビデンスレベル	Minds推奨グレード	Mindsエビデンス分類
運動耐容能の改善，QOLの向上，予後改善を目的に，回復期心臓リハビリテーションを継続する．	I	A	A	I
急性期にクリニカルパスを用いて急性期心臓リハビリテーションを行う．	I	A	B	II
予後，身体活動度，追加治療の必要性の評価のために，退院前または退院後早期に運動負荷試験を行う．	I	A	B	II
外来心臓リハビリテーションへの導入率を高めるために，主治医が積極的に心臓リハビリテーションを勧める．	I	A	A	I
外来心臓リハビリテーションにおいて，中・高リスク例であっても安定状態であれば，外来では通院監視型運動療法と非監視型在宅運動療法を併用する．	I	A	A	I
急性心筋梗塞後のリスクを評価し，低リスクでは早期退院を考慮する．	IIa	A	B	II
良好な早期再灌流が達成され，明らかな合併症を伴わない患者に対し，早期離床のためCCUでの急性期早期から心臓リハビリテーションを考慮する．	IIa	B	B	II
運動療法にはレジスタンストレーニングも組み合わせることを考慮する．	IIa	B	B	II

（日本循環器学会/日本心臓リハビリテーション学会合同ガイドライン．2021年改訂版　心血管疾患におけるリハビリテーションに関するガイドラインより）

　慢性閉塞性肺疾患（COPD）を代表とする呼吸リハビリでも，特に下肢の運動療法が，運動耐容能の増加，呼吸困難の改善，健康関連QOLの改善，入院日数など医療資源利用率の減少，生命予後の延長に有効である[10]．また，肺高血圧症では運動は禁忌であったが，肺動脈性肺高血圧症と慢性血栓塞栓性肺高血圧症では，治療の進歩による循環動態や生命予後の改善に伴い[11,12]，標準的治療の付加治療として，運動耐容能やQOLの改善にリハビリが有効であると認識されるようになってきた（クラスIIa，エビデンスレベルB，Minds推奨グレードB，Mindsエビデンス分類II）[9]．

　慢性腎臓病（CKD）患者では起立性蛋白尿や運動後の蛋白尿増加などから，安静にすることが治療の基本であった．しかし，最近の基礎的・臨床的な研究の知見により，透析患者に対するリハビリが，運動耐容能改善，PEW（低栄養状態）改善，タンパク質異化抑制，QOL改善などをもたらすことが明らかにされており，腎臓リハビリという概念が生まれた[13]．さらに，保存期CKD患者に対する腎臓リハビリは，腎機能改善・透析移行防止のための新たな治療としての可能性が指摘され，CKDの治療は「運動制限から運動療法へ」とコペルニクス的転換を果たしたのである[14]．具

体的な事象として，日本糖尿病学会発行の糖尿病治療ガイドでは，数年の間に，糖尿病性腎症第3期，第4期の運動の項目に「制限」の文字がなくなり，むしろ運動を「推奨」する方向に劇的に変化してきたのである（表1-2）[15]．

さらに，肝臓機能障害患者においても，安静が治療の一つと考えられてきた．しかし，肝臓機能障害患者でのDS，社会復帰の遅延，QOLの低下，運動耐容能の低下と死亡率増加の関係などが明らかになり，最近では，必要以上の安静を解除し，社会復帰に向けて運動の再開を図ろうとする考えに変化してきている．特に，非アルコール性脂肪肝（NAFLD）や非アルコール性肝炎（NASH）では，運動療法や食事療法は治療の基本となったのである[16]．

表1-2　糖尿病腎症生活指導基準における運動療法の考え方

病期		運動			
		2008-2009 2010-2011 2012-2013	2014-2015	2016-2017	2018-2019
第1期 （腎症前期）		●原則として糖尿病の運動療法を行う	●原則として糖尿病の運動療法を行う	●原則として糖尿病の運動療法を行う	●原則として糖尿病の運動療法を行う
第2期 （早期腎症期）		●原則として糖尿病の運動療法を行う	●原則として糖尿病の運動療法を行う	●原則として糖尿病の運動療法を行う	●原則として糖尿病の運動療法を行う
第3期 （顕性腎症期）	第3期 A （顕性腎症前期）	●原則として運動可 ●ただし病態によりその程度を調節する ●過激な運動は不可	●原則として運動可 ●ただし病態によりその程度を調節する ●過激な運動は不可	●原則として運動可 ●ただし病態によりその程度を調節する ●過激な運動は避ける	●原則として運動可 ●ただし病態によりその程度を調節する
	第3期 B （顕性腎症後期）	●運動制限 ●体力を維持する程度の運動は可			
第4期 （腎不全期）		●運動制限 ●散歩やラジオ体操は可	●運動制限 ●散歩やラジオ体操は可 ●体力を維持する程度の運動は可	●体力を維持する程度の運動は可	●原則として運動可 ●ただし病態によりその程度を調節する
第5期 （透析療法期）		●原則として軽運動 ●過度な運動は不可	●原則として軽運動 ●過度な運動は不可	●原則として軽運動 ●過度な運動は不可	●原則として運動可 ●ただし病態によりその程度を調節する

（上月正博．オーバービュー：腎臓リハビリテーションの現状と課題．臨床リハ 2021; 30: 812-820 より）

これまでの各種リハビリガイドラインは，単一疾患でのリハビリのエビデンスに限られ，重複障害リハビリのエビデンスに関しては十分に示されてきていないのが現状である．しかし，実際の臨床現場では，単独疾患・単独障害の患者よりも多疾患・重複障害の患者が多いわけであるから，ガイドラインでは示されていない状況下で，リハビリ計画を立て，それを実行していかねばならない．現実には，急性心筋梗塞（AMI）患者が腎機能障害を併存すると，その後の総死亡率や心血管に関連する死亡が増加する．しかし，虚血性心疾患のために冠動脈バイパス術を行った CKD 透析患者がリハビリを行うことで，全死亡率，心死亡率ともに 30％以上も低下した報告がある[17]．また，心不全患者においても死亡や再入院率が腎機能に深く関与しているが[18]，その死亡率は実際には運動耐容能（最高酸素摂取量）によって影響を受けるという報告がある[19]．さらに，保存期 CKD 患者が心筋梗塞になり，回復期心臓リハビリを行った結果，腎機能（eGFR）が改善したという報告や[20]，AMI 患者に心臓リハビリを行い運動療法の重要性を理解させたのちに，在宅での後期回復期心臓リハビリに移行したところ，在宅での一日歩数を多く保つことが腎機能低下の抑制にもつながることが eGFRcys や eGFRcreat を用いて明らかになり，しかもその関係性は筋肉量の変化に影響されない eGFRcys の方がより明らかだったという筆者らの介入研究がある[21]．このように，重複障害のリハビリが有効である可能性も大いに期待できる．

4. リハビリの新しい考え方

　リハビリとは何であろうか？　わが国の代表的な国語辞典である広辞苑には，「リハビリとは，治療段階を終えた疾病や外傷の後遺症をもつ人に対して，医学的・心理学的な指導や機能訓練を施し，機能回復・社会復帰をはかることである」と書いてある[22]．

　医療は「寿命の延長」（Adding Years to Life）が主目的である一方，リハビリにおける第 1 目標は「生活・運動機能の改善や生活の質の改善」（Adding Life to Years）である（ 図1-7 ）[23]．すなわち，日本リハビリ医学会のキーワードである，「機能を回復する」，「障害を克服する」，「活動を育む」にあたる．

　しかし，リハビリ，特に心血管疾患，COPD，慢性腎臓病に対するいわゆる内部障害リハビリでは，急性期リハビリ（入院による病室でのリハビリ）と前期回復期リハビリ（入院によるリハビリ室でのリハビリ）のリハビリを終了後に，外来通院リハビリに在宅での患者自身の自主的なリハビリを加えた後期回復期リハビリを行うことで，リハビリにおける第 2 目標ともいうべき「生活・運動機能の改善や生活の質の改善」（Adding Life to Years）も達成できることが明らかになった（ 図1-7 ）[23]．

　すなわち，歩行可能の患者に対しては，第 2 目標である "Adding Years to Life" の達成をもめざすべきであり，結果的に，リハビリ・運動療法で，「生活・運動機能の改善や生活の質の改善に加えて寿命の延長」（"Adding Life to Years and Years to Life"）が得られれば，それがまさに医療の理想でもある（ 図1-7 ）[23]．

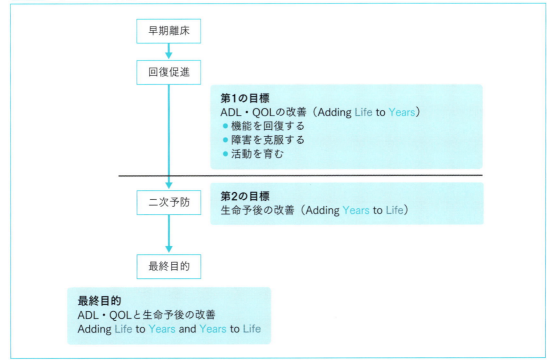

(Kohzuki M, et al. A paradigm shift in rehabilitation medicine: from "adding life to years" to "adding life to years and years to life". Asian J Human Services 2012; 2: 1-7を参考に作成)

5. 患者が歩けなくなる原因は医療従事者にある！

　さて，医療従事者がなぜリハビリを勉強しなければならないのだろうか？　答えは明快である．「患者が歩けなくなる原因は医療従事者にある」ので，読者にはそんな医療従事者になってほしくないからである．

　医療従事者は「病気を診ずに人を診る」ことを信条にしている．その信条の重要性はいうまでもない．しかし，超高齢社会・重複障害時代のわが国で「人を診る」には，患者の全身を診るだけでなく，患者の生活機能や運動機能も診る必要があるのではないだろうか．なぜなら，本稿のはじめに書いたように，医療従事者による内科治療で何とか患者の内臓機能を維持できても，高齢化が進み，足腰が弱って生活範囲が狭くなってくる患者が増加しているからである．

　あまり体力がない高齢者や障害者こそ，寝たきりにならないように自ら動く必要があり，医療従事者は患者にこまめに運動やリハビリを指導し，励ます必要がある．医療従事者は「患者が歩いて入院したのに，退院のときは寝たきりだった」という例をつくらないように極力努力すべきであり，医療従事者も患者も「安静にすることは危険なことなのだ」という根本的な意識改革をすることが必要である．

6. 患者がリハビリを行えるかは医療従事者次第

　医療従事者が患者に「運動しなさい」と言葉でただ指示するだけでは，患者は運動してくれず，患者の体力低下にはうまく対応できない．すでに患者自らでは上手く運動やリハビリができない状況にある場合は，医療従事者が介助し，専門のリハビリスタッフにつなげる必要がある．

　患者がリハビリを行えるかどうかは，医療従事者の一存にかかっている．なぜなら，医療従事者の指示がなければリハビリスタッフがリハビリを勝手に行うことができない仕組みになっているからである．リハビリは薬物処方と同様に，医療従事者の「処方」によって開始されるのである．

　患者のリハビリをどう進めていけばよいのだろうか？　リハビリ科に紹介するのが一番楽に思えても，リハビリ科医の数は限られており，その多くはリハビリ専門病院などに勤務していて，患者や医療従事者の近くにはいない．リハビリ病院に入院させるほどでないような患者に対してリハビリを進めるためには，実地医家自身がリハビリ処方を行い，医療従事者自身がリハビリを実施・指導しなければならないのである．そのためには，医療従事者にも基本的なリハビリ知識が必要なのである．

おわりに：身体不活動症候群（Physical Inactivity Syndrome：PIS）の提唱

　DS はネガティブワードとして海外では受け入れられず，修正が求められていること，PI は DS と比較して海外でも広く受け入れられているものの，単に身体活動量の低下の意味であり，DS のもつ全身や多臓器での問題を想起しにくいという問題がある．本書では，これらの問題を解決するために，DS および PI を包括する新しい学術用語として，身体不活動症候群（physical inactivity syndrome：PIS）を提唱する．

　DS や PI を予防・治療することは，リハビリ病棟でのみならず，あらゆる外来・病棟，施設でも必要である．リハビリはリハビリ関連職のみの仕事ではなく，多くの医療従事者が基本を知り，関与すべき医療・看護・ケアの基本項目であるといえる．

　医療従事者の方々にリハビリを知っていただき，少しずつでも医療・看護・ケアに生かしていただければ，わが国の医療・介護は劇的に好転する．患者をもっといきいき・長生きさせること，すなわち，生活機能予後の改善と生命予後延長（Adding Life to Years and Years to Life）を達成できる．病院から地域までのシームレスなリハビリシステムをわが国全体に広げるために，読者の参加を大いに期待したいのである．

文献

1) 内閣府：令和 2 年版 高齢社会白書
[https://www8.cao.go.jp/kourei/whitepaper/w-2020/html/zenbun/s1_1_2.html]
（2024 年 10 月閲覧）

2) 上月正博. 新編 内部障害のリハビリテーション 第 2 版：医歯薬出版；2017.

3) Kohzuki M,et al. Importance of Physical Activity and VO_2max: Five Major Determinants of VO_2max.Asian Journal of Human Services 2018; 15: 85-92.

4) McGavock JM, et al.A forty-year folloe-up of the Dallas bed rest and training study: the effect of age on the cardiovascular response to exercise in men. J Gerontol 64; 2009: 293-299.

5) 上月正博. ねころんで読める新しいリハビリ：メディカ出版；2018.

6) Covinsky KE,et al. Hospitalization-associated disability "She was probably able to ambulate, but I'm not sure" JAMA 2011; 306: 1782-1793.

7) Wen CP, et al. Stressing harms of physical inactivity to promote exercise. Lancet 2012; 380: 192-193.

8) Ikeda N, et al. What has made the population of Japan healthy? Lancet 2011; 378: 1094-1105.

9) 日本循環器学会 / 日本心臓リハビリテーション学会合同ガイドライン．2021 年改訂版　心血管疾患におけるリハビリテーションに関するガイドライン．

10) 日本呼吸ケア・リハビリテーション学会呼吸リハビリテーション委員会ワーキンググループ他．呼吸リハビリテーションマニュアル - 運動療法 - 第 2 版：照林社；2012.

11) Jenkins D, et al. Pulmonary endarterectomy in the management of chronic thromboembolic pulmonary hypertension. Eur Respir Rev 2017; 26: 160111.

12) Lang I, et al. Balloon pulmonary angioplasty in chronic thromboembolic pulmonary hypertension. Eur Respir Rev 2017; 26: 160119.

13) 上月正博．腎臓リハビリテーション第 2 版：医歯薬出版；2018.

14) 日本腎臓リハビリテーション学会．腎臓リハビリテーションガイドライン：南江堂；2018.

15) 上月正博．オーバービュー：腎臓リハビリテーションの現状と課題．臨床リハ 2021; 30: 812-820.

16) 日本肝臓学会．NASH・NAFLD の診療ガイド 2020 改訂第 2 版：南江堂；2015. p48.

17) Kutner NG, et al. Cardiac rehabilitation and survival of dialysis patients after coronary bypass. J Am Soc Nephrol 2006; 17: 1175-1180.

18) Hamaguchi S,et al. Chronic kidney disease as an independent risk for long-term adverse outcomes in patients hospitalized with heart failure in Japan. Report from the Japanese Cardiac Registry of Heart Failure in Cardiology(JCARE-CARD)Circ J 2009; 73: 1442-1447.

19) Scrutinio D, et al. Renal function and peak exercise oxygen consumption in chronic heart failure with reduced left ventricular ejection fraction. Circ J 2015; 79: 583-591.

20) Takaya Y, et al. Impact of cardiac rehabilitation on renal function in patients with and without chronic kidney disease after acute myocardial infarction. Circ J 2014; 78: 377-384.

21) Sato T, et al. Association between physical activity and change in renal function in patients after acute myocardial infarction. PLoS One. 2019; 14: e0212100.

22) 広辞苑 第 7 版：岩波書店；2018.

23) Kohzuki M, et al. A paradigm shift in rehabilitation medicine: from "adding life to years" to "adding life to years and years to life". Asian J Human Services 2012; 2: 1-7.

2 廃用症候群
（Disuse Syndrome：DS）

総論

上月正博

POINT

● 廃用症候群は，安静臥床や不活動状態が持続することにより引き起こされる全身の病的状態の総称である．

● 廃用症候群は，動脈硬化につながり，心血管系疾患や肺炎に罹患して生命予後を悪化させる．

● 廃用症候群はある程度予防可能である．リハビリ医学では，廃用症候群を治療するだけでなく，予防することも大切な役割である．

1. 廃用症候群（DS）の定義と内容

　廃用症候群（disuse syndrome：DS）は，廃用，すなわち安静臥床や不活動状態が持続することにより引き起こされる全身の病的状態の総称である．DS には，筋萎縮，骨萎縮，起立性低血圧，運動能力の低下をはじめとして種々の症候が含まれる（表2-1）[1]．

　DS は時間経過とともに，単一臓器の障害から複数の臓器の障害に影響が及んでいく．たとえば，大腿骨骨折の場合，ギプスや術後の安静は骨折部位の治癒のために必要である．しかし，安静臥床を継続すると，患側の健常部や健側の関節の拘縮や筋力低下，筋萎縮をも生じてしまう．このような全身性の筋骨格系の機能低下は，歩行障害や起居動作の障害をもたらし，活動性の低下を助長し，DS の悪循環が形成される[1]．心不全や呼吸不全などの内部障害でも DS は同様に生じてくる．本来はそれぞれ心機能や呼吸機能という単一臓器の機能障害が，安静臥床を継続することにより，下肢の関節拘縮や筋力低下，筋萎縮を生じてしまう．このような全身性の筋骨格系の機能低下は，歩行障害や起居動作の障害をもたらし，活動性の低下を助長し，悪循環（図2-1）が形成され[1]，巡りめぐって心筋萎縮による 1 回拍出量の低下や呼吸筋の萎縮による肺活量の低下や無気肺，肺炎にもつながっていく（表2-1）[1]．

　DS は，全身臓器の機能低下はもとより心理面や生活の質（QOL）の悪化をもたらす．また，DS は，肥満，インスリン抵抗性，糖尿病，高コレステロール血症，動脈硬化につながり，心血管系疾患や肺炎に罹患して生命予後を悪化させる．DS は，入院により障害が加わったという意味で入院関連機能障害（hospitalization-associated disability：HAD）と表現されることもある．これは

CovinskyがJAMAに発表したもので，米国では70歳以上の患者の30％以上は，入院時になかった新たな障害を抱えて退院するという．驚くべき報告である[2]．これはDSとほぼ同義であり，入院でなくても自宅でも極度の安静により同様のことが生じることを考えれば，HADよりDSのほうが正確かつ包括的な用語であると考えられよう．

表2-1　廃用症候群

1 筋肉	筋萎縮，筋力低下（1日2％，月50％），酸素摂取能低下
2 関節	腱・靱帯・関節包の硬化・拘縮・屈伸性低下
3 骨	骨粗しょう症，易骨折
4 心臓	心筋萎縮，心収縮力低下，心拍出量低下，心負荷予備力低下，起立性低血圧
5 血管	毛細管/組織比の低下，循環不全，浮腫，褥そう
6 血液・体液	血液量減少，貧血，低タンパク
7 内分泌・代謝	ホルモン分泌低下，易感染，肥満，カルシウムバランス負，インスリン抵抗性の増悪，脂質異常症
8 呼吸器	呼吸筋萎縮，無気肺，肺炎，換気血流不均等
9 腎・尿路	腎血流減少，感染，結石，失禁
10 消化器	消化液減少，吸収不全，便秘
11 神経・精神心理	平衡感覚低下，認知症，幻覚，妄想，不安，不眠，うつ状態，QOL低下

（上月正博．新編　内部障害のリハビリテーション第2版：医歯薬出版；2017より）

図2-1　呼吸循環障害における安静や不活動における悪循環

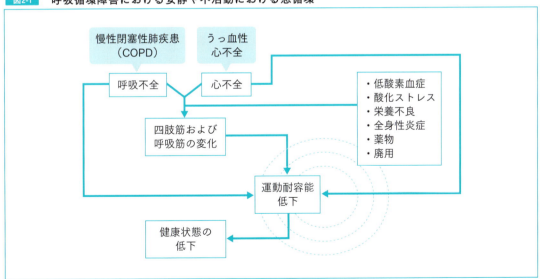

（上月正博．新編　内部障害のリハビリテーション第2版：医歯薬出版；2017より）

1）筋骨格系

拘縮

　DSの一つとして，拘縮（contracture）は，皮膚，筋肉，関節包や靱帯の変化により，正常の関節の動きが制限された状態である．拘縮は，身体の活動性低下の他に，出血，感染，疼痛，軟部組織の損傷や浮腫などで加速される．図2-2 に示す部位に拘縮が発生しやすい[3]．特に下肢では，足関節尖足位，膝関節屈曲位，股関節屈曲位が多い．体幹でも腰椎椎間関節に拘縮が生じて，腰痛の原因となる．また，筋の短縮は2関節筋に生じやすく，尖足位拘縮はヒラメ筋よりも腓腹筋の関与が大きい．

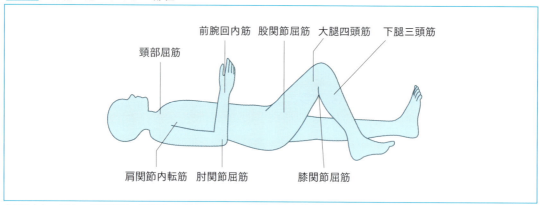

図2-2 拘縮の起こりやすい部位

（正門由久，ほか．運動障害．最新リハビリテーション医学：医歯薬出版；1999．p71 より）

筋萎縮と筋力低下

　長期の安静臥床や関節の固定によるDSで筋容積が小さくなることを廃用性筋萎縮（disuse muscle atrophy）という．筋容積の減少は最大筋力や筋持久力の低下を招く．

　健常者では，日常生活で最大筋力の20〜35％の筋収縮を続けることによって筋力は維持される．筋力の増強には，最大筋力の35％以上の負荷の下で筋収縮を行うことが必要である．筋収縮が最大筋力の20％以下である状況が続くと，筋萎縮が生じる．長期間の絶対安静の状態では，体幹や下肢の抗重力筋を中心に1日2％，1週間で10〜15％，4週間で50％の筋力低下を生じることは極めて重要である[1]．安静臥床は筋萎縮の最大の要因である．

　安静臥床による筋容積減少の組織学的変化は，筋線維の直径の減少（萎縮）であり，筋細胞核や神経筋接合部，筋紡錘などの形態に変化は少ない．筋萎縮は，遅筋（TypeⅠ）線維，速筋（TypeⅡ）線維のいずれにも起こるが，萎縮の程度は速筋（TypeⅡ）で大きい．これが下肢の抗重力筋に著しい筋力低下が生じる一因とされている．さらに，安静による身体活動量の低下は，筋への血液供給，筋での酸素利用，筋での代謝活動のすべてを減少させる．運動単位の活動参加も低下させる．また，組織化学的には，遅筋線維の酸化酵素を著しく低下させる．

脳卒中片麻痺患者では，麻痺肢の中枢性筋萎縮が生じるが，これは末梢神経麻痺に比べて軽度である．さらに，身体活動量が低下すると，麻痺側のみならず，非麻痺側でも廃用性筋萎縮が生じ，非麻痺側の筋力も低下する．以上より，脳卒中片麻痺患者では歩行可能であっても，健常者と比べれば，健側にも筋萎縮があることが多い．

▶ 骨萎縮

骨は人体における支持・運動器機能を有する．また，骨は体内のカルシウム濃度の恒常性を維持する機能も重要な役割を果たしている．骨組織では，破骨細胞による骨吸収と骨芽細胞による骨形成が間断なく続いており（骨代謝回転），活動的な日常生活を送っている健常者では，骨吸収と骨形成の平衡は維持されている．

骨萎縮とは，すでに形成された骨組織の骨量が減少した状態である．骨に加わる物理的応力が低下することで，破骨細胞が活性化され，骨吸収が促進されることにより生じる．具体的には，下肢が骨折や運動麻痺で免荷されたとき，関節の不動あるいは安静臥床で長期間にわたり筋収縮によって加わる骨への応力が減少したときなどに生じる．その結果，尿中のカルシウム排泄量は増加する．3週間の安静臥床では，尿中カルシウム排泄量は正常値の4〜6倍に増加し，新たな平衡状態に達するまで，尿中カルシウム排泄の高値は持続する[1]．

2）循環器系

循環器系のDSとして，①心機能の低下，②循環血漿量の低下，③起立性低血圧，④深部静脈血栓，がある[1]．

▶ 心機能の低下

長期臥床により1回心拍出量は減少し，代償的に安静時心拍数が増加する．長期臥床により運動時の心拍数も増加しやすくなる．このような心拍数の増加は心臓の拡張期を短縮する．その結果，冠血流量の増加が制限され，冠動脈疾患患者では狭心症の症状が出やすくなる．一方，長期臥床前に比較して，最大運動負荷時の心拍数は不変または軽度増加するが，1回拍出量が減少するため，最大運動負荷時の心拍出量は平均26％減少する．また，運動耐容能の指標である最大酸素摂取量は，20日間の安静臥床で平均27％減少する．最大酸素摂取量の低下は，心拍出量減少のみならず，循環血液量の減少や末梢での酸素利用効率の低下が加わることによってもたらされる[1]．

▶ 循環血漿量の減少

立位時に下肢に移動した血液は，臥床時には肺や右心系に戻ってくる．すなわち，臥床により静脈還流量が増加し，心房の圧受容器が刺激された状態が維持される．臥床による静脈還流量の増加は，当初，心拍数や1回心拍出量を増加させる．その後，心房にある圧受容器の作用により，抗利尿ホルモンの放出が抑制され，利尿効果がもたらされ，数日で循環血液量は減少する．1回心拍出

量と心拍出量も減少する．循環血液量の減少は，当初，赤血球よりも血漿量の減少による．そのため，血液粘稠度が増し，静脈血栓が形成されやすくなる．血漿量は臥床後1週間で10%，4週間で15%減少するが，その後も減少は続き，正常の70%程度まで低下する．その後，臥床2～4週間以降には赤血球量も減少し，循環血液量は最終的に正常の60%まで低下する[1]．

▶ 起立性低血圧

臥位から立位に姿勢を変化させると1～2分で約500mlの血液が下肢に，約200mlの血液が骨盤腔に移動する．このため，静脈還流量が減少し，1回心拍出量が減少する．健常者の場合は，これに瞬時に反応して圧受容体反射により交感神経が緊張し，心拍数の増加および末梢血管抵抗の上昇が生じる．また，下肢の筋肉ポンプが働いて静脈還流量の減少を抑制する．そのため，健常者では立位時にも血圧はほとんど変化しないか，むしろやや上昇する．

一方，長期臥床者の反応は全く異なる．長期臥床者では圧受容体反射が低下しているのみならず，下肢筋萎縮により筋肉ポンプが働きにくくなり，容易に起立性低血圧が誘発される．また，長期臥床に伴う心機能の低下や循環血漿量の減少も，起立性低血圧を助長する．起立性低血圧の症状としては，収縮期血圧の低下（20mmHg以上）に伴い，立ちくらみ，めまい，悪心，発汗，動悸などを呈する．重症例では失神や狭心症を引き起こす．通常，起立性低血圧は臥床3～7日目以降に認められ，その回復には臥床期間の2倍以上の時間が必要である．特に高齢者，全身性の疾患患者，重度の外傷患者では起立性低血圧が2～3日で出現することもある[1]．

▶ 静脈血栓と肺血栓塞栓症

臥床に伴い，静脈血栓が生じやすくなる．原因として，①下肢筋のポンプ作用が減少し，静脈内でうっ血が起こること，②循環血漿量が減少し，血液粘稠度が増して，凝固能が亢進することの2つがあげられる．静脈血栓は，臥床後最初の1週間に発生が多い．臨床症状としては，局所の浮腫，疼痛，発赤，熱感とホーマンズ徴候（Homans sign：足関節を他動的に背屈すると腓腹部に疼痛を訴える）などがある．しかし，下肢や骨盤腔内の深部静脈血栓症では，局所症状が乏しく，静脈系に生じた血栓が塞栓子となって血流に乗って運ばれ，肺動脈が閉塞して肺血栓塞栓症を発症して，初めて気づかれることがある[1]．

肺血栓塞栓症では，急性の循環動態不全，ガス交換不全を起こして呼吸困難などの症状を呈する．塞栓子によって末梢肺動脈が完全に閉塞すると肺組織の壊死が起こり，肺梗塞をきたす．肺血栓塞栓症のうち肺梗塞を起こす割合は約20%といわれている．自覚症状として，突然の呼吸困難・息切れ，胸痛・胸内苦悶，背部痛，不安感，咳，血痰，失神・意識レベル低下，冷汗，動悸，頻呼吸，下肢痛などがあげられる．また，他覚所見として，血圧低下，頻脈，徐脈，肺雑音，チアノーゼ，頸静脈怒張，浮腫，下肢腫脹，感染徴候を伴わない発熱などが認められる．前駆症状を伴わずに突然にショック症状で発症する致死性肺血栓塞栓症も多く，注意を要する[1]．

静脈血栓の診断は凝固・線溶系マーカー異常（特にD-dimerの高値），カラードプラ超音波検査，造影CT，静脈造影などによって行われる．肺血栓塞栓症の診断には，肺血管造影胸部造影CT，肺

血流シンチグラム，肺換気シンチグラム，心電図，心エコー（右心負荷），動脈血ガス分析（低酸素血症），胸部 X 線などを行う．確定診断は，肺血流シンチグラム，肺血管造影による．

内科領域では，表2-2 に示すような病態で静脈血栓塞栓症の危険が高まる．外科領域では，重度の外傷，脊髄損傷，種々の手術の周術期に注意を要する[1]．

表2-2　静脈血栓塞栓症の危険が高まる病態

	基本危険率	急性危険率
弱い	肥満，喫煙歴，下肢静脈瘤，脱水，ホルモン補充療法，経口避妊薬服用	人工呼吸器が不要な慢性閉塞性肺疾患の急性増悪
中程度	70 歳以上の高齢者，長期臥床，進行癌，妊娠中心静脈カテーテル留置，ネフローゼ症候群，炎症性腸疾患，骨髄増殖性疾患	感染症（安静臥床を要する），人工呼吸器が必要な慢性閉塞性肺疾患，敗血症，心筋梗塞，うっ血性心不全（NYHA 分類 III，IV度）
強い	静脈血栓症の既往，血栓性素因*，下肢麻痺	麻痺を伴う脳卒中

*血栓性素因：先天性素因としてアンチトロンビン欠損症，プロテインＣ欠損症，プロテインＳ 欠損症など，後天性素因として抗リン脂質抗体症候群などがある．
（上月正博．新編　内部障害のリハビリテーション第2版：医歯薬出版；2017より）

3）呼吸器系

臥位では，胸郭運動が制限されるため，1回換気量，肺活量，分時換気量は低下する．呼吸は浅くなり，肺後部（背面）の換気は特に減少する．これには横隔膜の運動の低下も関与している[1]．また，肺血流は心臓よりも低位の肺領域に流れやすいので，背部肺領域の血流量増加が増加し，肺のうっ血を生じる．肺自身の重量も影響し，背部肺領域は圧迫され，肺胞は虚脱しやすい状態となる．背部肺領域には分泌物も蓄積しやすいので，気道内分泌物，浸出液などの貯留による下側肺の末梢気道閉塞が生じ，肺胞は虚脱する．

長期臥床では，肋椎関節や胸肋結合の可動域が減少し，横隔膜と肋間筋の筋力低下も加わり，無気肺や嚥下性肺炎の危険率がさらに高まる．肺胞換気の減少と肺血流の増加は，換気血流不均等を引き起こし，低酸素血症をきたす．このような患者の不動により生じる下側（荷重側）のびまん性肺病変を下側（荷重側）肺障害という（図2-3 ）[4]．

脳卒中患者における肺炎の危険率は臥床生活の期間と関連し，13 日以上の安静臥床で呼吸器系感染症の危険率は2〜3 倍になる．また，肺塞栓の頻度も，不動や安静臥床の期間との間に相関がある．

▶ 呼吸筋力の低下

不動により，呼吸筋である横隔膜，肋間筋，腹筋などには，骨格筋と同様の変化が生じる．横隔膜の非活動（廃用）は，人工呼吸器の使用や慢性閉塞性肺疾患（COPD）などの病態で生じる．人工呼吸器使用時の呼吸筋に対する影響は，人工呼吸器装着から短時間のうちに生じる．COPD で

図2-3 安静臥床が肺に及ぼす影響

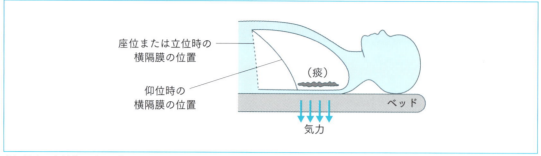

(辻 哲也. 急性期からの呼吸リハビリテーション 開胸・開腹術後. 臨床リハ 2003；12：409 より)

は，肺過膨張の進行につれて横隔膜が平低化し，筋線維が短縮位に保持されるため，横隔膜の筋力低下が進行する．肋間筋の筋力低下は，筋弛緩薬や鎮静薬で長期間にわたって呼吸管理されたとき，胸郭の変形する疾患あるいは，COPD などで生じる．COPD では肋間が拡大するため，筋線維が過度に伸展されている状態になる．腹筋の筋力低下は，呼気気流の低下をもたらし，声が小さくなる，咳がうまくできない，喀痰の排泄が困難になるなどの症状が出現する[1]．

胸郭の各関節の可動域の減少

肋骨は背側で脊椎骨，前胸部で胸骨と関節を形成し，不活動によって，それぞれの関節可動域が低下する．脊柱は，吸気時に胸部後彎の彎曲が伸展するように，呼気時には彎曲が強くなるように動いているが，安静臥床によりその動きも小さくなる．

肺機能の変化

肺気量のうち，全肺気量（total lung capacity：TLC）と残気量（residual volume：RV）には吸気筋と呼気筋の筋力が直接影響する．それぞれの筋力低下によって，全肺気量は減少し，残気量は増加する．その結果，肺活量も低下する（図2-4）[1]．非活動によって肺の伸展性（compliance）はほとんど変化しないものの，胸郭を形成する関節の可動域制限によって胸郭の伸展性が低下することも，全肺気量の減少を促進する．

4）代謝・内分泌系

窒素平衡

安静臥床に伴い筋量が減り，除脂肪体重は減少する．ただし，体脂肪はむしろ増加するため，一般的には体重は変化しない．しかし，食欲の低下に伴いタンパク摂取が低下すると，体重は減少し，低タンパク血症を示すようになる．筋量の減少に伴い窒素が尿中に排泄される．この負の窒素平衡は，臥床開始5～6日目から始まり，2週目に最高となる．いったん窒素平衡が負になると，身体活動を開始してもすぐには改善しない．身体活動を再開して2週目になってようやく窒素平衡が

図2-4 安静臥床が肺気量に及ぼす影響

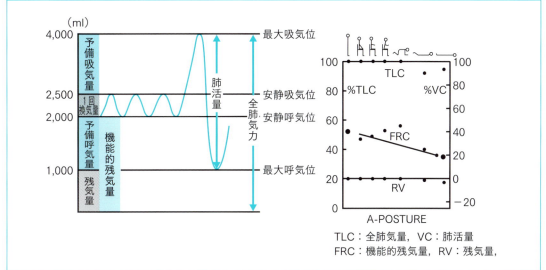

TLC：全肺気量，VC：肺活量
FRC：機能的残気量，RV：残気量，

（上月正博．新編　内部障害のリハビリテーション第2版：医歯薬出版；2017より）

ゼロまで戻り，それ以後喪失した分を取り戻すため窒素の排泄が正常以下（窒素平衡が正）となる時期を経て，6週目頃に正常化する[1]．

▶ カルシウム平衡

安静臥床により，骨への重力や腱を介する骨格筋によるストレスが減少するため，骨吸収が増加し，廃用性骨萎縮を生じて，病的骨折が起こりやすくなる．骨吸収の増加に伴って尿中あるいは便中へのカルシウム排泄も増加する．その代償反応として副甲状腺ホルモンが上昇し，高カルシウム血症になることがある．高カルシウム血症は青年に起こりやすく，脊髄損傷などの外傷を負って2～4週間後に，食欲不振，吐き気・嘔吐，腹痛，さらに意識レベルの低下などの症状が現れる．

▶ その他の電解質平衡

安静臥床に伴い，ナトリウム，カリウム，マグネシウム，リン酸，亜鉛などが減少する．特に低ナトリウム血症が進行すると，食欲低下や傾眠，痙攣などが生じる．

▶ 内分泌障害

安静臥床に伴い，耐糖能障害が引き起こされ，高インスリン血症になる．これは，骨格筋でのインスリン受容体の数あるいは親和性の変化によって，組織におけるインスリンの作用に対する抵抗性が増加したものと考えられている．

骨格筋への糖の取り込みは，臥床後3日では20％，14日では50％低下する．その他，副腎皮質ホルモン，甲状腺ホルモン，成長ホルモン，男性ホルモンなどにも分泌低下が認められる．

≫ 腎・尿路系

安静臥床によってカルシウムとリン酸の尿中排泄が増加し，尿路結石が生じやすくなる．臥位では腎盂への尿貯留，膀胱から尿管への尿の逆流が生じる．さらに膀胱内の尿を完全に排出することの困難も加わって残尿が生じ，これらが腎結石や膀胱結石の形成をさらに促進する．また，残尿の増加は，膀胱の拡大や感染，尿失禁の要因ともなる．

膀胱に尿がうっ滞すると尿を分解する細菌の繁殖が起こりやすくなり，アンモニアが増加，尿中のpHが上昇するため，カルシウムとリン酸が沈殿し，膀胱結石が生じる．膀胱結石による膀胱粘膜への刺激や損傷は細菌の増殖を助長する．細菌による尿素の分解は尿中pHを上昇させ，カルシウム塩やマグネシウム塩の沈着を促進する．このように，安静臥床に伴うカルシウム平衡，残尿，感染，結石形成は密接に関連している．

神経因性膀胱は，尿路感染と結石形成の悪循環をさらに悪化させる要因となる．さらに留置カテーテルは，細菌感染や結石形成の原因となる．

5）消化器系

長期の安静臥床の消化器系への影響は，食欲低下（特にタンパク質に富んだ食物），栄養の吸収率の減少である．その結果，低タンパク血症が生じる．また長期臥床に伴い，便秘が起こりやすくなる．原因として，交感神経活動亢進に伴って消化管の蠕動運動が低下し，括約筋が収縮すること，臥床に伴う循環血漿量の低下，すなわち脱水傾向にあることなどが関与している．さらに胃液の酸性度が上昇し，胃内容物が停滞する時間が長くなるため，逆流性食道炎が起こりやすくなる．

6）皮膚

安静臥床により皮膚の萎縮が生じる．皮膚に持続的な圧迫や栄養状態の悪化が加わると，褥瘡が生じる．

7）精神・神経系

安静臥床などにより，環境からの身体的，精神的および社会的な刺激がないと，中枢神経系の機能低下が生じる．長期臥床による社会的孤立と身体的不活発によって，不安，抑うつ状態，易興奮性など情緒不安定になる．判断力，問題解決能力や学習能力，記憶力，集中力，動機の欠如あるいはうつ状態により，可能な課題遂行能力も障害される．

2. 廃用症候群（DS）になりやすい対象

　高齢者，障害者，慢性疾患患者など，もともと活動性が制限されているヒトの場合には，DSの影響を特に受けやすい．DSは重篤な疾病状況や要固定の状態，疼痛などの身体上の理由のみならず，家にこもりきり，家庭での訓練や身体活動を行わないなどの行動や生活上の理由，活動しにくい家屋構造，家族の支援がないなどの物理的および社会的環境上の理由によっても生じる．疾病の急性期には身体上の理由によってDSが起こりやすいが，慢性期にはしばしば生活行動上，環境面の理由で起こりやすい．

　運動不足は，「運動障害→DSの発生・増悪→運動障害の増悪」という悪循環を形成する．その悪循環を断ち切るために，積極的に運動を行い，体力（フィットネス）を維持・増進させる必要がある[5]．

　すなわち，「安静にしすぎることはかえって危険であること」を認識することがきわめて重要である．事実，COPD患者や心不全患者でも日常生活活動量が少ないと生命予後の短縮につながることは明白である[6,7]．このため，運動障害者は安全な範囲内で運動療法を行わなければならない．

　疾病の急性期においては，リスク管理を行いながらベッドサイドで訓練を施行する．急性期のリハビリの主な目的は，関節拘縮・筋力低下の予防，褥瘡予防および起立性低血圧の予防である．全身状態が落ち着いたら，可及的速やかに離床をはかり，座位から立位，歩行へと活動性の向上を促す．活動性の向上により，血圧や末梢血管抵抗を低下させる．また，体脂肪の減少，肥満の予防・解消，心・肺機能の向上，耐糖能・インスリン抵抗性改善やHDLコレステロール増加などといった糖・脂質代謝の改善，血小板凝集能の低下をきたし，免疫機能も強化し，生命予後も改善する．

　高齢者では軽い運動であっても，骨，筋肉，関節は強化され，日常生活動作を活動的に維持することができる．このことは，健康寿命（身体的には日常生活が自立して行える生存期間，精神的には認知症がなく生活できる生存期間）の延長に寄与することが大きいと考えられる．

　DSはある程度予防可能である．リハビリテーション医学では，DSを治療するだけでなく，予防することも大切な役割である．

文献

1)　上月正博．新編　内部障害のリハビリテーション第2版：医歯薬出版；2017.

2)　Covinsky KE, et al. Hospitalization-Associated Disability "She Was Probably Able to Ambulate, but I'm Not Sure". JAMA 2011; 306: 1782-1793.

3)　正門由久，ほか．運動障害．最新リハビリテーション医学：医歯薬出版；1999. p71.

4)　辻 哲也．急性期からの呼吸リハビリテーション 開胸・開腹術後．臨床リハ 2003；12：409.

5)　上月正博，ほか．運動障害者における心疾患への対応－虚血性心疾患が問題となる場合Ⅱ慢性期．臨床リハ 1999; 8: 324-332.

6)　Hegde SM, et al. Physical activity and prognosis in the TOPCAT trial (treatment of preserved cardiac function heart failure with an aldosterone antagonist). Circulation 2017; 12: 136: 982-992.

7)　Waschki B, et al. Physical activity is the strongest predictor of all-cause mortality in patients with COPD: a prospective cohort study. Chest 2011; 140: 331-342.

3 総論

身体不活動
（Physical Inactivity：PI）

上月正博

POINT

● 「生活活動」と「運動」を合わせたものを身体活動といい，身体活動の質・量が低下していること身体不活動という．
● わが国の非感染性疾患および外因による死亡数への寄与因子としては，身体不活動は喫煙，高血圧に次いで 3 位に入っている．
● 身体不活動を回避することが極めて重要である．

1. 身体不活動（PI）の定義と実態

　日常生活における労働，家事，通勤・通学等の「生活活動」と，体力の維持・向上を目的とし，計画的・継続的に実施される「運動」を合わせたものを身体活動（physical activity：PA）という[1]．一方，身体不活動（physical inactivity：PI）とは PA の質・量が低下していることを示すが，PI の定義はさまざまある．そのなかでもよく用いられるのは，「1 日 30 分以上の中強度の運動を週に 5 日以上，または 1 日 20 分の高強度の運動を週に 3 日以上していない状態」である[2]．この定義では，世界の青少年 13〜15 歳の 10 人中 8 人，成人の 3 人に 1 人が PI に相当する[2]．そして驚くべきことに，この定義で PI は喫煙と同じほど死亡率を高める（ 図1-4 ：P.6 参照）[2]．一方，わが国の場合は，喫煙者が多いことを反映して，2007 年の非感染性疾患および外因による死亡数への寄与因子としては，PI は喫煙，高血圧に次いで 3 位に入っている（ 図1-5 ：P.6 参照）[3]．高血糖や肥満，塩分過剰よりも PI が危険であることは，十分知っておく必要がある．さらに，心血管疾患に限定すれば，PI は喫煙を抜いて，高血圧に次いで 2 位に入る（ 図3-1 ）[4]．

　PA や PI の程度と死亡率には有意な相関がある． 図3-2 は，香港の住民のコホート研究であるが，PA の強度が大きいほど全死亡率が低いことが明快に示されている[5]．しかも，住民全体の全死亡率のみならず，心血管疾患患者，癌患者，糖尿病患者でも PA の強度が大きいほど全死亡率が低い（ 図3-2 ）[5]．いいかえれば，PI の程度が軽いほど全死亡率が低い[5]．また， 図3-3 は，活動時間が長いほど全死亡率が低いこと，さらに，PA の強度が高いほど短時間で全死亡率が低下することも明快に示されている[5]．

　また，PA が軽強度であっても，性，年齢にかかわらず，また，喫煙，肥満，慢性腎臓病，高血圧

などを有していても死亡率が低い（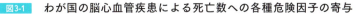）[5]．すなわち，PIの程度が軽いほど，性，年齢にかかわらず，また，喫煙，肥満，慢性腎臓病，高血圧などを有していても死亡率が低い．

　死亡率の上昇以外にもPA，PIはさまざまな影響を及ぼす．すなわち，PA，PIはメタボリックシンドローム，ロコモティブシンドローム，フレイル，サルコペニアとも強い逆相関，相関をそれぞれ有する[5]．

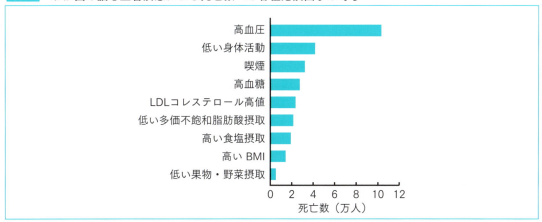

図3-1　わが国の脳心血管疾患による死亡数への各種危険因子の寄与

(Ikeda N, et al. Adult mortality attributable to preventable risk factors for non-communicable diseases and injuries in Japan: a comparative risk assessment. PLoS Med 2012; 9: e1001160を参考に作成)

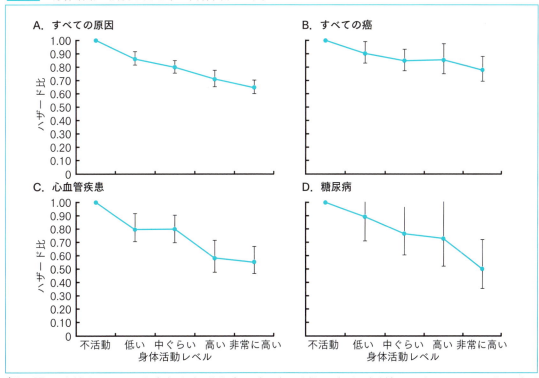

図3-2　身体活動の強度と死亡率の関係因子の寄与

(Wen CP, et al. Minimum amount of physical activity for reduced mortality and extended life expectancy: a prospective cohort study. Lancet 2011; 378: 1244-1253を参考に作成)

図3-3 1日身体活動時間の長さと死亡率減少割合との関係

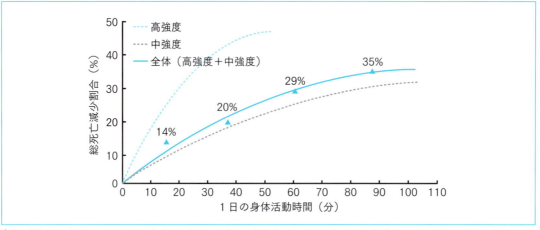

(Wen CP, et al. Minimum amount of physical activity for reduced mortality and extended life expectancy: a prospective cohort study. Lancet 2011; 378: 1244-1253を参考に作成)

図3-4 身体活動量の多寡と死亡率の関係

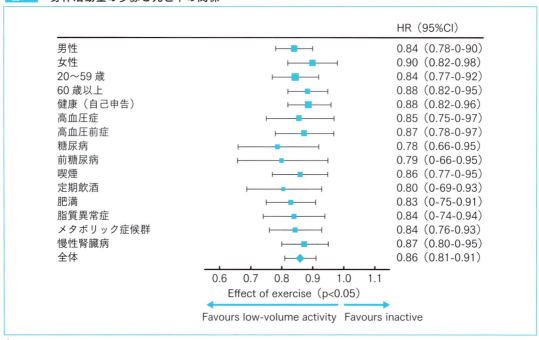

(Wen CP, et al. Minimum amount of physical activity for reduced mortality and extended life expectancy: a prospective cohort study. Lancet 2011; 378: 1244-1253を参考に作成)

2. サルコペニア

　サルコペニアとは，加齢に伴って筋肉量や筋力が著しく減り，転倒から寝たきりに至る危険が高い状態のことをいう．年齢（老齢）以外の原因がないものを原発性，廃用・疾病・栄養が原因のも

のは二次性に分類している.

　サルコペニアの定義は,(1)筋肉量の減少,(2)筋力の低下,(3)身体能力の低下のうち,(1)と(2)か(3)のどちらかがある状態である(図3-5)[6].具体的には,握力,歩行速度などを測定する.基準値は,握力を両手で各3回測り,最高値が男性28kg,女性18kg未満,歩行速度が1.0m/秒以下,5回椅子立ち上がりテストで12秒以上,SPPB(Short Physical Performance Battery)で9点以下で,サルコペニアが疑われる.確定診断は,BIAで筋肉量を測定し,男性7.0kg/m^{2}未満,女性5.7kg/m^{2}未満,あるいはDXAで筋肉量を測定し,男性7.0kg/m^{2}未満,女性5.4 kg/m^{2}未満であ

図3-5　サルコペニアの定義

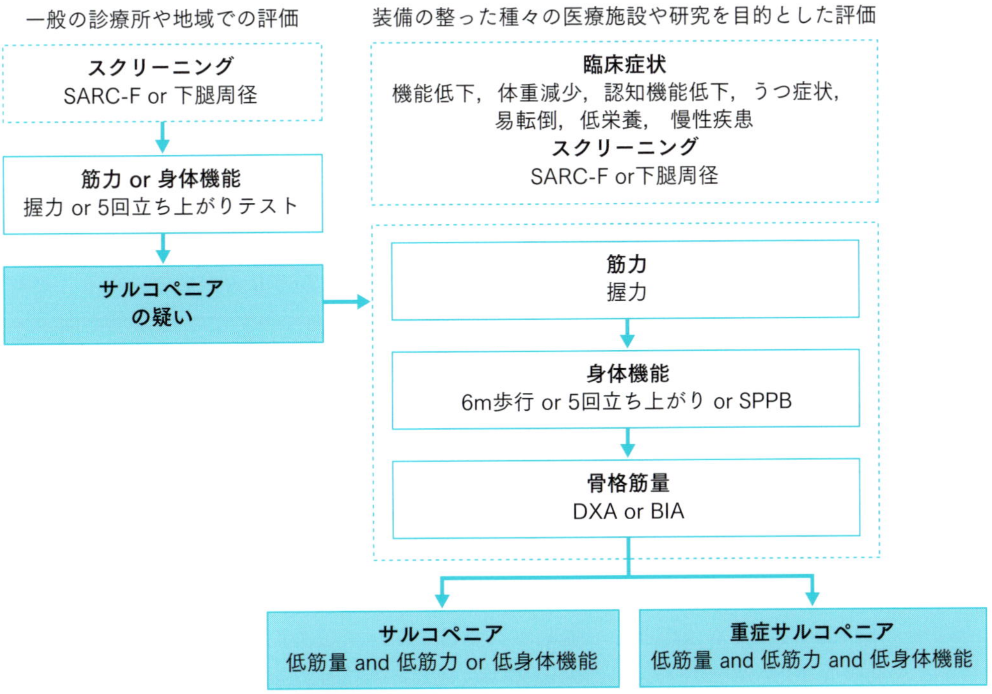

一般の診療所や地域での評価

スクリーニング
SARC-F or 下腿周径

↓

筋力 or 身体機能
握力 or 5回立ち上がりテスト

↓

**サルコペニア
の疑い** →

装備の整った種々の医療施設や研究を目的とした評価

臨床症状
機能低下,体重減少,認知機能低下,うつ症状,
易転倒,低栄養,慢性疾患
スクリーニング
SARC-F or 下腿周径

↓

筋力
握力

↓

身体機能
6m歩行 or 5回立ち上がり or SPPB

↓

骨格筋量
DXA or BIA

↓ ↓

| **サルコペニア**
低筋量 and 低筋力 or 低身体機能 | **重症サルコペニア**
低筋量 and 低筋力 and 低身体機能 |

	男性	女性
握力	<28kg	<18kg
5回椅子立ち上がり	≥12sec	
歩行速度	<1.0m/sec	
SPPB	≤9	
SMI(BIA) 　　　(DXA)	<7.0kg/m^2 <7.0kg/m^2	<5.7kg/m^2 <5.4kg/m^2

SMI= 両腕脚筋肉量(kg)/ 身長(m)^2

(Chen LK, et al. Asian Working Group for Sarcopenia: 2019 Consensus Update on Sarcopenia Diagnosis and Treatment. J Am Med Dir Assoc 2020 21: 300-307. e2 を参考に作成)

ればサルコペニアとされる（ 図3-5)[6]．サルコペニアは，高齢者のふらつき，転倒・骨折，機能障害，要介護化，フレイルに密接に関連している． 一方，筋肉量が基準値を超えているのに，握力や歩行速度が基準値以下なら，他の病気（パーキンソン病や変形性膝関節症など）が影響している可能性もある．

サルコペニアの予防・改善対策は適切な栄養と運動である．栄養は，良質なタンパク質・アミノ酸（ロイシンなどの必須アミノ酸），ビタミンD，カルシウム等の摂取，運動は週2, 3回のレジスタンス運動で併用を勧めている．

3. フレイル

フレイル（frailty）の定義は「高齢期に生理的予備能が低下することでストレスに対する脆弱性が亢進し，生活機能障害，要介護状態，死亡などの転帰に陥りやすい状態で，筋力の低下により動作の俊敏性が失われて転倒しやすくなるような身体的問題のみならず，認知機能障害やうつなどの精神・心理的問題，独居や経済的困窮などの社会的問題を含む概念」である．すなわちサルコペニアを含むより広義の機能減退状態を意味する．

フレイルは，高齢者などが認知症や転倒・疾病による機能障害に陥り介護が必要になる「直前の段階と正常との中間の」心身状態を示す新しい疾病概念である． 一般的に高齢者の虚弱状態を加齢に伴って不可逆的に老い衰えた状態と理解されることも多いが，フレイルは，しかるべき介入により再び健常な状態に戻る．したがって，これからのリハビリは障害の発生する前段階であるフレイルの段階から適切な介入をすることにより，生活機能の維持・向上を図ることが期待される（ 図3-6)[7]．

Frailtyの日本語訳としてかつて「虚弱」，「脆弱」などさまざまな日本語訳が使われてきた．しかし，「虚弱」，「脆弱」などは否定的な印象を持ち，frailtyの持つ多面的な要素および身体的，精神・心理的，社会的特性を十分に表現できているとは言いがたかった．そこで，日本老年医学会から2014年にfrailtyの新たな日本語訳として提唱された言葉が「フレイル」である[8]．

フレイルの診断基準についてはコンセンサスが十分得られていないが，Freidらによるフレイルの評価法によると，「年間に4〜5 kgの体重減少」「疲れやすくなった」「握力の低下」「歩行スピードの低下」「身体の活動性の低下」の5項目のうち3つ以上該当することで認定されている（ 表3-1)[9]．あるいはJ-CHSの基準が主に用いられている（ 表3-2)[10]．

生活機能のフレイルや身体機能のフレイルなどそれぞれのフレイルに応じて，その対処が得意なリハビリスタッフが処方されるとよい．高齢者は様々なフレイルが重複することが多く，多職種によるチームアプローチが重要となってくる．

図3-6 フレイルの概念

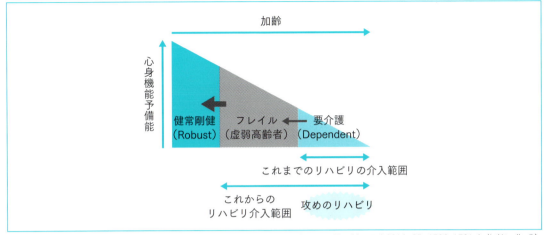

(Singh M, et al. Importance of frailty in patients with cardiovascular disease. Eur Heart J 2014; 35: 1726-1731 を参考に作成)

表3-1 フレイルの定義（Fried らによる基準）

1. 体重減少	意図しない年間 4.5kg または 5％以上の体重減少
2. 疲れやすさの自覚	何をするのも面倒，何かを始めることができない，と週に3〜4日以上感じる
3. 活動量低下	1週間の活動量が男性：383kcal 未満，女性：270kcal 未満
4. 歩行速度の低下	標準より 20％以上の低下
5. 筋力低下	標準より 20％以上の低下

3つ以上該当でフレイル，1, 2つのみ該当でプレフレイル
(Fried LP, et al. Frailty in older adults: evidence for a phenotype. J Gerontol A Biol Sci Med Sci 2001; 56: M146-156 を参考に作成)

表3-2 フレイルの定義（改訂日本版 CHS 基準）

項目	評価基準
体重減少	6ヵ月で，2kg 以上の（意図しない）体重減少（基本チェックリスト #11）
筋力低下	握力：男性 <28kg，女性 <18kg
疲労感	（ここ2週間）わけもなく疲れたような感じがする（基本チェックリスト #25）
歩行速度	通常歩行速度 <1.0m/秒
身体活動	①軽い運動・体操をしていますか？ ②定期的な運動・スポーツをしていますか？ 上記の2つのいずれも「週に1回もしていない」と回答

3項目以上に該当：フレイル 1〜2項目に該当：プレフレイル 該当なし：ロバスト（健常）
(Sakata S, et al. The revised Japanese version of the Cardiovascular Health Study criteria (revised J-CHS criteria). Geriatr Gerontol Int 2020; 20: 992-993 を参考に作成)

4. PIがもたらすサルコペニア，フレイルとその対策

　フレイル，サルコペニアの主因はPIであることは論をまたない．しかし，加齢，低栄養，貧困，炎症，うつ，認知症などさまざまな要因が関与する．ここでは，早期老化モデルとして，フレイル・サルコペニアの割合が特に多いことで知られる慢性腎臓病（chronic kidney disease：CKD）患者を例に，サルコペニア，フレイルとその対策について述べる．

　保存期CKD患者で腎機能が低下するにつれてサルコペニアの割合が増加する．NHANES III 研究によれば，サルコペニアは，eGFRが90ml/min/1.73m^{2}以上で26.6%，60〜89ml/min/1.73m^{2}以上で39.1%，60ml/min/1.73m^{2}未満で60.1%に認められた[11]．多変量解析では，サルコペニアには高齢，低所得，過体重，低炭水化物・脂質・蛋白食，高Ca血症，活性化ビタミンB12低値，拡張期血圧高値，インスリン抵抗性が関与していた[12]．

　一方，フレイルは高齢者で7%，保存期CKD患者で14%にみられた．腎機能の低下はフレイルやフレイル前段階の増加と密接に関係している（ 図3-7 ）[13]．フレイルはeGFR >60 ml/min/1.73 m^{2}を基準とすると，eGFR 30〜59 ml/minではオッズ比が1.49倍，eGFR 15〜29では2.21倍，eGFR <15では5.55倍の出現率であった（ 図3-7 ）[13]．65歳以上の高齢者では女性，BMI35以上，心血管疾患，脳卒中がそれぞれフレイルと正の関係にあった．一方，透析患者ではフレイルは約42%（若年者で35%，高齢者で50%）であり，年齢，併存症，障害とは独立して，死亡率を2.6倍，入院率を1.43倍高める危険因子であった[14,15]．縦断研究でも，CKDの重症度とフレイルには正の相関があった[16]．

　CKDは早期老化モデルの一つとも考えられている．これには，フレイルに関係するさまざまな要因，例えば，終末糖化産物の蓄積，インスリン抵抗性，慢性炎症，酸化ストレス，血管の石灰化，骨量の減少などがみられるためである（ 図3-8 ）[17-20]．喫煙，貧血，うつ，心血管疾患，脳卒中，高血圧，脂質異常症，糖尿病は認知障害や身体障害の危険因子であるが，CKD患者においてもこれらがよく認められることも早期老化に拍車をかけている[18,21]．

　CKDにみられるサルコペニアは，骨格筋の萎縮や質の低下を招き，握力の低下，歩行スピードの低下につながる[22]．また，死亡率の上昇とも関係している[23]．eGFRが低いほどフレイルが多くなり運動耐容能の低下と関係している[13]．また，糖尿病やそのほかの併存症を補正しても，CKD患者におけるフレイルは透析の危険因子であり[21,22]，入院や死亡の独立した危険因子であった[16]．また，サルコペニア・フレイルは，うつや認知機能の低下にも関係している[18,21]．このように，CKD患者においてもサルコペニア・フレイルは自立を阻害し，介護負担を増し，生活の質や生命予後に大きな影響を与えている（ 図3-9 ）[18-20]．

　CKD患者には高齢者が多い．加齢に伴う生理的，社会的，経済的問題が高齢者の栄養状態に大きな影響を与え，サルコペニア・フレイルの割合が増加する[24]．加齢とともに食事量が減少してくる．高齢者でのPAや安静時基礎代謝量の減少にもよるが，他にも味覚機能の低下（65歳以上では約40%），嗅覚の低下やうつなどの影響があるとされる．CKD患者では代謝性ストレスが大きく，必要

図3-7 eGFRで区分したフレイル，プレフレイルの頻度

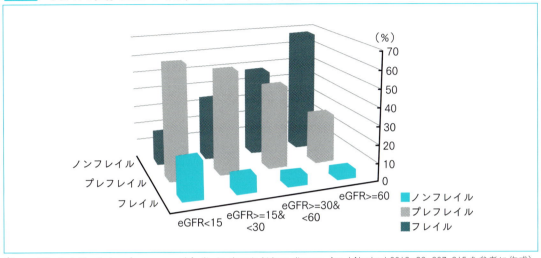

(Reese PP, et al. Physical performance and frailty in chronic kidney disease. Am J Nephrol 2013; 38: 307-315を参考に作成)

図3-8 CKD患者におけるフレイルの原因

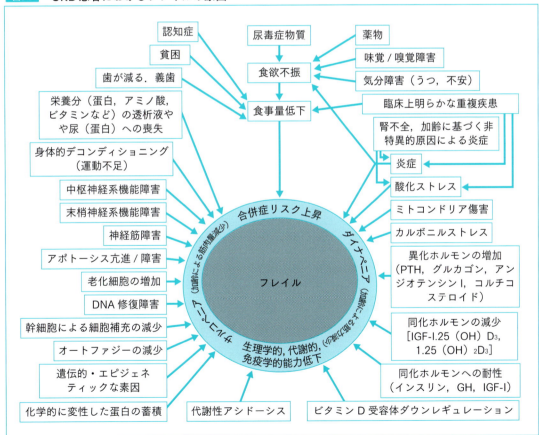

(Kim JC, et al. Frailty and protein-energy wasting in elderly patients with end stage kidney disease. J Am Soc Nephrol 2013; 24: 337-351を参考に作成)

図3-9 CKD患者におけるフレイルがもたらす結果

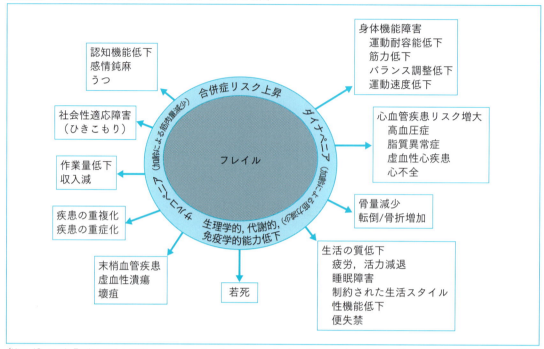

(Kim JC, et al. Frailty and protein-energy wasting in elderly patients with end stage kidney disease. J Am Soc Nephrol 2013; 24: 337-351 を参考に作成)

エネルギー量は増大し，食欲低下と相まって低栄養につながる．社会的な要因として，独居高齢者は栄養障害のリスクとなる．ADL障害があれば十分な介護力，適切な介護がなければ，摂取量は確実に減少する．ADLの障害がなくても，十分な食事量を摂取していなかったり，食事内容が偏ったりすることが多い．経済的な問題があり満足に食事を取れない場合も低栄養の要因になる[24]．

CKD患者においては，食思不振や食事制限による栄養摂取不足はサルコペニア・フレイルの主要因である．しかし，栄養摂取不足のみならず，尿毒症，全身性の炎症，糖尿病や心血管病などの併存疾患，代謝性アシドーシスやインスリン抵抗性などの代謝・内分泌的異常，などもサルコペニア・フレイルの発症に関与している（表3-3，図3-8）[11,19,20]．さらに，透析患者では，透析による栄養素の喪失（アミノ酸や蛋白質の透析液中への流出）や透析治療に関連した因子（透析液中のエンドトキシンや透析膜の生体適合性など）も加わり，サルコペニア・フレイルを非常に来しやすい．サルコペニア・フレイルは感染症，心血管疾患，虚弱や抑うつなどを引き起こし，さらにこれらの合併症がサルコペニア・フレイルを増悪させる要因となる（図3-9）[19,20]．

フレイルが要介護状態の前段階とすると，この状態は日本では介護予防の二次予防対象者に相当する．したがって，要介護状態をできるだけ予防するうえでもこのフレイルの予防，介入は喫緊の課題である．サルコペニア・フレイルに対する包括的かつ積極的な介入がCKD患者のQOL向上や生命予後改善のために不可欠である．

サルコペニア・フレイル予防・治療のターゲット臓器とゴールは骨格筋とその機能維持であり，骨格筋量，筋力，身体機能は栄養素としては蛋白質摂取量に強い関連があるため，蛋白質の重要性

表3-3	CKD患者における骨格筋減少の原因
1. 炎症性サイトカインの増加
2. 筋蛋白の合成・分解のアンバランス
3. 身体活動量の低下（運動不足）
4. 性ホルモン（テストステロン，エストロゲン）の減少
5. 成長ホルモンに対する筋肉の反応性低下
6. インスリン抵抗性
7. 活性型ビタミンDの低下
8. サテライト細胞の減少
9. 代謝性アシドーシス
10. アンジオテンシンIIの増加
11. Protein-Energy Wasting
12. ミオスタチンの過剰発現

が注目される.

　保存期CKD患者では腎機能低下予防としての蛋白質摂取制限があり，これがサルコペニア・フレイルティを招きやすい理由の一つになっている．低栄養が存在すると，サルコペニアにつながり，活力低下，筋力低下・身体機能低下を誘導し，活動度，消費エネルギー量の減少，食欲低下をもたらし，さらに栄養不良状態を促進させるというフレイル・サイクルが構築される[25].

　基本的に十分なエネルギー摂取量確保が不可欠である．良質な蛋白質・アミノ酸（ロイシンなどの必須アミノ酸），ビタミンD，カルシウム等の摂取が重要である．エネルギーが不足すると，身体中の蛋白質が分解されエネルギー源になり（異化作用），体内の尿素窒素が増えるため，蛋白質を多く食べたことと同じ状態になり，保存期CKD患者では蛋白質を制限する意味がなくなってしまう．蛋白調整ごはん・パン・もち，でんぷん加工製品など，治療用特殊食品も市販されているので，積極的に利用する．

　一方で，CKD患者では，栄養治療として工夫された食事を摂取しても，摂取した蛋白質やアミノ酸は筋蛋白の合成には利用されにくい．筋蛋白合成の最大の刺激因子は運動であり，これがなければ筋蛋白としてではなく体脂肪として蓄積され，窒素は尿素に分解されてしまう．CKD患者に栄養治療を行う際には，適切な運動量を確保することが極めて重要である．

文献

1)　厚生労働省：運動基準・運動指針の改訂に関する検討会報告書；2013
　　[http:www.mhlw.go.jp/stf/houdou/2r9852000002xple-att/2r9852000002xpqt.pdf]
　　（2024年10月閲覧）

2)　Wen CP, et al. Stressing harms of physical inactivity to promote exercise. Lancet 2012; 380: 192-193.

3)　Ikeda N, et al. What has made the population of Japan healthy?　Lancet 2011; 378: 1094-1105.

4)　Ikeda N, et al. Adult mortality attributable to preventable risk factors for non-communicable diseases and injuries in Japan: a comparative risk assessment. PLoS Med 2012; 9: e1001160.

5) Wen CP, et al. Minimum amount of physical activity for reduced mortality and extended life expectancy: a prospective cohort study. Lancet 2011; 378: 1244-1253.

6) Chen LK, et al. Asian Working Group for Sarcopenia: 2019 Consensus Update on Sarcopenia Diagnosis and Treatment. J Am Med Dir Assoc 2020; 21: 300-307. e2.

7) Singh M, et al. Importance of frailty in patients with cardiovascular disease. Eur Heart J 2014; 35: 1726-1731.

8) 日本老年医学会のステートメント. 2014.
[http://www.jpn-geriat-soc.or.jp/info/topics/pdf/20140513_01_01.pdf]
（2024 年 10 月閲覧）

9) Fried LP, et al. Frailty in older adults: evidence for a phenotype. J Gerontol A Biol Sci Med Sci 2001; 56: M146-156.

10) Sakata S, et al. The revised Japanese version of the Cardiovascular Health Study criteria (revised J-CHS criteria). Geriatr Gerontol Int 2020; 20: 992-993.

11) Fahal IH. Uraemic sarcopenia: aetiology and implications. Nephrol Dial Transplant 2014; 29: 1655-1665.

12) Foley RN, et al. Kidney function and sarcopenia in the United States general population: NHANES III. Am J Nephrol 2007; 27: 279-286.

13) Reese PP, et al. Physical performance and frailty in chronic kidney disease. Am J Nephrol 2013; 38: 307-315.

14) Johansen KL, et al. Frailty and dialysis initiation. Semin Dial 2013; 26: 690-696.

15) McAdams-DeMarco MA, et al. Frailty as a novel predictor of mortality and hospitalization in individuals of all ages undergoing hemodialysis. J Am Geriatr Soc 2013; 61: 896-901.

16) Roshanravan B, et al. A prospective study of frailty in nephrology-referred patients with CKD. Am J Kidney Dis 2012; 60: 912-921.

17) Musso CG, et al. Therapeutic alternatives and palliative care for advanced renal disease in the very elderly: a review of the literature. Int Urol Nephrol 2015; 47: 647-654.

18) Kim JC, et al. Frailty and protein-energy wasting in elderly patients with end stage kidney disease. J Am Soc Nephrol 2013; 24: 337-351.

19) 上月正博. CKD 患者のサルコペニア・フレイル. 腎と透析. 2016；80：601-606.

20) Kim JC, et al. Frailty and protein-energy wasting in elderly patients with end stage kidney disease. J Am Soc Nephrol 2013; 24: 337-351.

21) Feng L, et al. Kidney function and cognitive and functional decline in elderly adults: findings from the Singapore longitudinal aging study. J Am Geriatr Soc 2012; 60:1208-1214.

22) Roshanravan B, et al. A prospective study of frailty in nephrology-referred patients with CKD. Am J Kidney Dis 2012; 60: 912-921.

23) Buford TW, et al. Models of accelerated sarcopenia: critical pieces for solving the puzzle of age-related muscle atrophy. Ageing Res Rev 2010; 9:369-383.

24) 日本人の食事摂取基準 (2015 年版) 策定兼用科医報告書
[http://www.mhlw.go.jp/stf/shingi/0000041824.html]
（2024 年 10 月閲覧）

25) Xue QL, et al. Initial manifestations of frailty criteria and the development of frailty phenotype in the Women's Health and Aging Study II. J Gerontol A Biol Sci Med Sci 2008; 63: 984-990.

総論

4 不活動のレベルなどを知るための評価

上月正博

POINT

- 不活動のレベルなどを知るために，運動機能検査のみならず，栄養状態，生活機能状態，心理状態，環境などを同時に把握することが重要である．
- 運動負荷試験に先立って，虚血性心疾患，骨関節疾患などの既往歴を入念に確認したり，併存症の有無について十分な検討を行い，運動負荷試験の禁忌でないことを確認する．
- 運動耐容能は，生命予後に関する大きな因子であり，心臓，肺，筋肉，血液に腎臓を加えた5因子で規定される．
- 不活動のレベルは，栄養状態，心理状態とも密接に関係している．そのため不活動のレベルを知る検査は，栄養状態，生活機能状態，心理状態，環境などを同時に把握することが重要である．

1. 評価の手順

病歴聴取（既往歴，現症，家族歴），身長，体重，血圧，脈拍，血液検査，尿検査，心電図，胸部X線などの各種検査結果と，喫煙歴，高血圧，糖尿病，脂質異常症，高尿酸血症，肥満などの動脈硬化性疾患危険因子の有無とコントロール状況，合併症，併存症の状況などの情報収集や評価を行う[1]．その後，機能障害，生活情報・日常生活機能分類，栄養評価，運動負荷試験など必要に応じて行う（ 図4-1 ）[1]．

患者の多くは高齢者である．高齢者とその疾患の特徴，高齢の患者とその関係者への対応の基本を 表4-1 に示す[2,3]．評価で一番重要なことは，評価を詳細に行うだけで満足しないことである．患者やその家族は，医療従事者が行う検査や評価に協力する前提で，問題が見つかったら解決・改善してくれるという期待がある．有効な対応をして状況を改善しないのであれば，患者やご家族の期待は失望に変わる．

図4-1 リハビリを安全に行うための評価の手順

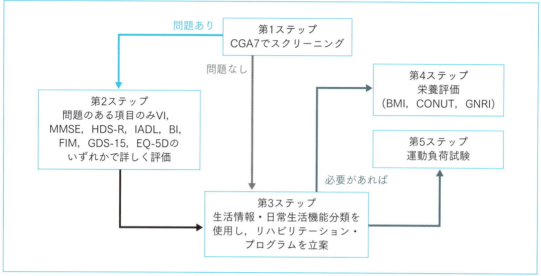

(上月正博．リハビリ・運動療法の評価　上月正博編　継続できる内科疾患のリハビリ・運動療法．Jmed mook 2022; 78: 27-39 より)

2．評価の手順：第1ステップ（簡易な機能障害チェック）

　リハビリの第一歩は機能障害をとらえることである．ただ，診察に時間がかかると次の順番など他の患者を待たせてしまいかねない．筆者は，初診時に一番の悩みと生活機能・運動機能，2回目の診察時に認知機能・社会的背景を聴取するなどの工夫をしている．すなわち，(1) 短時間で大雑把にとらえる，(2) 聴取内容を複数回に分ける，(3) 問診票や他の医療従事者による聴取も利用する，ことが重要である．

　具体的には，第1ステップとして，患者の機能障害を高齢者総合機能評価簡易版（CGA7）（表4-2）[4]で大まかに把握する．CGA7では，ごく短時間に意欲，認知機能，日常生活動作（ADL），情緒・気分のスクリーニングができる．CGA7の結果で特に問題がなければ，第2ステップは飛ばして，第3ステップに行く．すなわち，(1) 第1ステップと第3ステップは必須，(2) 第1ステップで結果に問題があれば，第2ステップでその問題を詳しく評価する，(3) 必要があれば第4ステップ，第5ステップを加える，という段取りである．

3．評価の手順：第2ステップ（詳細な機能障害チェック）

　第1ステップで問題のあった項目に対してのみ，第2ステップとして，表4-1にしたがってVitality Index（表4-3）[5]，MMSE（図4-2）[6]，HDS-R（表4-4）[6]で精査する．MMSEやHDS-Rの両社には，見当識，記憶，注意集中，計算をみる検査項目が含まれている．両者とも30点満点で採点し，HDS-Rは20点以下を明らかな認知症，MMSEでは23点以下を認知症としている．

表4-1 高齢者に対するリハビリのポイント

ケース	対応策
1）個人差が大きい	● 高齢者に対しては一人ひとりテーラーメイドされた対応が求められる
2）1人で多くの疾患を有する	● 運動負荷試験を厳密に行う ● 高強度運動よりも低～中強度運動で，時間と頻度を漸増する
3）疾患の病態が若年者と異なる	● 老年医学や臓器障害に対する十分な知識を備えておくとともに，問診の腕を磨く
4）重篤な疾患があるのに明瞭な臨床症状を欠くことが多く，診断の遅れを招くことがある	● 自覚症状の有無を過信しない ● 血圧，脈拍数，酸素飽和度，血液生化学検査，尿検査，心電図などを頻回に測定する
5）認知機能低下，認知症，難聴，構語障害，失語症，うつ状態，意識障害，せん妄などのために問診しにくいことが多い	● 大きな声で，はっきり，ゆっくり，丁寧に，対応する ● 教材に工夫をして「わかりやすさ」を徹底する ● 患者さんに加えて，家族に教育を徹底する
6）侵襲的な検査を行いにくい	● 確定診断にどうしても必要か，どうしても確定しなければならないかを十分考え，インフォームドコンセントでもわかりやすく説明する
7）1つの疾患の治療が他の疾患に影響を与えやすい	● 常に全身状態を考慮し，全人的医療を行う
8）検査値の正常値が若年者と異なる	● 検査値に対する十分な知識を備えておく
9）本来の疾患と直接関係のない合併症を起こしやすい	● ウォームアップやクールダウンを長めにとる ● 運動強度の進行ステップには時間をかける
10）廃用症候群を合併しやすい	● 加齢に伴う基礎体力の低下に対して早めにリハを開始し，継続する工夫をこらす
11）薬剤に対する反応が若年者と異なる	● 体重，血圧，検査データ，薬剤の変更，脱水の有無などに気を配る
12）疾患の完全な治癒は望めないことが多く，いかに社会復帰させるかが問題となることが多い	● 完璧な ADL 改善のために長期間入院を強いるのではなく，入院によりある程度 ADL の改善がみられた段階で，在宅でいかにリハを継続させるかのシステム作りを行う
13）治療にあたり QOL に対する配慮がより必要となる	● インフォームドコンセントを十分行うことはもちろん，患者さんの現在の生活習慣とその生きがいなどを十分聴取し，さらに，正しいこととできることのギャップを常に念頭において，落とし所を考える
14）疾患の発症・予後に医学的な要素とともに，心理的，社会的，環境的な要素がかかわりやすい	● 心身機能・構造（機能障害）のみならず，健康状態，個人因子，環境因子，活動（能力障害），参加（社会的不利）を考え，それぞれに対応策を練る

（上月正博．高齢者の特徴とリハビリテーションの重要性．臨床リハ 2011; 20: 57-64より）

総論

4 不活動のレベルなどを知るための評価

表4-2	高齢者総合機能評価簡易版（CGA7）		
設問	質問 / 回答	解釈	次の評価
1	＜外来患者に対して＞診察時に被験者の挨拶を待つ ● 自分からすすんで挨拶をする＝○ ● 返事はする，または反応なし＝× ＜入院患者もしくは施設入所者に対して＞ 自ら定時に起床するか，もしくはリハビリへの積極性で判断 ● 自ら定時に起床する，またはリハビリその他の活動に積極的に参加する＝○ ● 上記以外＝×	意欲の低下がみられる ● 趣味，レクリエーションもしていない可能性が高い	Vitality Index
2	「これからいう言葉を繰り返してください（桜・猫・電車）」 「あとでまた聞きますから覚えておいてください」 ● 復唱可能＝○ ● 不可能＝× ※復唱できなければ4の認知能は省略する	復唱ができない ● 失語，難聴がなければ，中等度以上の認知症が疑われる	MMSE/HDS-R
3	＜外来患者に対して＞「ここまでどうやって来ましたか？」 ＜入院患者もしくは施設入所者に対して＞「普段バスや電車，自家用車を使ってデパートやスーパーマーケットに行きますか？」 ● 自分でバス，電車，タクシー，自家用車を使って移動できる ● 付き添いが必要＝×	付き添いが必要 ● タクシーも自分で使えなければ，虚弱か中等度の認知症が疑われる	IADL： Lowton&Brody
4	「先ほど覚えていただいた言葉を言ってください」 ● ヒントなしで全部再生可能＝○ ● 上記以外＝×	遅延再生ができない ● 軽度の認知症が疑われる，遅延再生が可能なら認知症の可能性は低い	MMSE/ HDS-R
5	「お風呂に自分ひとりで入って，洗うのに手助けは要りませんか？」 ● 自立＝○ ● 部分介助または全介助＝×	入浴，排泄の両者が× ● 要介護状態の可能性が高い．入浴と排泄が自立していれば他の基本的ADLは自立していることが多い	Barthel index
6	「失礼ですが，トイレで失敗してしまうことはありませんか？」 ● 失禁なし，集尿器自立＝○ ● 上記以外＝×		
7	「自分が無力だと思いますか？」 ● いいえ＝○ ● はい＝×	無力であると思う ● うつの傾向がある	GDS-15

※問題ありと判断した場合，次の評価を実施し，詳細な評価を行う．
（長寿化学総合研究CGAガイドライン研究班．高齢者総合的機能評価ガイドライン 鳥羽研二監：厚生科学研究所；2003 より）

表4-3 Vitality Index

設問（点数）	質問内容	回答	得点
1（2点）	起床（Wake up） ● いつも定時に起床している ● 起こさないと起床しないことがある ● 自分から起床することがない	2 1 0	
2（2点）	意思疎通（Communication） ● 自分から挨拶する，話しかける ● 挨拶，呼びかけに対し返答や笑顔がみられる ● 反応がない	2 1 0	
3（2点）	食事（Feeding） ● 自分で進んで食べようとする ● 促されると食べようとする ● 食事に関心がない，全く食べようとしない	2 1 0	
4（2点）	リハビリ，活動（Rehabilitation, Activity） ● 自らリハビリに向かう，活動を求める ● 促されて向かう ● 拒否，無関心	2 1 0	
合計得点			/10

除外規定
　意識障害，高度の臓器障害 急性疾患（肺炎など発熱）がある場合
判定上の注意
　1. 薬剤の影響（睡眠薬など）を除外．起座できない場合，開眼し覚醒していれば2点
　2. 失語の合併がある場合，言語以外の表現でよい
　3. 器質的消化器疾患を除外．麻痺で食事の介護が必要な場合，介助により摂取意欲があれば2点（口まで運んでやった場合も積極的に食べようとすれば2点）
　4. 失禁の有無は問わない．尿意不明の場合，失禁後にいつも不快を伝えれば2点
　5. リハビリでなくとも散歩やリクエーション，テレビでもいい．寝たきりの場合，受動的理学運動に対する反応で判定する
(Toba K, et al. Vitality Index as a useful tool to assess elderly with dementia. Geriatrics and Gerontology Intern 2002; 2: 23-29 を参考に作成)

図4-2 MMSE

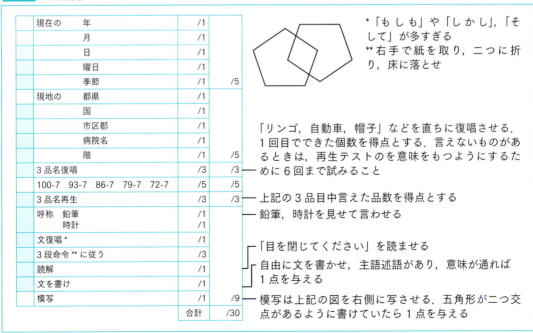

(加藤伸司，ほか．改訂長谷川式簡易知能評価スケール（HDS-R）の作成．老年精医 2 1991; 1339-1347 より)

表4-4　HDS-R

	質問内容		配点
1	お歳はいくつですか？（2年までの誤差は正解）		0　1
2	今日は何年の何月何日ですか？何曜日ですか？ （年月日，曜日が正解でそれぞれ1点ずつ）	年 月 日 曜日	0　1 0　1 0　1 0　1
3	私たちが今いるところはどこですか？ （自発的に出れば2点，5秒おいて，家ですか？病院ですか？施設ですか？の中から正しい選択をすれば1点）		0　1　2
4	これから言う3つの言葉を言ってみてください． あとでまた聞きますのでよく覚えておいてください． （以下の系列のいずれか1つで，採用した系列に○印をつけておく） 1：a) 桜 b) 猫 c) 電車 2：a) 梅 b) 犬 c) 自動車		0　1 0　1 0　1
5	100から7を順番に引いてください． （100－7は？それからまた7を引くと？と質問する．最初の答えが不正解の場合打ち切る）	(93) (86)	0　1 0　1
6	私がこれから言う数字を逆から言ってください． (6-8-2,3-5-2-9) （3桁逆唱に失敗したら打ち切る）	286 9253	0　1 0　1
7	先ほど覚えてもらった言葉をもう一度言ってみてください． （自発的に回答があれば各2点．もし回答がない場合は，以下のヒントを与え正解であれば1点） a) 植物 b) 動物 c) 乗り物		a：0　1　2 b：0　1　2 c：0　1　2
8	これから5つの物品を見せます．それを隠しますので何があったか言ってください． （時計，鍵，タバコ，ペン，硬貨など必ず相互に無関係なもの）		0　1　2 3　4　5
9	知っている野菜の名前をできるだけ多く言ってください（答えた野菜の名前を右欄に記入する．途中で詰まり約10秒待っても出ない場合にはそこで打ち切る） 5個までは0点，6個=1点，7個=2点 8個=3点，9個=4点，10個=5点		0　1　2 3　4　5
		合計得点	

満点：30
カットオフポイント：20/21（20以下は認知症の疑いあり）
（加藤伸司，ほか．改訂長谷川式簡易知能評価スケール(HDS-R)の作成．老年精医2 1991; 1339-1347より）

　ADLに関しては，基本的ADL評価法のBarthel Index（表4-5）[7] や機能的自立度評価法（Functional Independence Measure：FIM）（図4-3）[8]，応用ADL評価法としてのIADL尺度（表4-6）[9] がある．Barthel Indexは合計100点満点で評価し，点数が高いほど基本的日常生活動作（ADL）の自立度が高くなる．FIMは運動13項目，認知5項目の合計18項目について，それぞれ11点（全介助）から7点（完全自立）で評価し，126点満点となる．

表4-5 **Barthel Index（BI）**

10項目，各2~4段階，全20段階の評価．100点満点であるが5点きざみなので実際は20点満点と同等．

	食事	移乗	整容	トイレ	入浴	歩行 （車いす）	階段 昇降	着替え	排便	排尿	合計点
自立	10	15	5	10	5	15（5）	10	10	10	10	点
部分介助	5	10〜5	0	5	0	10（0）	5	5	5	5	
全介助あるいは不能	0	0	0	0	0	0（0）	0	0	0	0	

食事
10：自立自助具などの装着可，標準的時間内に食べ終える
5：部分介助（たとえば，おかずを切って細かくしてもらう）
0：全介助

車いすからベッドへの移動
15：自立．ブレーキ，フットレストの操作も含む（非行自立も含む）
10：軽度の部分介助または監視を要する
5：座ることは可能であるがほぼ全介助
0：全介助または不可能

整容
5：自立（洗面，整髪，歯磨き，ひげ剃り）
0：部分介助または不可能

トイレ動作
10：自立，衣服の操作，後始末を含む，ポータブル便器などを使用している場合はその洗浄も含む
5：部分介助，体を支える，衣服後始末に介助を要する
0：全介助または不可能

入浴
5：自立
0：部分介助または不可能

歩行
15：45m以上の歩行，補装具（車いす，歩行器は除く）の使用の有無は問わない
10：45m以上の介助歩行，歩行器の使用を含む
5：歩行不能の場合車いすにて45m以上の操作可能
0：上記以外

階段昇降
10：自立手すりなどの使用の有無は問わない
5：介助または監視を要する
0：不能

着替え
10：自立，靴，ファスナー，装具の着脱を含む
5：部分介助．標準的な時間内．半分以上は自分で行える
0：上記以外

排便コントロール
10：失禁なし，浣腸坐薬の取り扱いも可能
5：ときに失禁あり浣腸坐薬の取り扱いに介助を要する者も含む
0：上記以外

排尿コントロール
10：失禁なし，収尿器の取り扱いも可能
5：ときに失禁あり，収尿器の取り扱いに介助を要する者も含む
0：上記以外

（Mahoney F, et al. Functional evaluation: the Barthel Index. Md State Med J 1965; 14: 61-65を参考に作成）

| 図4-3 | 機能的自立度評価法（FIM） |

レベル	7 完全自立（時間安全性含めて） 6 修正自立（補助具使用）	介助者なし
	部分介助 　5 監視 　4 最小介助（患者自身で 75% 以上） 　3 中等度介助（50% 以上） 完全介助 　2 最大介助（25% 以上） 　1 全介助（25% 未満）	介助者あり

セルフケア

A. 食事

B. 整容

C. 清拭

D. 更衣（上半身）

E. 更衣（下半身）

F. トイレ動作

排泄コントロール

G. 排尿コントロール

H. 排便コントロール

移乗

I. ベッド, 椅子, 車いす

J. トイレ

K. 浴槽, シャワー

移動

L. 歩行, 車いす

M. 階段

コミュニケーション

N. 理解

O. 表出

社会的認知

P. 社会的交流

Q. 問題解決

R. 記憶

入院時　退院時　フォローアップ時

箸 スプーンなど

浴槽 シャワー

歩行 車いす

聴覚 視覚 音声 非音声

合計

注意 空欄は残さないこと, リスクのために検査不能の場合はレベル I とする.

（Data manegement servise. Guidelines for use of uniform data set for medical rehabilitation. The Buffalo General Hospital/State University of New York at Buffalo 1991.＜千野直一監訳. FIM:医学的リハビリテーションのための統一データセット利用の手引き：慶應義塾大学医学部リハビリテーション科；1991＞を参考に作成）

表4-6 IADL尺度

項目	採点	
	男性	女性
A 電話を使用する能力 1. 自分から電話をかける（電話帳を調べたり，ダイアル番号を回すなど） 2. 2, 3よく知っている番号をかける 3. 電話に出るが自分からかけることはない 4. 全く電話を使用しない	1 1 1 0	1 1 1 0
B 買い物 1. 全ての買い物は自分で行う 2. 小額の買い物は自分で行える 3. 買い物に行くときはいつも付き添いが必要 4. 全く買い物はできない	1 0 0 0	1 0 0 0
C 食事の準備 1. 適切な食事を自分で計画し準備し給仕する 2. 材料が供与されれば適切な食事を準備する 3. 準備された食事を温めて給仕する．あるいは食事を準備するが適切な食事内容を維持しない 4. 食事の準備と給仕をしてもらう必要がある		1 0 0 0
D 家事 1. 家事を一人でこなす．あるいは時に手助けを要する（例：重労働など） 2. 皿洗いやベッドの支度などの日常的仕事はできる 3. 簡単な日常的仕事はできるが，妥当な清潔さの基準を保てない 4. 全ての家事に手助けを必要とする 5. 全ての家事にかかわらない		1 1 1 1 0
E 洗濯 1. 自分の洗濯は完全に行う 2. ソックス，靴下のゆすぎなど簡単な洗濯をする 3. 全て他人にしてもらわなければならない		1 1 0
F 移送の形式 1. 自分で公的機関を利用して旅行したり自家用車を運転する 2. タクシーを利用して旅行するが，その他の公的輸送機関は利用しない 3. 付き添いがいたり皆と一緒なら公的輸送機関で旅行する 4. 付き添いか皆と一緒で，タクシーか自家用車に限り旅行する 5. 全く旅行しない	1 1 1 0 0	1 1 1 0 0
G 自分の服薬管理 1. 正しいときに正しい量の薬を飲むことに責任が持てる 2. あらかじめ薬が分けて準備されていれば飲むことができる 3. 自分の薬を管理できない	1 0 0	1 0 0
H 財産取り扱い能力 1. 経済的問題を自分で管理して（予算，小切手書き，掛金支払い 銀行へ行く）一連の収入を得て維持する 2. 日々の小銭は管理するが，預金や大金などでは手助けを必要とする 3. 金銭の取り扱いができない	1 1 0	1 1 0

採点法は各項目ごとに該当する右端の数値を合計する（男性0〜5，女性0〜8点）

(Lawton MP, et al. Assessment of older people: self-maintaining and instrumental activities of daily living. Gerontologist 1969; 9: 179-186を参考に作成)

うつの精査としての GDS-15（ 表4-7 ）[10]，QOL の検査としての EQ-5D（ 表4-8 ）[11] も有用である．

表4-7 **GDS-15**

以下の質問に対し「はい」，「いいえ」のどちらかに○をつけて下さい．		
1）毎日の生活に満足していますか．	はい	いいえ
2）毎日の活動力や周囲に対する興味が低下したと思いますか．	はい	いいえ
3）生活が空虚だと思いますか．	はい	いいえ
4）毎日が退屈だと思うことが多いですか．	はい	いいえ
5）たいていは機嫌よく過ごすことが多いですか．	はい	いいえ
6）将来の漠然とした不安に駆られることが多いですか．	はい	いいえ
7）多くの場合は自分が幸福だと思いますか．	はい	いいえ
8）自分が無力だなあ，と思うことが多いですか．	はい	いいえ
9）外出したり何か新しいことをするより家にいたいと思いますか．	はい	いいえ
10）何よりもまず，物忘れが気になりますか．	はい	いいえ
11）いま生きていることが素晴らしいと思いますか．	はい	いいえ
12）生きていても仕方がないと思う気持ちになることがありますか．	はい	いいえ
13）自分が活気にあふれていると思いますか．	はい	いいえ
14）希望がないと思うことがありますか．	はい	いいえ
15）周りの人があなたより幸せそうに見えますか．	はい	いいえ

評価基準：0-4 うつ症状なし；5-10 軽度のうつ病；11 以上 重度のうつ病
(Sheikh JI, et al. Geriatric Depression Scale (GDS): Recent evidence and development of a shorter version. Clinical Gerontology 1986; 165-173 を参考に作成)

4. 評価の手順：第3ステップ（生活情報・日常生活機能チェック）

　患者のトータルケアに必要な情報項目を 表4-9 にまとめた[12]．これらの情報をもとに，国際生活機能分類（ICF）に従って，生活情報や障害を分類することが患者のリハビリや家族への指導の必要性や内容を決めるうえで，とても重要になる[13]．

　日中・夜間の家族構成（大家族であっても，家族のほとんどが働きにでてしまい，高齢者が日中一人暮らしになっていることも珍しくない），自宅とその周辺の構造（階段，手すり，坂道，自家用車の有無など），家族との連絡方法（携帯電話，アルソックなどの警備サービス利用の有無など）も調べておく．

　患者の多くは高齢者である．高齢者では，息切れ，疼痛，発熱などの症状や徴候が乏しいことが多く，患者への問診だけでは，病態の把握は困難である．高齢者に多くの検査が必要になるのはこのような理由による．

　患者は複数の医療施設に通院していることを伝えないこともある．また，他の医療施設からの紹介

表4-8 EQ-5D

移動の程度 　私は歩き回るのに問題はない 　私は歩き回るのにいくらか問題がある 　私はベッド（床）に寝たきりである	1 2 3
身の回りの管理 　私は身の回りの管理に問題はない 　私は洗面や着替えを自分でするのにいくらか問題がある 　私は洗面や着替えを自分でできない	1 2 3
ふだんの活動（例：仕事，勉強，家族・余暇活動） 　私はふだんの活動を行うのに問題はない 　私はふだんの活動を行うのにいくらか問題がある 　私はふだんの活動を行うことができない	1 2 3
痛み／不快感 　私は痛みや不快感はない 　私は中程度の痛みや不快感がある 　私はひどい痛みや不快感がある	1 2 3
不安／ふさぎ込み 　私は不安でもふさぎ込んでもいない 　私は中程度に不安あるいはふさぎ込んでいる 　私はひどく不安あるいはふさぎ込んでいる	1 2 3

概要
- 健康関連 QOL を測定するために開発された包括的な評価尺度
- 自己記入式
- 1987 年に設立された EuroQol グループが開発
- 102 の言語バージョンが存在し，世界各国で用いられている．
- 日本語版は，2001 年に研究者によって開発され，調査研究等で使用されている．
- 各項目が 3 段階である世界各国で 5 段階版が開発中

内容
- 5 項目の質問で構成（簡便で，調査時の患者負担が軽度）
- 標準化された質問で構成されるため，各国が独自に質問を加えることは不可
- 回答結果をもとに「完全な健康 =1」「死亡 =0」と基準化された健康状態のスコアが算出可能
- 換算表は，EuroQol 本部（所在：ロッテルダム）が定める共通の方法を用いて，各国での調査に基づき，それぞれの国で独自に作成される．

（Tsuchiya A, et al. Estimating an EQ-5D population value set: the case of Japan. Health Econ 2002; 11: 341-353 を参考に作成）

状の記載内容が不十分であることも少なくない．したがって，紹介状の記載病名を鵜呑みにすることなく，本人や家族から病歴を数回に分けて聴取したり，可能性が疑われる疾患に関しては，こちらからその診療科あるいは他科に紹介にして，診断を確定させる．それが，安全で効果的なリハビリ計画の立案や遂行につながるわけである．

表4-9	リハビリ患者さんのトータルケアに必要な情報
本人の希望	
治療内容（食事や薬物に対する嗜好）・住居場所・予防医学・生命予後・機能予後・社会参加・趣味などに対する希望	
社会経済的状態	
仕事の有無・内容・地位・場所，家族構成，家族や友人との交流状態，住居の間取り・場所・手すりや階段の有無・気候，経済的状態，医療施設・商業施設・運動施設の場所・内容・質など	
社会資源の状態	
障害の等級，介護度，介護者・家族の負担感，福祉施設の場所・内容・質・インスリン使用の受け入れ可能の有無など	

（上月正博．今必要なトータルケアの視点．臨床リハ 2007; 16: 604-610 より）

5. 評価の手順：第4ステップ（栄養評価）

1）BMI（Body Mass Index）

　BMI とは，体重と身長の関係から算出されるヒトの肥満度を表す体格指数である[14]．日本肥満学会では，BMI が 22 の場合を標準体重としており，25 以上の場合を肥満，18.5 未満である場合を低体重としている．

2）CONUT（Controlling Nutritional Status）

　タンパク質（血清アルブミン値），免疫（末梢血リンパ球数），脂質（総コレステロール値）をスコア化し，それをもとに算出した 0 ～ 12 点の CONUT 値で栄養状態を評価する（ 表4-10 ）[15]．

3）GNRI（Geriatric Nutritional Risk Index）

　GNRI はフランスの Bouillanne らが 2005 年に発表した栄養スクリーニング法である[16]．

　GNRI ＝ 14.89 × 血清アルブミン値（g/dl）＋ 41.7 ×（体重÷理想体重）

　理想体重は BMI=22 となる体重であり，体重＞理想体重の場合は体重÷理想体重を 1 とする．

　この値が，82 未満であれば重度栄養障害，82～91 は中等度栄養障害，92～98 で軽度栄養障害，98 ＜リスクなしである．

表4-10 CONUT（Controlling Nutritional Status）値

ALB（mg/dL） スコア①	≧ 3.50 0	3.00 ～ 3.49 2	2.50 ～ 2.99 4	<2.50 6
TLC（/μL） スコア②	≧ 1600 0	1200 ～ 1599 1	800 ～ 1199 2	< 800 3
T-cho（mg/dL） スコア③	≧ 180 0	140 ～ 179 1	100 ～ 139 2	<100 3
栄養レベル COUNT 値（①＋②＋③）	正常 0 ～ 1	軽度異常 2 ～ 4	中等度異常 5 ～ 8	高度異常 9 ～ 12

CONUT値＝（ALBスコア）＋（TLCスコア）＋（T-choスコア）
（Ignacio de Ulíbarri J, et al. CONUT : a tool for controlling nutritional status. First validation in a hospital population. Nutr Hosp 2005; 20: 38-45 を参考に作成）

6. 評価の手順：第5ステップ（運動機能評価）

　リハビリを行う患者は，虚血性心疾患，高血圧，糖尿病，腎疾患などの疾患を合併していることが多い．あらかじめ運動負荷試験や血液生化学検査で，フィットネス向上のための運動の適否に関して慎重に検討し，適切な運動許容範囲を決定する必要がある．特に，心血管系および呼吸器疾患を疑わせる主要徴候・症状があれば，運動負荷試験を行うのが望ましい．運動負荷試験に先立って，虚血性心疾患，骨関節疾患などの既往歴を入念に確認する．さらに，問診や理学的所見，安静時の心電図や胸部単純X線などの医学的な評価を行い，併存症の有無について十分な検討を行い，運動負荷試験の禁忌でないことを確認する[17]．

　日常よく用いられる運動負荷試験は以下のものがあり，それぞれ特徴がある[18]．

1）SPPB（Short Physical Performance Battery）

　主に地域高齢者を対象とした身体機能のスクリーニングテストの一つであり，死亡率や施設入所の予測因子になると報告されている（ 図4-4 ）[19]．SPPB はバランステスト，歩行テスト，椅子立ち上がりテストから構成されており，短時間に安全かつ簡便で5～10分で評価できる．

2）6分間歩行テスト（6-minute walk test：6MWT）

　30mの直線距離がとれる病棟の廊下などを，本人が走らずに6分間で歩ける最大距離によって簡便に運動耐容能を評価する方法である．主に呼吸機能障害の患者に対する心肺系の総合的運動耐容能を評価するのに用いられる．測定項目は，歩行距離，歩行時SpO_2の変化，歩行終了時の呼吸困難と疲

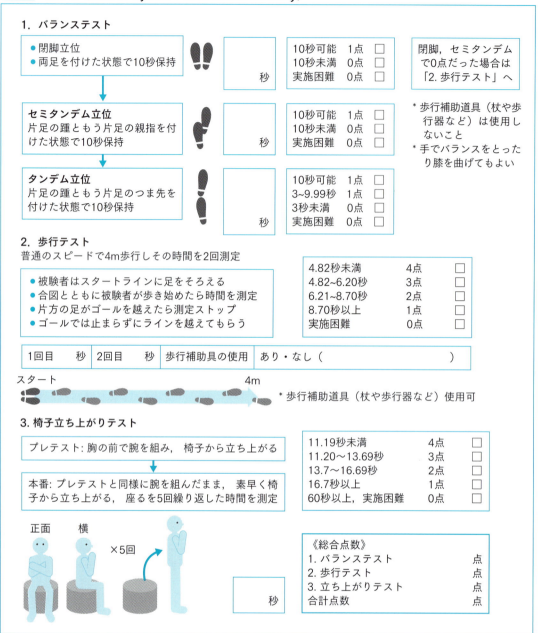

図4-4 SPPB (Short Physical Performance Battery)

労感である．実施中に本人の状態や意思によって適宜立ち止まること．壁に手をついたりもたれかかって休むことが認められる．中止基準は胸痛，過度の呼吸困難，下肢トラブル，めまい・ふらつき，異常量の汗，チアノーゼの出現，本人の意思，などである[18, 20]．

トレッドミルやエルゴメータによる運動負荷試験が不可能な症例，負荷装置を有さない施設などで行われる．この距離はpeak$\dot{V}O_2$などの運動耐容能と良好な正相関を有することが知られている．運

動耐容能の簡易的な指標として，または治療効果の判定にも用いられる．途中の声かけのタイミングや声の調子，途中で止まってしまったときの対処など細かく決められている．6MWTから得られる6分間歩行距離（6MWD）は，健康関連QOLや罹患率，死亡率などと関係し予後因子として評価することができる[20, 21]．

3）マスター2階段試験

1段の高さが23cm，奥行き23〜25cm，幅46〜56cmの2段の山形の階段を用い，性別，年齢，身長，体重によって速度と昇降回数が決定され，シングル負荷テストでは1分30秒，ダブル負荷テストは倍の回数を3分で行う．臥位で安静心電図を記録し，その電極を外し負荷が開始される．負荷中には心拍数，血圧，心電図測定は行わず，終了後ただちに臥位となり，直後から1分間隔で心電図を記録する．装置が簡便で持ち運びが可能で，比較的狭い場所でも施行可能なため，多くの被検者にスクリーニングを行う場合には有用な方法である．しかし，階段昇降中には原則としてモニターをしないため，重症狭心症や致死性不整脈が疑われる症例には十分注意が必要である[18]．

4）心肺運動負荷試験：負荷機器と負荷の実際

≫ トレッドミル

傾斜がつけられるベルトコンベア型の負荷装置で，車輪に対する摩擦荷重で強度を設定する．歩行速度と傾斜の設定により運動負荷量をMET（metabolic equivalent）やkcal/分で表すことができ，漸増することが容易である．心電図や血圧のモニターも行いやすい．各施設で独自のプロトコールが考案されているが，特に負荷量の増加が直線的なramp負荷は安全性に優れ，呼気ガス分析を併用することで運動耐容能の客観的な指標である嫌気性代謝閾値（anaerobic threshold：AT）や最高酸素摂取量（maximum $\dot{V}O_2$：peak$\dot{V}O_2$）の測定が可能である．ただし，装置が大きく，呼気ガス分析器はかなり高価である．下肢機能の障害者や高齢者では転倒などの危険があり，注意が必要である[18]．

≫ エルゴメータ

抵抗の加えられる自転車で，負荷量は自転車にかかる抵抗とスピードの積であるwattで表される．1kpの抵抗で1回転6m進み，1分間に50回転させると300kpm（kgm）/分であり，これが約50wattに相当する．通常0wattから開始し，1分ごとに10wattずつ漸増する方法をとっている．仕事量を正確に示せる．採血などの処置が容易である．緊急時にも対応しやすい．トレッドミルのような全身運動ではなく，主として大腿四頭筋を中心とした下肢の運動である．下肢の筋肉を多く使うために，下肢筋力が弱いと心臓に十分に負荷がかかる前に，下肢の疲労のために運動負荷を中止せざるをえないことがある[18]．

7. 判定基準・禁忌・中止基準・陽性基準

　運動耐容能とは，その人がどれくらいまでの運動に耐えられるかの限界を指す．持久力運動を行い，そのスピードがだんだん速くなった場合に，身体がとりいれる酸素の量がだんだん多くなり，もう続けられない限界に達する．その時のスピードや酸素摂取量（最大酸素摂取量：$\dot{V}O_2max$）が，その人の運動耐容能である．この運動耐容能は $\dot{V}O_2max$ によって評価されることが多い．

　$\dot{V}O_2max$ を測定するためには，症候限界性の負荷を行う必要があるが，障害者や高齢者に症候限界性の負荷をかけることは危険であり，むしろあらかじめ決めた目標心拍数や運動量に達したら負荷を中止する負荷（亜最大負荷）（最高酸素摂取量：peak$\dot{V}O_2$）を採用するほうが安全である[18]．

　運動負荷試験に先立って，虚血性心疾患，骨関節疾患などの既往歴を入念に確認する．さらに，問診や理学的所見，安静時の心電図や胸部単純 X 線などの医学的な評価を行い，併存症の有無について十分な検討を行い，運動負荷試験の禁忌（ 表4-11 ）[17] でないことを確認することが重要である．

表4-11　運動負荷試験の禁忌

絶対的禁忌
1. 2 日以内の急性心筋梗塞 2. 内科治療により安定していない不安定狭心症 3. 自覚症状または血行動態異常の原因となるコントロール不良の不整脈 4. 症候性の重症大動脈弁狭窄症 5. コントロール不良の症候性心不全 6. 急性の肺塞栓または肺梗塞 7. 急性の心筋炎または心膜炎 8. 急性大動脈解離 9. 意思疎通の行えない精神疾患

相対的禁忌
1. 左冠動脈主幹部の狭窄 2. 中等度の狭窄性弁膜症 3. 電解質異常 4. 重症高血圧 * 5. 頻脈性不整脈または徐脈性不整脈 6. 肥大型心筋症またはその他の流出路狭窄 7. 運動負荷が十分行えないような精神的または身体的障害 8. 高度房室ブロック

*:原則として収縮期血圧 > 200 mmHg, または拡張期血圧 >110 mmHg, あるいはその両方とすることが推奨されている．
（日本循環器学会 / 日本心臓リハビリテーション学会合同ガイドライン．2021 年改訂版　心血管疾患におけるリハビリテーションに関するガイドラインより）

　(i)（ii）ともに運動負荷試験中は，①心拍数，②血圧，③心電図，④SpO_2，⑤自覚症状について測定し記録する．あらかじめ目標として決めた心拍数（目標心拍数）や運動量に達したら負荷を中止する（亜最大負荷）．目標心拍数は，年齢別予想最大心拍数（「220 − 年齢」で算出）の70% とか80%，あるいは簡易計算法として「190 − 年齢」とすることが多いが，何 % までにするかは厳密には患者の

病態によって異なる．通常は負荷量の増加に伴って血圧および心拍数は増加するが，その反応性には個体差がある[17]．

　どのような方法・様式を用いるにしても安全性が考慮されなければならず，運動中も中止基準（ 表4-12 ）[17]に該当しないか慎重に観察する必要がある．糖尿病患者や高齢者では，運動負荷した際に胸痛または胸部不快感などを伴わずに心電図異常を示すいわゆる無痛性心筋虚血が認められやすいため，自覚症状のみに依存するような負荷は危険である．そして，最終的に運動負荷試験陽性基準に適合するかどうかをすばやく判定し，運動負荷試験の結果をもとに，どのレベルの運動まで安全に行えるか，通常の運動療法の際にはどの程度の運動強度の運動を行うのが適当かという「運動処方」の作成が可能になり，患者への運動指導や生活指導にとても役立つ[17]．

表4-12　運動療法実施中の中止基準

絶対的中止基準

- 患者が運動の中止を希望
- 運動中の危険な症状を察知できないと判断される場合や意識状態の悪化
- 心停止，高度徐脈，致死的不整脈（心室頻拍・心室細動）の出現またはそれらを否定できない場合
- バイタルサインの急激な悪化や自覚症状の出現（強い胸痛・腹痛・背部痛，てんかん発作，意識消失，血圧低下，強い関節痛・筋肉痛など）を認める
- 心電図上，Q波のない誘導に 1mm 以上の ST 上昇を認める（aV_R，aV_L，V_1 誘導以外）
- 事故（転倒・転落，打撲・外傷，機器の故障など）が発生

相対的中止基準

- 同一運動強度または運動強度を弱めても胸部自覚症状やその他の症状（低血糖発作，不整脈，めまい，頭痛，下肢痛，強い疲労感，気分不良，関節痛や筋肉痛など）が悪化
- 経皮的動脈血酸素飽和度が 90% 未満へ低下または安静時から 5% 以上の低下
- 心電図上，新たな不整脈の出現や 1mm 以上の ST 低下
- 血圧の低下（収縮期血圧 <80mmHg）や上昇（収縮期血圧 ≧ 250mmHg，拡張期血圧 ≧ 115mmHg）
- 徐脈の出現（心拍数 ≦ 40/min）
- 運動中の指示を守れない，転倒の危険性が生じるなど運動療法継続が困難と判断される場合

（日本循環器学会/日本心臓リハビリテーション学会合同ガイドライン．2021年改訂版　心血管疾患におけるリハビリテーションに関するガイドラインより）

8. Ramp 負荷試験中の生理学的応答とパラメータ

　Ramp 負荷試験中の生理学的応答とパラメータにはさまざまあるが，代表的なものとその意義を 表4-13 に示す[18]．エルゴメータにて 4 分間の 20watt の軽負荷運動でウォームアップを行ったのちに，直線的に運動強度を増加する運動負荷試験（ramp 負荷）を行い，一呼吸ごとのデータを収集する．Ramp 負荷中の酸素摂取量（$\dot{V}O_2$），二酸化炭素排出量（$\dot{V}CO_2$）と $\dot{V}E$ は弱い運動強度では直線的に増加するが，強い運動強度になると $\dot{V}O_2$ に比べて $\dot{V}CO_2$ と $\dot{V}E$ が急に増加の程度を増し変曲点を形成する．$\dot{V}O_2$ と $\dot{V}CO_2$ のスロープの変曲点を嫌気性代謝閾値（AT）と呼ぶ．運動強度が強くなって AT を超えると，無気的代謝により乳酸生成が増加し，それが HCO_3- で緩衝されるときに産生される CO_2 により換気亢進して $\dot{V}CO_2$ 増加が大となったためである．一方，$\dot{V}E$ は AT を超えても，

しばらくは$\dot{V}CO_2$と平行して増加するので，AT point から $\dot{V}E/\dot{V}O_2$ と呼気終末酸素分圧（PETO$_2$）は増加する．

表4-13 測定中に得られるパラメータとその生理学的意義

嫌気性代謝閾値（anaerobic threshold：AT）

● 運動強度を増加させていく際に，有酸素代謝によるエネルギー産生に無酸素代謝によるエネルギー産生が加わる直前の酸素摂取量で，有酸素能力を示す一指標である．最大負荷をかけなくても測定可能な安全かつ客観的な指標であるため，最近好んで用いられる．一般に，筋組織への酸素の供給量が筋組織での酸素必要量を満たす程度の低強度の運動の遂行に必要とされるエネルギーは，有酸素性代謝によって生成されるが，運動強度が増加して筋組織の酸素必要量が酸素供給量より大きくなると，筋組織でのエネルギー生成のために有酸素性代謝に加えて無酸素性代謝が行われるようになり，その結果，筋組織での乳酸濃度が増加し始める．
● AT は，患者の筋組織への酸素供給能力が大きい場合ほど高い値を示す．運動障害者の CR フィットネスが同年齢層の健常者に比して低下していることは，AT の低下として明確に示される．ただし，AT を CR フィットネスの指標として用いる場合には，AT の検出には高額な呼気ガス分析装置を必要とすること，酸素療法中の患者では吸気酸素濃度を一定にするために非常に大きな混合ガスの準備が必要であり，AT を測定しがたいことなどの限界がある．

呼吸性代償開始点（respiratory compensation point：RC point あるいは RCP）

● 運動強度が AT を超えてさらに漸増していくと，それまでの換気亢進だけではアシドーシスへの代謝が不十分になり，さらに換気が亢進する．この閾値を RC point と呼ぶ．すなわち，$\dot{V}E/\dot{V}CO_2$ が持続的な上昇を始め，血中二酸化炭素分圧（PaCO$_2$）や呼気週末二酸化炭素分圧（PETCO$_2$）が持続的な下降を始める点である．RC point 出現後は，短時間のうちにアシドーシスが進行するので，運動の終点が近いレベルに達したことを意味する．

二酸化炭素換気当量（$\dot{V}E$ vs.$\dot{V}CO_2$ slope），minimum $\dot{V}E/\dot{V}CO_2$

● $\dot{V}E$ vs.$\dot{V}CO_2$ slope は，一定量の CO$_2$ を呼出するのに必要な換気量，すなわち換気効率を表す．$\dot{V}E$ は RC point 以下では基本的に PaCO$_2$ により調節されている．運動中の PaCO$_2$ は心不全でも健常例でもほぼ 40torr で一定であり，$\dot{V}CO_2$ に対する肺胞換気量（$\dot{V}A$）には差がない．$\dot{V}E$ を増加させている要素は生物学的死腔換気量（$\dot{V}D$）であり（$\dot{V}E=\dot{V}A+\dot{V}D$），心不全での呼吸パターンの変化と換気血流不均衡が $\dot{V}D$ 増加の主たる原因である．すなわち，心不全では運動中の肺毛細管圧の上昇や肺胞壁・間質の浮腫などによる肺コンプライアンスの低下を招き，一回換気量の増加を妨げる．そこで $\dot{V}E$ を増加させるために呼吸数を増加させ，いわゆる浅く速い呼吸となって，解剖学的死腔に起因する $\dot{V}D$ が増加する．$\dot{V}E$ vs.$\dot{V}CO_2$ slope は，心不全が重症になるほど高値を示し，高値である症例では生命予後が不良であることが報告されている．
● Minimum $\dot{V}E/\dot{V}CO_2$ は ramp 負荷中の $\dot{V}E/\dot{V}CO_2$ の最低値で，通常 RC point において認められる．minimum $\dot{V}E/\dot{V}CO_2$ は死腔換気を反映し，COPD などの呼吸器疾患の場合，高値を示す．

（上月正博．フィットネス CR別冊 評価Ver3：医歯薬出版；2016. p34-44より）

一方，全身的な代謝性アシドーシス状態は進行していないので CO$_2$ に対する過換気は生じず，$\dot{V}E/\dot{V}CO_2$ と呼気終末二酸化炭素分圧（PETCO$_2$）は変化しない．この時期を isocapnic buffering（増加した乳酸が HCO$_3$-によって緩衝される時期）とよぶ．運動強度が AT を超え，代償性過換気が始まるまでにみられる特異的な現象である．

運動強度がさらに増加し，乳酸産生が増加すると HCO$_3$-による緩衝が不十分となってアシドーシスが惹起されて呼吸性代謝が始まる．ここを呼吸性代償点（RC point）と呼び（図4-5）[22]，$\dot{V}E$ は $\dot{V}CO_2$ の上昇を上回って増加する[18]．これは，乳酸性アシドーシスに対する呼吸性の代償であり，$\dot{V}E/\dot{V}CO_2$ は増加に転じ，PETCO$_2$ は減少，$\dot{V}E/\dot{V}O_2$ はさらに増加する[18]．

回復期（Recovery）には，低運動強度で2〜3分間のクールダウンを行う．これは最大負荷試験後にときどきみられる副交感神経緊張や，骨格筋ポンプの停止に伴う静脈環流量の急激な減少による血圧低下や徐脈を防止する効果がある．自覚症状や心電図異常および不整脈は運動終了後に生じることがあるので，心拍数，血圧および心電図が開始時の値近くに回復するまで注意深く被検者を監視する必要がある．回復期データの収集は6分程度行い，終了後10分以上は被検者を監視下におく[18]．

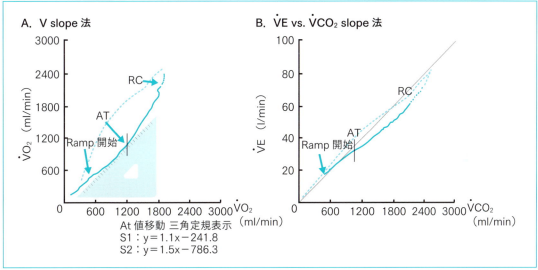

図4-5　ATとRCのスロープ決定法

（前田知子．各種呼気ガス分析指標．心臓リハビリテーション（上月正博 編著）：医歯薬出版；2013. p177-184 より）

9．運動耐容能の規定因子

　図4-6 に示すように，$\dot{V}O_2max$ や Peak$\dot{V}O_2$ は，BMI，血管年齢，EF，VC，eGFR などよりも生命予後を規定することが，健常者のみならず，さまざまな疾患患者で示されている[23,24]．

　$\dot{V}O_2max$ は運動によって体内に摂取しうる最大の酸素量であり，外気中の酸素を身体組織へ運搬し利用する最大能力を意味する．Fickの原理による酸素摂取量（$\dot{V}O_2$）は以下の式で示される．

$$\dot{V}O_2 = CO \times (CaO_2 - CvO_2)$$

（CO：心拍出量，CaO_2：動脈血酸素濃度，CvO_2：混合静脈血酸素濃度，$CaO_2 - CvO_2$：動静脈酸素較差）

ここで，$CO = HR \times SV$ なので，

$$\dot{V}O_2 = HR \times SV \times (CaO_2 - CvO_2)$$

図4-6　ヒトの寿命は何で決まりますか？

◎最大（max）最高（peak）酸素摂取量
◎下肢筋力

○歩行速度
○握力
○左心駆出率（EF）
○肺活量（VC）（肺年齢）
○糸球体濾過量（eGFR）

○暦年齢

△血管年齢
△BMI

上にいくほど関与度が高い.
（日本呼吸管理学会呼吸リハビリテーションガイドライン作成委員会, ほか. 6分間歩行試験（6MWT）呼吸リハビリテーション―運動療法―資料編：照林社；2003. p76-79. および 上月正博. 重複障害時代のリハビリテーション―呼吸リハビリテーション従事者に期待すること―. 日本呼吸ケア・リハビリテーション学会誌 2018; 27: 245-251 を参考に作成）

となり, $\dot{V}O_2$ は HR, SV, CaO_2 で示される酸素の運搬能力と $CaO_2 - CvO_2$ で示される組織の酸素利用能で規定される.

したがって $\dot{V}O_2max$ は

$$\dot{V}O_2max = maxHR \times maxSV \times (maxCaO_2 - minCvO_2)$$

となり, 運動に際しての①最大心拍数（maxHR）, ②最大1回拍出量（maxSV）, ③動脈血の最大の酸素濃度（maxCaO$_2$）, ④運動筋における最大の血中からの酸素取り込み（結果的に minCvO$_2$ で示される）によって決定される. このいずれかに制限をきたす状態が存在すれば運動耐容能は低下する. maxHR の減少は, 心臓の洞機能不全や伝導障害, あるいは β 遮断薬などの服用下で生じ, maxSV の減少は, 虚血性心疾患, 弁膜疾患, 心筋症あるいは非活動的な生活に伴う廃用（disuse）あるいは脱調節（deconditioning）において認められる. また, CaO_2 は, 動脈血酸素分圧（PaO_2）, ヘモグロビン濃度, ヘモグロビンの酸素親和性に依存する. maxCaO$_2$ の低下は, COPD や間質性肺疾患などの呼吸器疾患によって換気や拡散が障害され, 動脈血酸素分圧の低下する際や, 貧血の存在, あるいは喫煙によって一酸化炭素ヘモグロビンの増加した場合に認められる. これに対して, CvO_2 の上昇は, 筋毛細血管や骨格筋内のミトコンドリアや酸化酵素の減少する神経筋疾患や脱調節において生じる. また, CKD 患者では, 尿毒症があると特異的にサテライト細胞の減少, 代謝性アシドーシス, アンジオテンシンⅡの増加, protein-energy wasting, ミオスタチンの過剰発現が特異的に生じて, 骨格筋減少（サルコペニア）の原因となる.

すなわち, $\dot{V}O_2max$ は, 生命予後に関する大きな因子であり, 心臓, 肺, 筋肉, 血液に腎臓を加えた5因子で規定される（**図1-3**：P.5 参照）[24]. 心臓, 肺, 腎臓の機能を改善することはなかなか困難

だが，鉄剤やエリスロポイエチン投与による貧血改善と，有酸素運動による筋持久力訓練ならびに筋力増強訓練により，血液と筋の機能を改善することはそれほど困難なことではない．

文献

1) 上月正博．リハビリ・運動療法の評価　上月正博編　継続できる内科疾患のリハビリ・運動療法．Jmed mook 2022; 78: 27-39.

2) 上月正博．高齢者の特徴とリハビリテーションの重要性．臨床リハ 2011; 20: 57-64.

3) 大内尉義，ほか．新老年学　第3版：東京大学出版会；2010.

4) 長寿化学総合研究 CGA ガイドライン研究班．高齢者総合的機能評価ガイドライン 鳥羽研二監：厚生科学研究所；2003.

5) Toba K, et al. Vitality Index as a useful tool to assess elderly with dementia. Geriatrics and Gerontology Intern 2002; 2: 23-29.

6) 加藤伸司，ほか．改訂長谷川式簡易知能評価スケール (HDS-R) の作成．老年精医2 1991; 1339-1347.

7) Mahoney F, et al. Functional evaluation: the Barthel Index. Md State Med J 1965; 14: 61-65.

8) Data manegement servise. Guidelines for use of uniform data set for medical rehabilitation. The Buffalo General Hospital/State University of New York at Buffalo 1991.(千野直一監訳．FIM: 医学的リハビリテーションのための統一データセット利用の手引き：慶應義塾大学医学部リハビリテーション科；1991.

9) Lawton MP, et al. Assessment of older people: self-maintaining and instrumental activities of daily living. Gerontologist 1969; 9: 179-186.

10) Sheikh JI, et al. Geriatric Depression Scale (GDS): Recent evidence and development of a shorter version. Clinical Gerontology 1986; 165-173.

11) Tsuchiya A, et al. Estimating an EQ-5D population value set: the case of Japan. Health Econ 2002; 11: 341-353.

12) 上月正博．今必要なトータルケアの視点．臨床リハ 2007; 16: 604-610.

13) 世界保健機構 (WHO)，厚生労働省社会・援護局障害保健福祉部（訳）．国際生活機能分類 (ICF)─国際障害分類改訂版─；2001.

14) 日本肥満学会．肥満症診療ガイドライン 2016：ライフサイエンス出版；2016.

15) Ignacio de Ulíbarri J, et al. CONUT：a tool for controlling nutritional status. First validation in a hospital population. Nutr Hosp 2005; 20: 38-45.

16) Bouillanne O, et al. Geriatric Nutritional Risk Index: a new index for evaluating at-risk elderly medical patients. Am J Clin Nutr 2005; 82: 777-783.

17) 日本循環器学会 / 日本心臓リハビリテーション学会合同ガイドライン．2021 年改訂版　心血管疾患におけるリハビリテーションに関するガイドライン．

18) 上月正博，ほか．フィットネス　リハビリテーションにおける評価　Ver.3：医歯薬出版；2016．p34-44.

19) Guralnik JM, et al. A short physical performance battery assessing lower extremity function: association with self-reported disability and prediction of mortality and nursing home admission. J Gerontol 1994; 49: M85-94.

20) ATS Committee on Proficiency Standards for Clinical Pulmonary Function Laboratories. ATSstatement: guideline for the six-minute walk test. Am J Respir Crit Care Med 2002; 166: 111-117.

21) 日本呼吸管理学会呼吸リハビリテーションガイドライン作成委員会，ほか．6分間歩行試験 (6MWT)　呼吸リハビリテーション─運動療法─資料編：照林社；2003．p76-79.

22) 前田知子．各種呼気ガス分析指標．心臓リハビリテーション（上月正博 編著）：医歯薬出版；2013．p177-184.

23) 上月正博．重複障害時代のリハビリテーション─呼吸リハビリテーション従事者に期待すること─．日本呼吸ケア・リハビリテーション学会誌 2018; 27: 245-251.

24) Kohzuki M, et al. Importance of Physical Activity and VO2max: Five Major Determinants of VO2max. Asian J Human Services 2018; 15: 85-92.

5

総論

リハビリの
パラダイムシフト

上月正博

POINT

● 近年，リハビリ医療は Adding Life to Years から Adding Life to Years and Years to Life へとパラダイムシフトをおこした.

● リハビリ・運動処方の原則は，FITT-VP，すなわち頻度（frequency），強度（intensity），時間（time），種類（type），運動量（volume），漸増/改訂（progression/revision）を原則とする.

● リハビリは継続することが重要であり，そのために患者の自主性を引き出す必要があり，AIDE-SP2 が有用である.

1. リハビリとは？

　リハビリ（rehabilitation）の語源は，re（再び）＋habilis（適した）＋ation（すること），すなわち「再び適した状態にすること」という意味である. 近代以降（16 世紀〜）においては名誉回復，権利の回復を指す用語として使われた. 現代では，障害者の社会復帰を促す医療・福祉的な意味の言葉としても用いられている.

　わが国の代表的な国語辞典といえば広辞苑であるが，その 2018 年発行第 7 版机上版の 3,216 頁の堂々とした佇まいは圧巻である. 広辞苑でリハビリについては，「治療段階を終えた疾病や外傷の後遺症をもつ人に対して，医学的・心理学的な指導や機能訓練を施し，機能回復・社会復帰をはかることである. 更生指導ともいう」と記載されている. しかし，リハビリはこの 10 年で大きな進歩を遂げたわけであり，現在のリハビリの実際は広辞苑での表現とはだいぶ異なる.

　わが国のリハビリの対象は，当初，戦傷者，肢体不自由児などであったが，高度経済成長に伴って労災や交通外傷，脳血管疾患，整形外科疾患などが加わった. さらに，超高齢社会が到来し，リハビリの対象が内部障害（心臓機能障害，腎臓機能障害，肝臓機能障害，呼吸機能障害，膀胱・直腸機能障害，小腸機能障害，ヒト免疫不全ウイルスによる免疫機能障害），高齢者などにも拡がり，法制化も進み，現代医療としてのリハビリの発展がなされていった.

　特に近年，内部障害のリハビリは劇的な進歩を遂げた. 心血管疾患では，急性心筋梗塞，狭心症，心臓手術後のみならず，慢性心不全，肺高血圧症，大血管疾患（大動脈解離，解離性大動脈瘤，大血

管術後），末梢動脈疾患がリハビリの適応となり，さらに，慢性腎臓病，肝臓病などこれまで「安静が治療」とされてきた疾患患者や高齢フレイル患者にもリハビリ・運動療法の有効性が示されて，「運動が推奨」されるようになったため，リハビリ対象患者が激増しているわけである．また，リハビリは単に機能回復・社会復帰を目標としているのみならず，領域によっては機能障害の予防や生命予後の延長まで果たすことができる極めてエビデンスの高い医療であることは，すでに述べてきたとおりである．

2. リハビリ・運動療法の種類

リハビリの中核的要素の一つである運動療法には，持久力運動（有酸素運動），レジスタンストレーニング（筋力増強訓練），ストレッチングの3つがある．

有酸素運動は，大筋群（大胸筋，広背筋，大腿四頭筋，腹直筋，大臀筋，脊柱起立筋）を用いるリズミカルな動的運動を一定時間行うことを基本とする．ウォーキング，サイクリングがその代表である．動作の安定感の維持や転倒防止，関節可動域の維持につながる．さらに，体脂肪の減少，肥満の予防・解消，心・肺機能の向上，血圧の低下，耐糖能改善・インスリン抵抗性改善・HDL コレステロール増加などの糖・脂質代謝の改善，血小板凝集能の低下，不安感や抑うつ感の軽減，QOL の改善をきたし，免疫機能の強化にもつながり，生命予後も改善する．

レジスタンストレーニングでも下肢を中心とした大筋群を中心に行う．すなわち，leg extension, leg press, calf raise, hip extension などの下肢運動，bench press, shoulder press, triceps down, arm curl などの上肢運動，back extension, crunch などの体幹運動，これらを組み合わせて1種目8〜15回を1セットとして，1〜3回繰り返すことが推奨されている．フレイル・サルコペニアのある患者には非常に良い適応である．筋力・筋持久力の維持・増加でフレイル・サルコペニアを改善し，インスリン抵抗性の改善や QOL の維持・向上につながる．

ストレッチングは，主運動前のウォームアップ，クールダウンでよく用いられる．筋肉の柔軟性を高め関節の可動域を広げ，障害防止に役立つ．

3. リハビリ・運動処方の原則：FITT-VP

個人の健康状態（病状）と運動耐容能に見合った安全かつ有効なリハビリ・運動療法プログラムを作成することを「リハビリ処方」あるいは「運動処方」と呼ぶ．「リハビリ処方」あるいは「運動処方」は以下の FITT-VP，すなわち頻度（frequency），強度（intensity），時間（time），種類（type），運動量（volume），漸増/改訂（progression/revision）を原則とする（ 表5-1 ）[1]．各疾患や体力レベルに応じて，それぞれの FITT-VP を決めている．

表5-1	運動処方の原則（FITT-VP）	
F	frequency：how often	頻度
I	intensity：how hard	強度
T	time：duration or how long	時間
T	type：mode or what kind	種類
V	volume：amount	運動量
P	progression/revision	漸増 / 改訂

（日本循環器学会 / 日本心臓リハビリテーション学会合同ガイドライン．2021年改訂版　心血管疾患におけるリハビリテーションに関するガイドラインより）

　運動量（volume）は「FIT」すなわち運動の頻度・強度・時間の積である．1回30分間の運動を処方した場合に，実際には1回で30分などのまとまった運動時間を確保できなければ，10分の運動を3回実施するというように，1日の合計として運動時間を確保するよう指導する．運動療法では個々の患者の健康状態や身体機能に基づき運動量を設定する．

　"Adding Life to Years" を達成するために必要な運動量より "Adding Life to Years and Years to Life" を達成するために必要な運動量が異なり，頻度を上げる，強度を上げる，時間を長くする，様式を変える，のうち少なくとも1つは行わなくてはならない可能性があり，患者自らの自主トレメニューなどを作成することが必要である．

　運動のアドヒアランスを維持し，運動に伴う怪我などの合併症を予防するために，低強度・短時間から開始して徐々に強度と時間を増加させる[1]．特にフレイルの患者や身体的ディコンディショニング，すなわち過度の安静や長期臥床による筋萎縮，骨粗鬆症，自律神経・内分泌障害などの種々の身体調節異常の強い患者では，1回あたり10分未満の低強度運動から始め，1セッションごとに1〜5分ずつ漸増して徐々に目標に近づけていくことが重要である．心不全患者では運動強度や運動時間の漸増だけでなく，心不全の病状変化に応じて運動強度や運動時間を減らすなど，運動処方の定期的かつ適切な見直し（改定）が必要である．

4. 内科治療で足りないことは？

　前述したように，リハビリにおける第1目標は "Adding Life to Years" である．例えば，脳卒中で倒れた患者が，リハビリの結果，再び歩けるようになり，自分で洗面や更衣，食事ができるようになり，散歩も楽しめるようになったとすれば，"Adding Life to Years" を達成していることになる．しかし，リハビリをしてもうまく歩けるようにならない場合はどうしたらよいだろうか？

　ここで重要なのが，国際生活機能分類（International Classification of Functioning, Disability and Health：ICF）である．リハビリは本来歩くことだけを目的に行うのではない．リハビリは，患者に障害が残って歩けなくても，安心して快適な生活を送れることを目標としているのである．

ところで，そもそも「障害」とは何であろうか？

世界保健機構（WHO）がICFとして「障害」を定めている（図5-1）[2]．ICFでは，「障害」を「心身機能・身体構造」，「活動」，「参加」の三つのレベルに分けて考えている．これらのそれぞれに影響を及ぼすものが「健康状態」，「環境因子」，「個人因子」という三つの因子である．

「心身機能・身体構造」とは，精神機能，感覚機能，音声・発話機能，内臓機能，尿路・性機能，神経筋骨格と運動機能，などである．

「活動」とは，握る，見るなどの期初的な身体機能，想起する，知識を得るなどの精神機能，個人の日常生活における単純あるいは複雑な活動，などである．

「参加」とは，移動，情報交換，なすべき仕事，経済生活，市民生活，などである．

「健康状態」とは，病気，妊娠，加齢，ストレスにさらされている状態などである．

「環境因子」とは，住居，道路，交通機関，自然環境，教育・医療・社会福祉制度やサービス，家族や友人，人々や社会がとる態度などである．

「個人因子」とは，年齢，人種，性別，教育歴，性格，気質，才能，などである．

図5-1 国際生活機能分類（ICF）

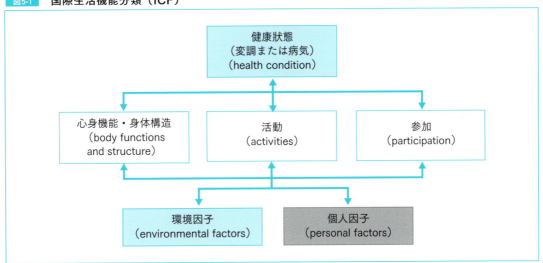

(世界保健機構(WHO)，厚生労働省社会・援護局障害保健福祉部（訳），国際生活機能分類(ICF)―国際障害分類改訂版―；2001より)

ICFの各概念間には双方向の関係（双方向の矢印）が存在する．すなわち「障害」とは，決して病気や健康問題を持った本人のみに原因を求めるのではなく，環境などとの相互作用として成立するものなのである．

内科をはじめとする各診療科では，ICFの「心身機能・身体構造」に特に集中して医療を行っている．しかし，それで「心身機能・身体構造」が正常化すればよいのであるが，なかなかそううまくはいかないのは読者ならおわかりのはずである．

一方，リハビリではICFの「心身機能・身体構造」への医療を行うのみならず，「活動」，「参加」，「健康状態」，「環境因子」，「個人因子」のそれぞれに対応していくことで，患者の「人間らしく生きる権利」を回復していくように努めるところが，内科などの診療科と大きく違うところである（図5-1，表5-2）[23].

いいかえれば，リハビリでは，障害のマイナス面を減らす取り組みを行うだけでなく，個性，能力，環境などプラスの面を伸ばす取り組みを行うことで，マイナス面を補ったり克服したりしているのである．具体的に，脳卒中で右麻痺のある患者で考えてみよう．脳卒中で右麻痺の改善が思わしくなく，うまく歩くようにならない場合であっても，車いすで移動したり，左手で字を書く練習をすることで活動の制限を回復させることが可能である．さらに，住宅の改造や手すりの取り付けを行ったり，車いすで運転ができる車の改造を行うことで，会社や買い物など参加の制約を克服することも可能である．このように，リハビリは患者や家族の「最強の味方」であるともいえよう．さらに，リハビリに関わる医療従事者にとっても，リハビリは自己の商品価値を大きく高めることのできる，流行の言葉にいいかえれば，エンパワーメントできる，「最強の味方」になりうるのである．

表5-2　リハビリの内容

心身機能・身体構造に対する治療的アプローチ

1. 麻痺（末梢性・中枢性），失調症，その他の運動障害（嚥下・構音障害，排泄障害，心肺機能障害などを含む）の回復促進
2. 二次的合併症，特に廃用症候群（体力低下を含む）の予防と治療
3. 失語・失行・失認などの高次脳機能障害の回復促進

活動に対する代償的アプローチ

1. 健常部・健常機能の強化と開発による能力回復（左手による書字，対麻痺の上肢筋力強化 による移動能力向上など）
2. 義肢・装具，杖，車椅子，コミュニケーションエイドその他の機器・補助具による能力の拡大
3. 在宅酸素療法，ペースメーカー，透析，経鼻胃管，胃瘻，腸瘻，ロボット
4. 行為の新しい手順の学習・習熟による日常生活動作（ADL），生活関連動作，職業上必要な能力，その他生活上必要な能力の向上
5. 社会生活技能訓練などによる対人関係技能の開発・向上

参加に対する環境改善的アプローチ

1. 家屋の改造の指導
2. 家族指導（「自立を目指した介助」の技法の指導など）
3. 職業復帰の促進（会社への働きかけ，職業リハビリテーションサービスの紹介など）
4. 趣味，スポーツ，旅行，レクリエーション，その他人生の質（QOL）の向上につながる社会的サービスの紹介
5. （子どもの場合）適切な教育を受ける機会が得られるよう関係機関（普通学校または養護学校）への働きかけ
6. （重度者の場合）介護者の確保，家族の負担軽減のための福祉的サービスへの紹介
7. 所得保証制度（障害年金，手当など），家屋改造費用の公的負担その他の福祉的諸制度の利用の援助

（上月正博．一般内科医のための　そうだったんだ！　リハビリテーション：文光堂；2016より）

5. 医療従事者—患者関係の変化

　かつて，医療従事者は頼りになるもの，偉いものという時代があった．患者が医療従事者の指示に忠実に従うことをコンプライアンス（compliance：服従，受諾，法令遵守）という．コンプライアンスでは，情報は一方向的で，患者は萎縮してしまったり，適切な自己管理が十分達成できない場合が少なくない．

　最近は，コンプライアンスの弊害を治すべく，コンコーダンス（concordance：一致，和合）という考え方になりつつある[4]．コンコーダンスとは，医療従事者と患者が対等な立場（パートナーシップ）で話し合い，両者が合意のもとに治療方針を決定し続けていくもので，患者が病気と治療について十分な知識を備えることが前提となる．患者自身インターネットや医療本などを利用して，疾患や医療に関する情報を容易に入手できるようになり，患者自身の治療を自ら決定したいという意欲が高まった背景が根底にある．

　コンコーダンスでは患者が元来持っている価値観やライフスタイルを基準にし，最優先されるのは患者である．すなわち，服従・遵守することは絶対ではないのである．たとえば，薬を例にあげると，患者自身が自分の人生・生活に対して服薬が利益をもたらすと判断したとき，患者は薬を飲むわけである．コンコーダンスでは，患者の服薬のやる気も高まり，治療効果も高まることは言うまでもない．リハビリの継続がうまくいかない要因の一つに，患者のコンコーダンスの不良がある．

　リハビリ処方内容は，患者の同意によって決定されるものであるとはいえ，コンプライアンスでなくコンコーダンスとしてしっかり意識されて同意されたものか否かを確認しておく必要がある．

6. 歩けるようにするだけでは不十分

　さらに，もう一つ大きな誤解がある．この誤解は，患者・家族のみならず，医療従事者にもまだはびこっているものである．すなわち，「リハビリにより患者が歩けるようになったら，それでリハビリ・運動療法としては十分だといえるだろうか？」という問題である．

　かつては，介助あるいは杖や歩行器なしでスイスイ歩けるようになったり，自宅での生活に支障なく戻れるようになれば，リハビリの目的は達せられたと考えられていた（現在でも，リハビリ専門職そう思っている人も少なくないかもしれない）．しかし，事情は大きく変わったのである．すなわち，患者を歩けるようにするだけでは不十分であることを読者はおわかりだろうか？　これがリハビリのパラダイムシフトである[5]．具体的には，Adding Life to Years から Adding Life to Years and Years to Life へのパラダイムシフトである[5]．

　図4-6（P.54 参照）に示したように，BMI，血管年齢，EF，VC，eGFR などよりも，$\dot{V}O_2max$ や $Peak\dot{V}O_2$ が生命予後を規定する大きな因子であることが，健常者のみならず，さまざまな疾患の患者で示されている[6]．

心臓リハビリのゴールは，単に在宅生活復帰や復職だけではなく，心血管疾患の再発防止や生命予後の延長を含むものである．実際，心臓リハビリにより，冠動脈疾患患者の生命予後の改善効果が示されている[1]．特に急性期心臓リハビリに引き続いて半年間行われる回復期心臓リハビリが生命予後延長に効果的である（図5-2）[7]．米国心臓学会のガイドラインでは，「心筋梗塞患者の長期生命予後を改善する方法で発症1ヵ月以降に確実に有効なもの（クラス1）は回復期心臓リハビリと脂質異常症治療薬である」と明記している．

図5-2 6ヵ月の回復期心臓リハビリを行うと心筋梗塞患者の長期予後はさらに改善する

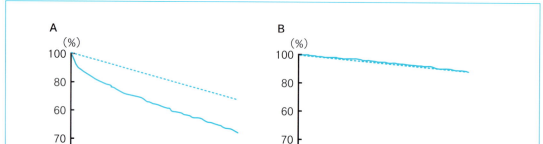

Expected: 調整した他の住民の生存曲線（期待値）
Observed: 回復期心臓リハビリ参加住民の生存曲線（実測値）
(Witt BJ, et al. Cardiac rehabilitation after myocardial infarction in the community. J Am Coll Cardiol 2004; 44: 988-996を参考に作成)

　心不全患者における心臓リハビリでも，生命予後を改善をする有効な治療としての地位を確立している．例えば，心不全の運動療法に関するメタアナリシスであるExTraMaTCH研究では，心不全・左室機能低下の801症例が運動療法群と対照群とに無作為割付けされ，予後解析では生存率（$p=0.015$），無事故生存率（死亡＋入院，$p=0.018$）ともに運動療法群が有意に良好であり，運動療法が心不全患者の生命予後を改善することが示されている[8]．
　COPDでも同様である．すなわち，COPDの生命予後と肺機能重症度分類との相関は強いとはいえず（図5-4）[9]，StageⅢ（予測FEV_1が35％未満の重度COPD）では生命予後不良であるものの，StageⅠ（予測FEV_1が50％以上の軽度COPD）とStageⅡ（予測FEV_1が50％未満の中等度COPD）の間には生命予後に差は認めなかった．一方，2004年にCelliらにより開発されたBODE indexはCOPDの重症度を総合的に捉えたものである[9]．BODE indexでは，B（body mass index：BMI），O（obstruction：肺機能による気道の閉塞の程度），D（dyspnea；呼吸困難感），E（exercise：運動能力）の頭文字をとって点数化を行い，点数を足し合わせて最低0点最高10点としている[9]．Celliらは症例数が4分割されるように0～2点，3～4点，5～6点，7～10点の4グループに分けると，生命予後は，BODE indexが低いほど，つまり栄養状態が悪く，肺機能が落ちており，運動能力が低く，

呼吸困難感が強いほど悪いことが明らかになった（図5-3）[9]．COPD のみならず，急性増悪などでも BODE index が生命予後の指標として有用である[10]．運動療法を中核とした呼吸リハビリにより BODE index が改善することがすでに示され，呼吸リハビリが生命予後改善に効果的であることが示唆されている[11]．さらに，その後の研究で，BODE index より強く COPD 患者の生命予後に関与する因子が判明した．それが，一日歩数と一日活動量である（図5-4）[12]．一日歩数が多いほど，一日活動量が多いほど，COPD 患者の生命予後は良いのである．

図5-3　COPD 患者における BODE インデックスと生存率の関係

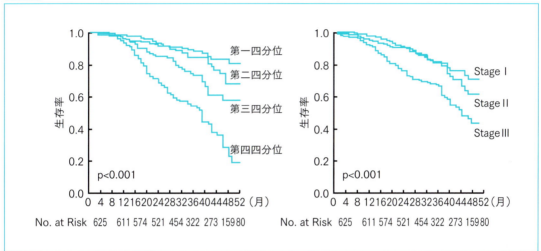

(Celli BR, et al. The body-mass index, airflow obstruction, dyspnea and exercise capacity index in chronic obstructive pulmonary disease. New Engl J Med 2004; 350: 1005-1012 を参考に作成)

図5-4　COPD 患者における死亡率に関する予測因子の関与の大きさ

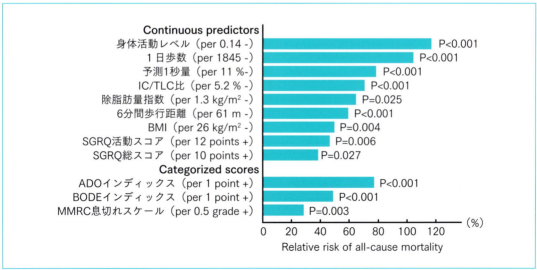

(Waschki B, et al. Physical activity is the strongest predictor of all-cause mortality in patients with COPD: a prospective cohort study. Chest 2011; 140: 331-342 を参考に作成)

慢性腎臓病（CKD）患者でも同様のことが判明している．運動耐容能の低い透析患者や運動をしない透析患者では生命予後が悪い[13]．また，透析患者が運動を行わないことは，低栄養・左室肥大と同程度に生命予後に影響することが指摘されている[13]．定期的な運動習慣のある透析患者は，非運動患者に比較して明らかに生命予後が良いこと，週当たりの運動回数が多いほど生命予後が良いこと，さらに，定期的な運動習慣をもつ透析患者の割合が多い施設ほど，施設当たりの患者死亡率が低いことも示されている（図5-5）[14]．またCKD stage 3〜5の保存期CKD患者が，運動療法を行うと総死亡率が低下するという報告もある（図5-6）[15]．2011年に腎臓リハビリの一層の普及・発展を目的として，職種を超えた学術団体である「日本腎臓リハビリテーション学会」も設立され，2023年11月現在で会員数3,000名を超えるまでに成長している．

図5-5 1施設当たりの定期運動習慣透析患者の割合と患者死亡率の関係

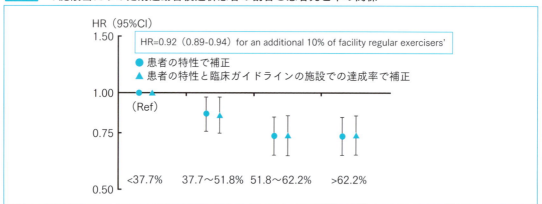

HR ハザード比，横軸 1施設当たりの週1回以上の定期運動習慣透析患者の割合（補正後），Exercise frequency (times/week) 運動頻度（回/週）：Age 年齢，sex 性別，race 人種，duration of ESRD 末期腎不全の罹病期間，BMI 体格指数，14 summary comobid conditions 14の併存症，laboratory values 検査値，catheter use カテーテル，socio-economic indicators 社会経済指標，ability to walk 歩行能力，Model adjustment：モデル補正
(Tentori F, et al. Physical exercise among participants in the Dialysis Outcomes and Practice Patterns Study (DOPPS):correlates and associated outcomes. Nephrol Dial Transplant 2010; 25: 3050-3062を参考に作成)

図5-6 CKD stage 3-5患者が，運動療法を行うと総死亡率（A）や腎不全代替療法移行（B）を抑制する

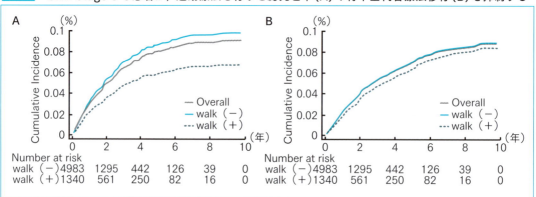

(Chen IR, Wang SM, Liang CC, et al. Association of walking with survival and RRT among patients with CKD stages 3-5. Clin J Am Soc Nephrol 2014; 9: 1183-1189を参考に作成)

このように，リハビリのゴールは，従来のような単なる在宅生活復帰や復職だけではなく，心血管疾患などの罹患・再発防止や生命予後の延長を含むものである．特に入院による急性期・前期回復期リハビリに引き続いて，外来通院および在宅自主トレの組み合わせで約半年間行われる後期回復期リハビリが生命予後延長に効果的である．逆に言えば，入院中のリハビリだけでは，生命予後の延長を実現できないわけで，退院後いかにリハビリを続けるかが極めて重要なわけである．入院リハビリが終わって，在宅でその機能が急降下するようでは，望ましいリハビリを受けたことにはならない．リハビリはただ歩けるようになったら十分なのではなく，リハビリが終了しても患者が一日歩数や一日活動量をなるべく高く保つようにさせることが必要なのである．それを，リハビリ・運動療法の際にしっかり習慣づける必要があるのである．

寿命を延ばすためのリハビリは，退院後のしっかりとした運動療法であり，それを患者自身が行うことである．リハビリ医療従事者は，患者が入院あるいは外来通院中にそのように生活習慣の変容がおきるように誘導することが求められるわけである．

7. AIDE-SP2

しかし，患者には積極的に運動をしてもらうのが簡単でないことは読者ならおわかりだろう．患者には高齢者が多く，高齢者は，長年の人生から得た生活習慣に執着し，新たな指導になじめない場合が少なくない．また，患者が生活習慣の修正の効果を期待していないことも少なくない．

その対策として，筆者は，患者のコンコーダンスを高めるための AIDE-SP2 を作成し（ 表5-3 ）[4]，その啓発に励んでいる．AIDE-SP2 では，治療やリハビリの内容，患者・家族がもっている問題を整理したうえで（アセスメント：A），患者・家族と十分話し合って，同意を得られた内容でリハビリのメニューを作成する（個別化：I）．紙媒体，視聴覚教材などでわかりやすくコミュニケーションし，リハビリメニューの施行内容の自己記入を励行する（記録：D），個別化した内容の教育を患者・家族に理解しやすい「ことば」を使ってわかりやすく教育する（教育：E），リハビリメニューを継続的に監督・見直し，質問に対応し（監督：S），熱意をもって説明やリハビリを行い，患者が達成・継続できたことを称賛する（熱意と称賛：P2），ことが重要である．筆者の患者教育では，運動時間を延ばすための具体的ヒント（ 表5-4 ）[4]，イラストを用いた心臓リハビリや呼吸リハビリの患者教育テキストを作成し，教材として用いているが，わかりやすく，後で見返せると非常に評判が良い（ 図5-7 ）[16]．

筆者が特に強調したいのは P2 である．すなわち「ことばセラピー」が重要なのである．患者がリハビリを長続きできない場合は患者・家族にも責任は少々ある．しかし，もっと重要なことは，医療従事者の P2 が十分かということだ．十分な知識を持った患者がリハビリにパートナーとして参加し，患者が医療従事者と合意したリハビリを共同作業として行うコンコーダンスに医療従事者の P2 は欠かせないと思う．

表5-3 患者さんのやる気（＝コンコーダンス）を高めるための方法（AIDE-SP2）

A：Assessment（アセスメント）	● すべての治療（手術，薬物，食事療法など）やリハビリテーションの内容をアセスメントする ● 治療やリハビリテーションの効果とリスクについて話し合う ● 患者・家族の有する問題を整理する ● オープン・クエスチョン（開いた質問）を主に用いる
I：Individualization（個別化）	● 患者さんの合意，自主的な選択を尊重してリハビリテーションメニューを個別化する ● 退院後や転院後にも患者・家族が継続可能なリハビリテーションメニューであるかを確認する ● 医療従事者と患者・家族のゴールを共有する
D：Documentation（記録）	● 紙媒体，視聴覚教材などでわかりやすくコミュニケーションする ● 内容の定期的な確認を促す ● リハビリテーションメニューの施行内容の自己記入を励行し，その評価をフィードバックする ● スタッフ間でも情報を共有する
E：Education（教育）	● 個別化した内容の教育を正確にかつ持続的に行う ● 患者・家族の用いている言葉を使ってわかりやすく教育する ● ステップごとに患者・家族の内容理解を確認する ● 患者・家族個人の選択とその責任を強調する
S：Supervision（監督）	● リハビリテーションメニューを継続的に監督・見直しを行う ● 問題や質問が生じた際には互いに連絡できるようにしておく
P2：Passion & Praise（熱意と称賛）	● 熱意をもって説明やリハビリテーションを行う ● 患者が達成・継続できたことを賞賛する

（上月正博．重複障害のリハビリテーション：三輪書店；2015より）

図5-7 患者教育テキストの例

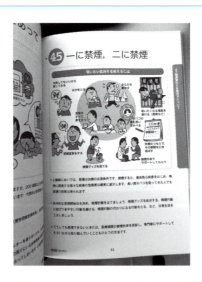

（上月正博，ほか．イラストでわかる患者さんのための心臓リハビリ入門 第2版：中外医学社；2019より）

表5-4	運動療法を長く継続させるためのコツ

- スタッフと患者さんとの目標を共有しましょう.
- 家族に応援してもらったり, 日にちを決めて教室やジムに通うなど, 「他人の目の監視下にある運動」から始めましょう.
- とりあえず始めてみましょう. 挫折したら, ひと休みしてまた再開しましょう. その積み重ねで運動習慣がついていくのです.
- 万歩計をつけて毎日の記録を残しましょう.
- 仕事中はなるべく階段を使いましょう.
- 昼食を外食する場合は, 遠くの店に歩いて行きましょう.
- 休日の買い物は, 目的の品だけでなく, ウィンドー・ショッピングも楽しみましょう.
- 景色の良いところを散歩しましょう.
- 音楽を聴きながら散歩しましょう.
- エレベータやエスカレータはなるべく使わず, 歩きましょう.
- バス停や駅は一つ手前で降り, ひと駅分歩きましょう.
- 遠回りをして歩きましょう.
- 運動仲間をつくりましょう.
- 服装などファッションをいつもより派手目にし, 変化をつけましょう.
- 他人と話をしながら続けられる運動を選び, 運動中や運動終了後に, 苦しさや痛みを覚えないようにしましょう.
- なにがなんでも毎日, とは考えず, 週に二日程度の休みをとりましょう.
- 栄養や睡眠を十分とりましょう.
- 最初から頑張り過ぎず, 自分の体調に合わせ, マイペースで運動しましょう.
- 体調の悪いときは休みましょう.
- 頭痛, 胸痛, 冷汗, 脱力感などがあれば, 直ちに運動をやめ, 主治医に相談しましょう.
- 運動中や運動後には, 水分補給を忘れず行いましょう.

（上月正博. 重複障害のリハビリテーション：三輪書店；2015 より）

8. 「ことばセラピー」とAIDE-SP2

　体重244kgから119kgまでの減量に成功した入院患者に, 「そんなにきちんと減量できるのに, なぜそこまで太ってしまったのですか？」と単刀直入にうかがったことがある. 患者の答えは, 「太ってしまった自分を医療従事者が『このヒトに食事療法を指導しても無駄だな』という冷たい視線でみてくるので, 見放されたような気分になり, ずるずるいってしまった」とのことであった.

　「それではなぜ私のところではうまく減量できたのですか？」と重ねてうかがうと, 「主治医はじめ, 医療従事者のみなさんが親切で, 親身になって話を聞いてくれるし, 毎週の総回診でも必ず励ましてもらえたので, 『頑張ってみよう』という気になれました」とのことであった.

　医療従事者が, 毎日, 親身になって対応し, さらに, 毎週の総回診のたびに, 筆者が「1週間で4kgも減量できているなんて, あなたの頑張りは素晴らしいですね. この調子で続けましょう」と心底驚きながら励ましたことが, 本人の強い意志を後押ししていたのである.

　減量のための食事療法（摂取カロリー制限）や運動療法は, どんな内科書にも肥満症治療ガイドラインにも書いてあり, 医療従事者をはじめとする医療従事者が, 全国津々浦々で同じ内容を指導しているわけだが, リアルワールドで医療従事者がP2によるどんな「ことばセラピー」を行うかで, 治療のアウトカムはガラッと変わる.「ことば」は怖いのである. どのような「ことば」を選ぶかがガイ

ドライン以上に重要なのだとまでいえるのである.

　前述の超肥満の患者が100kg以上も減量できたのは，医療従事者からホメられたのが要因として大きかったわけである．患者本人ならびに家庭・職場環境の改善のためには，とにかく患者と家族をホメることで，コンコーダンスを上げていただくことが必要条件になる.

　P2をどのようにうまく伝えたらわからないと思う読者に対して，表5-5のような言葉を用いることをお勧めする[17,18]．ぜひ参考にしていただき，さらに読者なりのほめ言葉をお考えいただきたい.

表5-5　患者のリハビリ・運動療法の継続に役立つことばの例

ファースト，ムービング（出典不詳）

First Moving，まず取り掛かりなさい，という意味だ．千里の道も一歩より．夢も，運動も同じである．どんなに大きな事業でも語るだけでは永遠に実現しない．身近なことを少しずつがんばっていくことからはじまる．あまりあれこれ考えずに，まず一歩を踏み出して始めよう.
これを3日でやめずに7日続けよう．そうすればもはや習慣になり，行うのも苦にならなくなるし，うまく事が運んできているので意欲が増している．さらに努力を重ねていけば成功はもう目の前だ.

自分にコントロールできないことは，いっさい考えない．考えても仕方ないことだから．自分にできることだけに集中するだけです（松井秀樹）

あなたが努力を続けても，どうしても自分では変えられないことは実に多い.
その日の天気，温度，湿度など自然界はもちろん，世間やいま目の前にいる相手でさえも，あなたの力で考え方や好みを変えるのはなかなか難しい．あなたができることといったら，「どのようになっても後悔しないんだ」と決意を固めて，その時々に応じて自分のやれることを全てやり尽くすことだけだ.

心の中の勝負は51対49のことが多い（河合隼雄）

疲れていてなんとなくやりたくないなあという目の前の仕事も「100対0」でやりたくないのではない．「51対49」くらいの僅差の勝負になっている．意識の上にちょっとだけ出ている部分だけをとらえて「全然ヤル気が起こらないし……」と言っているだけなんだ．その証拠に，名言集などで誰かに励まされたりするだけで，すっかり気分が変わってしまうじゃないか！
2%の僅差を自分で決めて，前に進んでいくために必要なものは，ほんのちょっとしたきっかけと勇気・積極性だけで十分なんだ.

運動は平等．どれだけお金持ちでも関係ない，最高の身体になる方法を買うことはできないのだから．やるべきことを，やらなくちゃいけないんだ．僕はそれが快適なんだよ．皆が公平な立場にある，人生において数少ないことの一つだからね．（ジョニー・カーソン）

ジョニー・カーソンは米国の俳優・テレビ司会者.
人生は公平・平等ではない．一方，総資産額や社会的成功度に関係なく，やればやるほど綺麗な体と健康な心を与えてくれるのが運動だ．運動をせずに運動の効果をお金で買うことはできない．人生において数少ない「公平な効果をもたらす」運動をとりいれてみては，いかがでしょうか？

「辛い」状況の中でもぜひ一歩，勇気を出して踏み出してみよう．なんとか自分を信じて一歩踏み出せた人が，「辛」＋「一」＝「幸」，幸を手に入れるのだ（作者不詳）

ダイエットも始めはすこしつらいが，「辛い」と感じているとしたら，辛い状況の中でぜひ一歩，勇気を出して踏み出してみよう．何か頑張ったところで無理だよ，抜け出せないよ，と諦めたら「辛」のまま．ダイエットも慣れればあまり辛いものではない．自分を信じて一歩踏み出せた人が，「辛」＋「一」＝「幸」，幸を手に入れるのだ.

（上月正博．名医の身心ことばセラピー：さくら舎；2017および上月正博．名言で心と体を整える：さくら舎；2021より）

高齢者には不安・うつも増える．これに対しても「ことばセラピー」が非常に有効である．どのように「ことばセラピー」を行ったらよいかわからないと思う読者もいるかもしれない．実兄（精神科医）も筆者同様に有名人などの名言の力を借りて指導し，効果を上げているので参考にされたい[19-21]〔しかも実兄の本の売れ行きの方が良い（笑）〕．

超肥満の患者に限らず，障害を持った患者は，「食事を守れなかった」，「禁煙を守れなかった」，など敗北感を抱いていることが少なくない．そんな心理の患者に医療従事者のほうが，万が一にも「患者さんの自業自得だ．指導しても効果はないだろう」などと思って接するようであれば，リハビリは決してうまくいかない．スタッフは患者や家族の絶対的な味方にならなければならない．

私たちは生きている限り，多くの間違いを犯す．だからといって，ダメな人間だというわけではない．間違いを気にしないということは，生活習慣の修正の実際の場面でも非常に重要だ．ヒトは間違いながら，生活習慣の修正を身につけていくものだから．たくさんできるようになるためには，たくさん間違わなければならない．間違いを恐れていては，新しいことを学ぶ機会を増やせない．病院にいる間にたくさん間違えて，たくさん身につけていただかなければ，家に帰って，間違わない適切な運動や食事はできない．

だから，患者が頑張ったとき，うまく生活習慣の修正ができたときは，医療従事者はそれを患者本人に遅滞なく知らせよう．何かが得意なヒトはそれを自覚しているはずだから今さらほめたところで意味がない，と読者は思うかもしれない．しかし，能力，技術，熟達度に関係なく，どんなヒトでも「頑張りましたね」「いい仕事（生活習慣の修正）をしましたね」と言われるのが好きなのだ．ヒトは自分の価値を認められれば，どんなヒトでも，「よし，もっとがんばろう」という気持ちになるものだ．きっと，読者もそうではないだろうか．

さらに，「私は価値のない人間だ」という意味のことを医療従事者に言いたがる患者もいる．これも，他人の価値判断の基準で自分自身を見ているからである．「他人が何と言おうと，あなたの価値を決定する絶対的な基準はない．あなたがそのヒトの意見に同意しないかぎり，あなたに劣等感を持たせることはだれにもできない．あなたのどんなところも，他人との優劣を決める基準にはならない．あなたが自分自身に向かって自分自身のことを話すときは，常にプラスの言葉を使うようにしましょう」というように指導しよう．

9.「ていねい」なリハビリの問題点

リハビリは回復期リハビリ病棟では土日の休みなく1年365日のリハビリが徹底して行われる．診療報酬制度が改訂され，入院患者を短期間で改善させて，入院日数が短いほど，その期間での改善程度が大きいほど，病院が得るお金が多い仕組みになっているからである．もちろん，患者・家族にとっても入院期間が短くてよくなるのであればそのほうがよいであろう．しかし，そういいことづくめではないのである．

「ていねい」なリハビリは患者が受動的になりがちであり，患者自らの意思でリハビリを行おうとす

る意志や，自らでリハビリができるという自信をもちにくいという欠点がある．前項でも述べたように，リハビリ・運動療法は効果が大きいが，止めてしまうと効果はなくなる．すなわちリハビリ・運動療法は長く続けることが必要である．そのためには，患者のやる気を高め，それを持続させることが必要であり，一口飲むだけでよい内服薬の場合よりも大変である．

患者をやる気にさせ，持続させるためには，「共通の目標をたてて，丁寧に説明して，運動を行ったらとにかく褒めること」が一番重要で，入院中から，患者自らが自主的にリハビリを行って達成感・自己効力感を得られるようにすることが重要である．「ていねい」なリハビリも行き過ぎると，患者の自立やリハビリ効果の持続を阻むことがあるという現実を理解し，対策を立てることが必要なのである．筆者らは，入院・外来通院中に患者の自主トレメニューとリハビリ日記帳に毎日記載してもらい，その記録を定期的に医療従事者が確認し，成果を褒めることで，患者のコンコーダンス維持に努めている（図5-8，図5-9）[3,22]．

図5-8　体重グラフと自己管理記録表の例

やってみよう！自宅で心臓リハビリテーション

日付 1月	5（木）	6（金）	7（土）	8（日）	9（月）	10（火）	11（水）	12（木）	13（金）	14（土）	15（日）	16（月）	17（火）	18（水）
朝の体重（kg）	60.2	60.0	60.5	60.0	60.4	61.0	60.0	60.0	60.4	60.0	60.2	60.4	60.4	60.5
早朝血圧（上/下の血圧）	129/81	115/73	101/64	110/74	120/73	117/76	126/77	118/78	115/75	125/78	117/78	122/74	124/77	110/61
心拍数	72	75	78	76	74	70	76	68	84	76	70	72	88	77
朝の体操	○	○	○	○	○	○	○	×	○	○	○	○	○	○
筋トレ各15回×2 ① ボート漕ぎ（背部筋）	○	×	○	○	○	○	○		○	○	×	○	×	×
② 膝伸ばし（大腿四頭筋）	○	×	○	○	○	○	○		○	○	×	○	×	×
③ 股開き（中殿筋）	○	×	○	○	○	○	○		○	○	×	○	×	×
④ 腕振り（上肢全般）	○	×	○	○	○	○	○		○	○	×	○	×	×
⑤ スクワット（下肢全般）	○	×	○	○	○	○	○		○	○	×	○	×	×
寝る前の体操	○	×	○	○	○	○	○	×	○	○	○	○	○	×
夜の体重（kg）	61.4	61.5	60.4	61.0	61.5	61.2	61.0	61.5	61.0	61.2	61.0	61.5	61.4	61.5
寝る前血圧（上/下の血圧）	113/74	120/70	105/67	115/73	110/68	115/77	118/71	122/72	120/71	116/78	~~132/77~~ 117/75	109/72	124/72	109/65
心拍数	77	68	64	72	67	68	69	67	70	67	~~74~~ 72	81	78	76
1日の歩数	4,662	6,680	8,494	2,558	3,856	7,141	4,042	8,939	8,216	5,630	7,924	7,290	7,305	1,153
運動消費カロリー	115	170	214	56	91	191	93	230	197	133	194	178	192	23
総消費カロリー	1,462	1,645	1,612	1,677	1,527	1,753	1,565	1,683	1,848	1,539	1,574	1,679	1,730	1,435
今日の一言		大崎八幡に初詣．	ウォーキング50分	[illegible]く，ウォーキング中止	同左	市内		M.Cで運動	大崎八幡に[illegible]		ウォーキング60分	同左30分	同左30分	[illegible]すべて休む

（上月正博．一般内科医のための　そうだったんだ！　リハビリテーション：文光堂；2016より）

図5-9　体重グラフと自己管理記録表の例

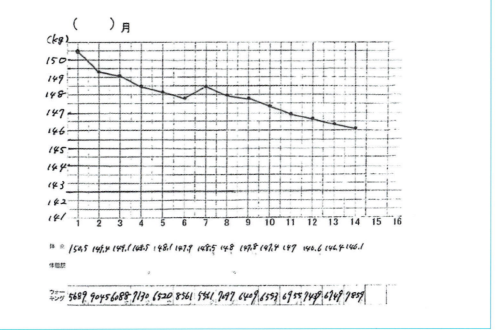

(上月正博．あなたも名医！jmed78　日常診療に取り入れよう！　継続できる内科疾患のリハビリ・運動療法：日本医事新報社；2022．72-78より)

10．面倒・複雑なリハビリはリハビリ科専門医に相談を

　医療従事者からみて面倒・複雑な患者のリハビリはリハビリ科専門医がきちんと対応するので，リハビリ科専門医に任せていただけばよい．ただ，単純・軽度な患者の運動療法やリハビリに関しては，読者にぜひ少しでも行っていただくことをお願いしたい．読者の皆さんには激増している高齢障害者や読者の専門領域の疾患のリハビリを担当していただきたいのである．患者をもっといきいき・長生きさせる技術でさらに優れた医療従事者になれるし，ふだん診ている患者の診療にリハビリを追加するスタンスで十分である．読者の皆さんにご協力いただければ，わが国の医療・リハビリ・介護は劇的に好転することは確実である[3]．

　地域包括ケアが提唱されているが，親兄弟姉妹もすでになく，退職して仕事上の友人とも疎遠になった高齢者・障害者にとって，地域の中で安楽に暮らすには，読者の皆さんが頼りなのである．

11．「広く，早く，密に，そしてつなげるリハビリ」が今後の課題！

　今後の課題として，「広く，早く，密に，そしてつなげるリハビリ」を目指すべきだというのが，筆者の持論である[23]．すなわち，リハビリの対象範囲は，現在よりもっと広く（重複した障害でもあき

らめない，従来禁忌とされてきた疾患にも挑戦する），早く（早期から開始する），密に（治療時間を増やす，ベッド上や自宅での自主トレも増やす），そしてつなげるリハビリ（急性期病棟から回復期病棟につなぐ，さらに生活期・維持期リハビリ医療につなぐ）を目指すべきで，そのためには医療関係者のリハビリへの参入がぜひとも必要なわけである．

おわりに

"Adding Life to Years and Years to Life" を達成するためには，入院中だけでなく，日常生活でいかに活動的であるかが重要である．そのためには，入院中から，患者自らの自主トレメニューなどを作成し，習熟させておくことが必要である．患者に自主トレメニューを実施・継続させるのは実際なかなか困難であることは否定しない．しかし，だからこそ今後は，患者が家族など周囲の協力のもと，どれだけ自主的に長期間トレーニングを行えるようにするかが，医療従事者に要求されることであり，そのためには，医療従事者の高い熱意や患者への称賛が必須である．

リハビリは患者の，「生活ができる」，「仕事に戻れる」，「治らなくても元気を保てる」，「QOL を改善し，寿命も延ばす」医療だ．しかも「ローリスク，ローコスト，ハイリターン」である．リハビリはもはやリハビリ関連職種のみのものではない．医療従事者が日常のあらゆる医療・看護・介護に最新のリハビリを取り込んでいく時代になったのである．

文献

1) 日本循環器学会，日本心臓リハビリテーション学会等合同研究班参加 12 学会編：心血管疾患におけるリハビリテーションに関するガイドライン 2021 年改訂版；2021.
[https://www.j-circ.or.jp/cms/wp-content/uploads/2021/03/JCS2021_Makita.pdf]
（2024 年 10 月閲覧）

2) 世界保健機構 (WHO)，厚生労働省社会・援護局障害保健福祉部（訳）．国際生活機能分類 (ICF)―国際障害分類改訂版―；2001.

3) 上月正博．一般内科医のための　そうだったんだ！　リハビリテーション：文光堂；2016.

4) 上月正博．重複障害のリハビリテーション：三輪書店；2015.

5) Kohzuki M, et al. A paradigm shift in rehabilitation medicine: from "adding life to years" to "adding life to years and years to life". Asian J Human Services 2012; 2: 1-7.

6) 上月正博．重複障害時代のリハビリテーション―呼吸リハビリテーション従事者に期待すること―．日本呼吸ケア・リハビリテーション学会誌 2018; 27: 245-251.

7) Witt BJ, et al. Cardiac rehabilitation after myocardial infarction in the community. J Am Coll Cardiol 2004; 44: 988-996.

8) Piepoli, MF, et al. Exercise training meta-analysis of trials in patients with chronic heart failure (ExTraMATCH). BMJ 2004; 328: 189.

9) Celli BR, et al. The body-mass index, airflow obstruction, dyspnea and exercise capacity index in chronic obstructive pulmonary disease. New Engl J Med 2004; 350: 1005-1012.

10) Marin JM, et al. Prediction of risk of COPD exacerbations by the BODE index. Respir Med 2009; 103: 373-378.

11) Rubi M, et al. Effectiveness of pulmonary rehabilitation in reducing health resources use in chronic obstructive pulmonary disease. Arch Phys Med Rehabil 2010; 91: 364-368.

12) Waschki B, et al. Physical activity is the strongest predictor of all-cause mortality in patients with COPD: a prospective cohort study. Chest 2011; 140: 331-342.

13) O'Hare AM, et al. Decreased survival among sedentary patients undergoing dialysis: results from the dialysis morbidity and

mortality study wave 2. Am J Kidney Dis 2003; 41:447-454.

14) Tentori F. et al. Physical exercise among participants in the Dialysis Outcomes and Practice Patterns Study (DOPPS): correlates and associated outcomes. Nephrol Dial Transplant 2010; 25: 3050-3062.

15) Chen IR, Wang SM, Liang CC, et al. Association of walking with survival and RRT among patients with CKD stages 3-5. Clin J Am Soc Nephrol 2014; 9: 1183-1189.

16) 上月正博, ほか. イラストでわかる患者さんのための心臓リハビリ入門 第2版：中外医学社；2019.

17) 上月正博. 名医の身心ことばセラピー：さくら舎；2017.

18) 上月正博. 名言で心と体を整える：さくら舎；2021.

19) 上月英樹. ことばセラピー　精神科医が診察室でつかっている効く名言：さくら舎；2016.

20) 上月英樹. 精神科医がつかっている「ことば」セラピー　気が軽くなる・こころが治る：さくら舎；2018.

21) 上月英樹. 精神科医がよくつかっている治癒することば：さくら舎；2020.

22) 上月正博. あなたも名医！jmed78　日常診療に取り入れよう！　継続できる内科疾患のリハビリ・運動療法：日本医事新報社；2022. p72-78.

23) 上月正博. 私の創ったリハビリテーション・キャッチフレーズ. JJRM 2021; 58: 466.

各 論

1. 筋肉
2. 骨・関節
3. 脳・神経
4. 循環器
5. 呼吸器
6. 内分泌・代謝
7. 血液
8. 腎臓・尿路
9. 精神・心理
10. 子ども
11. 青年・成人
12. 高齢者

各論1 筋肉

1
身体不活動症候群（PIS）への影響

河村孝幸

POINT

● 骨格筋が発揮する筋収縮のエネルギーは，身体活動の源であるだけではなく，運動の持つ多様な健康効果をもたらす源でもあることがわかってきた．

● 可塑性に富む骨格筋の量や機能が低下する要因には，加齢のほか，疾患や身体不活動，慢性炎症，低栄養などが複合的に関与している．

● 骨格筋の使用頻度の少なさや，短期間の身体不活動の累積によって，骨格筋の量や機能の低下は加速するため，全ての人々が骨格筋の量と質を保つための対策を講じる必要がある．

1. 身体活動における骨格筋の役割

　ヒトは動物として，運動をするための組織，器官，細胞レベルで高度に発達している．骨格筋は文字どおり骨に付着し，中枢からの命令によって骨格筋が収縮，弛緩することで，随意的な身体運動や姿勢保持が可能となる．その他の機能として，皮膚を動かす（表情をつくる），排尿・排便を我慢する，呼吸運動，筋収縮に伴う熱産生，静脈還流の促進があげられる．身体活動（physical activity）とは，「エネルギー消費をきたす骨格筋の収縮活動によりもたらされるあらゆる身体的な動き」と定義される[1]．すなわち，安静にしているより多くのエネルギーを消費するすべての動きのことをさし，労働を含め日常生活の中で営まれるすべての身体的な動きを伴う活動ということができる．

　見方を変えれば，身体活動の原動力を生み出す骨格筋は，様々な刺激，特に力学的負荷の変化に反応する非常に動的で可塑性の富む組織であるといえる．したがって，身体活動の増減や廃用は，骨格筋の表現型に直接影響を与え，代謝，タンパク質発現，形態学的特徴に影響を与える．この事実は，文明が発達した現代人において，生涯にわたり骨格筋の量や機能を保つことは容易ではないことも意味する．日本人の1日の座位時間は，世界と比較しても長く[2]，2020年の調査によると，WHO身体活動ガイドライン[3]が示す基準を満たす人は，男性で59.6%，女性では46.9%にとどまっているのが現状である[4]．

2. 内分泌器官としての骨格筋

骨格筋は運動器としての役割にとどまらず，筋から分泌される生理活性物質（ミオカイン＝マイオカイン：myokine）を介して，骨格筋自身や脳，脂肪組織，骨，肝臓，腸，膵臓，血管床，皮膚などの全身の遠隔臓器を内分泌的に調節することが明らかになってきた．ミオカインとは，Myo（筋）とKine（作動物質）の造語であるが，Pedersenらは，ミオカインを「骨格筋線維に発現し，そこから分泌されるサイトカイン及びペプチドであり，傍分泌的・内分泌的に作用するもの」として定義している[5]．その作用は，骨格筋自体の肥大や再生に加え，糖・脂質代謝，白色脂肪の褐色脂肪化，血管新生，抗炎症作用，抗酸化作用，認知機能，骨形成，皮膚構造および腫瘍増殖など広範であり（図1-1-1）[6]，健康維持・増進や疾病予防に対する骨格筋活動，すなわち身体活動の有する多面的効果を裏付けるものと期待される．

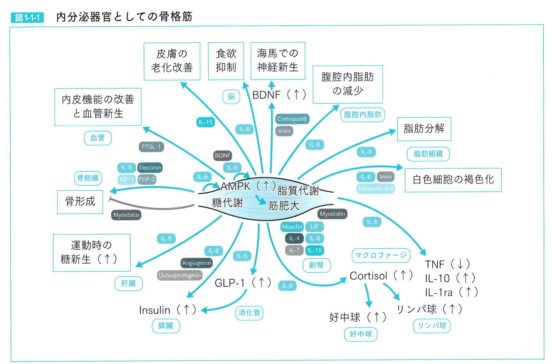

図1-1-1　内分泌器官としての骨格筋

(Severinsen MCK, et al. Muscle-Organ Crosstalk: The Emerging Roles of Myokines. Endocr Rev 2020; 41: 594-609を参考に作成)

3. サルコペニア・廃用性筋萎縮・ダイナペニア

骨格筋は健康を維持する上で基本的な役割を担っている．しかし，残念なことに，障害によって誘発される骨格筋の萎縮は，生涯を通じて起こりうる．疾患による筋萎縮は，複雑な細胞的・分子的過

程を経て生じ，その過程は疾患・非疾患・加齢の間で大きく異なる．

ヒトでは，30歳を過ぎると筋肉量が減少し，60歳を超えるとその減少率は加速することが知られている[7]．ただし，加齢に伴う骨格筋の萎縮は，加齢以外にも，廃用性（ベッドレスト，不活動等）や疾病（がん，心不全，腎不全，敗血症，糖尿病等），慢性炎症，栄養状態等を要因として考慮する必要がある[8]（図1-1-2）．

図1-1-2 サルコペニア（筋肉減少）が起こる原因とその影響

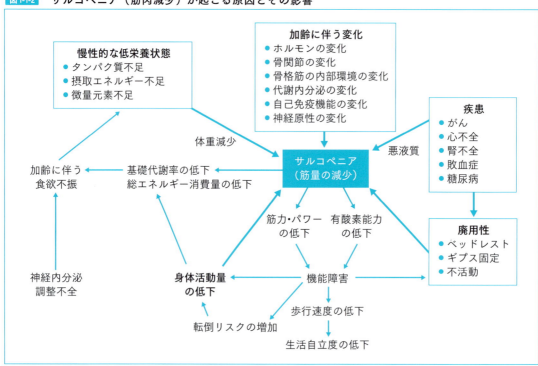

（後藤亜由美，ほか．サルコペニア研究の現状と臨床への応用．理学療法学 2018; 45: 332-341より）

健常人では，骨格筋のタンパク質は1日に最大で1.2%程度入れ替わり，合成と分解のバランスが一致した動的平衡が保たれている[9]．一方で，骨格筋の活動量の増減は，骨格筋の表現型に直接影響を与え，代謝，タンパク質発現，形態的特徴に影響を与える．筋線維内の収縮および構造タンパク質の合成（同化）と分解（異化）のアンバランスによる筋タンパク質の減少が，結果として一本一本の筋線維の萎縮（筋線維の断面積の減少）を引き起こす（図1-1-3）．

加齢に伴う筋肉減少と不活動に伴う筋肉減少には様々な点で違いがある（表1-1-1）．筋線維はその収縮特性から速筋線維（type II）と遅筋線維（type I）に大別されるが，サルコペニアの場合は速筋線維に選択的な萎縮が認められる[7]．また，筋線維の形態的な萎縮のほか，サテライト細胞の機能障害などを背景とした筋再生能力の低下に伴う筋線維数の減少や，筋構造の変化（脂肪化や線維化）が起こる．それに対して，不活動や身体活動量の低下等による廃用性の筋萎縮の場合は，筋線維数には変化が認められないこと，速筋線維よりも遅筋線維で顕著に萎縮が認められること，さらに抗重力筋の筋線維組成が速筋化することが知られている[10]．

図1-1-3 若年者と高齢者の体幹部および大腿部のCT画像

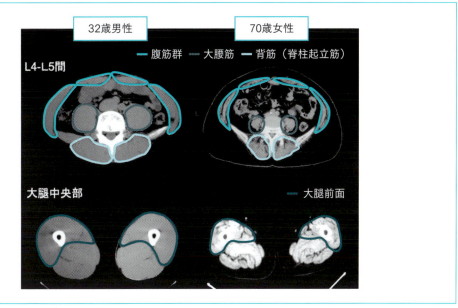

若年者（32歳，運動習慣あり）
高齢者（70歳，運動習慣なし：狭心症，糖尿病，要支援2）

表1-1-1 筋萎縮のタイプと骨格筋の表現型

	サルコペニア	廃用性筋萎縮
筋萎縮の要因	加齢	筋活動量の低下
時間経過	長期間で緩やかに進行	短期間で急速に進行
筋力	低下	低下
筋線維数	減少	変化なし
筋横断面積	低下	低下
筋線維の萎縮	速筋線維優位	遅筋線維優位
筋線維タイプの移行	遅筋化	速筋化
非収縮要素の変化	線維化・脂肪化	変化なし

（後藤亜由美，ほか．サルコペニア研究の現状と臨床への応用．理学療法学 2018; 45: 332-341 より）

　一方，骨格筋量と筋力を区別した上で，加齢に伴う筋力の低下を指すダイナペニアという概念が2008年に提唱された[11]．ダイナペニアとは四肢骨格筋量は低下していないが，筋力が低下した状態を指す．このダイナペニアの状態に陥ると，サルコペニアと同様に，身体機能障害や，QOL低下，死亡リスクの増加につながると考えられている[12]．ダイナペニアの発症には，大脳興奮性の伝達や加齢変化など神経的要因による随意運動の低下，ならびに筋肉系の加齢変化などを介した形態的要因や骨格筋への異所性脂肪蓄積が主要因と考えられている[12]．

4. 身体不活動（PI）による骨格筋への影響

PI の影響を調べるための方法として，身体活動量（歩数）を短期間制限する方法や，宇宙飛行や微小重力，ベッドレスト，ギプス固定など，様々なモデルが採用されている．コロナ禍における行動制限や，テレワークの推進などを鑑みると，一時的な身体活動の減少・中断による影響は，リアルワールドで我々が度々経験する PI の状況に近い．

身体活動制限の期間としては，2 週間程度が一般的に多く採用されている．その間，研究参加者は日常生活を送りながら，徒歩での移動や階段の利用を制限するなどで 1 日の歩数を極力減らすよう求められる．このような方法で身体活動量を 2 週間程度減少させるだけでも，運動耐容能や，糖代謝，体組成に深刻な生理学的影響をもたらす[13-19]（表1-1-2）．

ベッドレスト条件やギプス固定といった不自然な不活動条件と比較すると，身体活動制限の程度は明らかに小さいが，同様に全身に負の影響を及ぼす．急性期病棟に入院中の患者の平均歩数は約 740 歩（89～1,014 歩）との報告があることから[20]，入院患者でも同様の変化が生じているものと危惧される[21]．重要なことは，ベッド上安静を要するような出来事に遭遇する確率や頻度よりも，天候やインフルエンザ，あるいは休暇などによる偶発的な身体活動量の減少が起こる確率のほうがはるかに高いことである．

5. 日常生活における骨格筋の活動

健常者では，日常生活で使われている水準である最大筋力の 20～35％の筋収縮を続けることによって筋力は維持される．筋力の増強には，最大筋力の 35％以上の筋収縮の発揮が必要である[22]．健常成人を対象とした研究からは，日常生活動作のなかで上記の水準を満たしうる動作は，立ち上がり動作や階段の昇り動作くらいである（図1-1-4）[23]．

健常成人を対象に，日常生活における大腿部の筋活動を調べた研究[23]によると，立位姿勢時の 0.9 倍を不活動とした場合，10 時間のうち平均 67.5％（範囲 40～91％）が不活動時間であった．一方，最大筋力の 30％以上の活動時間は全体の 3％で，50％以上の累積時間は 5.1 分（0～21.2 分）とごくわずかであり，個人差が大きい．

さらに日常的に遭遇する運動不足状態は，比較的健康な人であっても，年齢が進むにつれて，健康に大きな悪影響を及ぼす可能性がある[24]．特に，急激な活動量の減少は，骨格筋量と筋力の低下を招き，サルコペニアによる通常の減少を一過性に加速させる[25]．疫学データに基づく推定では，年間約 1％の割合で筋肉量が減少する一方，筋パワーは年間約 3％の低下[26]，ベッドレストによる筋力の損失は，若年者で 5～6％/週，高齢者で 11～12％/週と，筋機能の低下は形態的変化よりも急速に起こることが示されている[27]．

表1-1-2 2週間の歩数減少に伴う運動耐容能，耐糖能，体組成の変化

筆頭著者	発行年	被験者 人数・性別（男/女）	平均BMI（kgm^{-2}）	平均年齢（歳）	歩数（歩/日）介入前	活動制限時	活動制限期間（日）	運動耐容能 自転車エルゴメータまたはトレッドミルによる測定	耐糖能 OGTTやH-E clamp法による測定	体組成 DXAやMRIによる測定
Olsen, et al[13]	2008	10・男	22	24	10,501	1,344	14	N/A	↑ insulin AUC	↔ FM ↑ IAFM ↓ FFM
Krogh-Madsen, et al[14]	2010	10・男	22	24	10,501	1,344	14	V̇O₂peak（自転車）↓ 2.6ml/kg/min	↓ peripheral insulin sensitivity	↓ LLM (-0.5kg) ↔ ALM, TLM
Knudsen, et al[15]	2012	9・男	22	24	10,278	1,521 +over feeding	14	V̇O₂max（自転車）↓ 1.7ml/kg/min	↑ insulin AUC	↑ FM ↔ FFM
Bowden Davies, et al[16]	2018	45・男女 (17/28)	27	37	12,780	2,495	14	V̇O₂peak（トレッドミル）↓ 2.2ml/kg/min	↑ insulin AUC	↑ FM ↓ LLM (-0.2kg) ↔ ALM
Breen, et al[17]	2013	10・男女 (5/5)	29	72	5,962	1,413	14	N/A	↑ insulin AUC	↔ FM ↓ LLM (-0.6kg)
Devries, et al[18]	2015	30・男	26~27	70	6,273~7,714	1,162~1,288	14	N/A	N/A	↓ LLM (-0.13kg)
McGlory, et al[19]	2018	22・男女 (12/10)	27	70	7,362	991	14	N/A	↑ insulin AUC	↔ FM, FFM, LLM

AUC: Area under curve, H-E Clamp: Hyperinsulinemic-Euglycemic clamp, OGTT: Oral Glucose Tolerance Test, DXA: Dual-Energy X-Ray Absorptiometry, FM: Fat Mass, FFM: Fat-Free Mass, IAFM: Intra-Abdominal Fat Mass, LLM: Leg Lean Mass, ALM: appendicular lean mass, TLM: Trunk Lean Mass
（文献13～19を参考に作成）

図1-1-4 日常生活動作で発揮される大腿筋群の筋活動（20～76歳，84名の平均値）

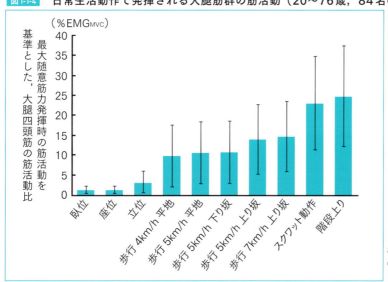

(Tikkanen O, et al. Muscle activity and inactivity periods during normal daily life. PLoS One 2013; 8: e52228 を参考に作成)

図1-1-5 「正常な」サルコペニアの要因と筋肉減少を加速する要因

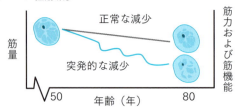

(Oikawa SY, et al. The Impact of Step Reduction on Muscle Health in Aging: Protein and Exercise as Countermeasures. Front Nutr 2019; 6: 75 を参考に作成)

図1-1-5に示すように，多くの要因がサルコペニア性筋減少の進行に影響を与え，運動不足の状況は，骨格筋の減少をさらに加速させる可能性がある[28]．様々な要因のなかでも，運動や栄養などの修正可能な生活習慣は，加齢に伴う「正常な」筋量減少の進行を緩やかにする可能性がある．特に，身体活動の減少，エネルギー摂取量の不足または過剰，タンパク質栄養不良は，サルコペニアに起因する筋力低下を相乗的に促進するため，その後の入院や廃用による筋力低下のリスクを高めると考えられる[21]．重要なことは，廃用するたびに筋量が減少し，筋断面積は筋内脂肪量の増加とともに劇的に減少することである[29]．身体活動は，加齢と骨格筋の健康に関連する因子，例えば運動不足と炎症[30]，活性酸素，血糖コントロール[19]，運動ニューロンの損失[31]などを強力に調節し，適切な栄養（十分なタンパク質の摂取）と組み合わせることによって，骨格筋量の減少速度を抑制するのに役立つ．

文献

1) Caspersen CJ, et al. Physical activity, exercise, and physical fitness: definitions and distinctions for health-related research. Public Health Rep 1985; 100: 126-131.
2) Bauman A, et al. The descriptive epidemiology of sitting. A 20-country comparison using the International Physical Activity Questionnaire (IPAQ). Am J Prev Med 2011; 41: 228-235.
3) World Health Organization. WHO guidelines on physical activity and sedentary behaviour.
   [https://apps.who.int/iris/rest/bitstreams/1315866/retrieve]
   (2024年10月閲覧)
4) 笹川スポーツ財団．スポーツライフ・データ2020　スポーツライフに関する調査報告書：笹川スポーツ財団；2020．p80-83.
5) Pedersen BK, et al. Role of myokines in exercise and metabolism. J Appl Physiol (1985) 2007; 103: 1093-1098.

6) Severinsen MCK, et al. Muscle-Organ Crosstalk: The Emerging Roles of Myokines. Endocr Rev 2020; 41: 594-609.

7) Lexell J, et al. What is the cause of the ageing atrophy? Total number, size and proportion of different fiber types studied in whole vastus lateralis muscle from 15- to 83-year-old men. J Neurol Sci 1988; 84: 275-294.

8) 後藤亜由美, ほか. サルコペニア研究の現状と臨床への応用. 理学療法学 2018; 45: 332-341.

9) Atherton PJ, et al. Muscle protein synthesis in response to nutrition and exercise. J Physiol 2012; 590: 1049-1057.

10) Edgerton VR, et al. Human fiber size and enzymatic properties after 5 and 11 days of spaceflight. J Appl Physiol (1985) 1995; 78: 1733-1739.

11) Clark BC, et al. Sarcopenia=/=dynapenia. J Gerontol A Biol Sci Med Sci 2008; 63: 829–834.

12) Clark BC, et al. What is dynapenia? Nutrition 2012; 28: 495-503.

13) Olsen RH, et al. Metabolic responses to reduced daily steps in healthy nonexercising men. JAMA 2008; 299: 1261-1263.

14) Krogh-Madsen R, et al. A 2-wk reduction of ambulatory activity attenuates peripheral insulin sensitivity. J Appl Physiol (1985) 2010; 108: 1034–1040.

15) Knudsen SH, et al. Changes in insulin sensitivity precede changes in body composition during 14 days of step reduction combined with overfeeding in healthy young men. J Appl Physiol (1985) 2012; 113: 7–15.

16) Bowden Davies KA, et al. Short-term decreased physical activity with increased sedentary behaviour causes metabolic derangements and altered body composition: effects in individuals with and without a first-degree relative with type 2 diabetes. Diabetologia 2018; 61: 1282–1294.

17) Breen L, et al. Two weeks of reduced activity decreases leg lean mass and induces "anabolic resistance" of myofibrillar protein synthesis in healthy elderly. J Clin Endocrinol Metab 2013; 98: 2604–2612.

18) Devries MC, et al. Low-load resistance training during step-reduction attenuates declines in muscle mass and strength and enhances anabolic sensitivity in older men. Physiol Rep 2015; 3: e12493.

19) McGlory C, et al. Failed recovery of glycemic control and myofibrillar protein synthesis with 2 wk of physical inactivity in overweight, prediabetic older adults. J Gerontol A Biol Sci Med Sci 2018; 73: 1070–1077.

20) Fisher SR, et al. Ambulatory activity of older adults hospitalized with acute medical illness. J Am Geriatr Soc 2011; 59: 91–95.

21) Welch CK, et al. Acute Sarcopenia Secondary to Hospitalisation - An Emerging Condition Affecting Older Adults. Aging Dis 2018; 9: 151-164.

22) 上月正博. 新編 内部障害のリハビリテーション 第2版：医歯薬出版；2017. p22.

23) Tikkanen O, et al. Muscle activity and inactivity periods during normal daily life. PLoS One 2013; 8: e52228.

24) Hartley P, et al. Change in skeletal muscle associated with unplanned hospital admissions in adult patients: A systematic review and meta-analysis. PLoS One 2019; 14: e0210186.

25) Bell KE, et al. Muscle Disuse as a Pivotal Problem in Sarcopenia-related Muscle Loss and Dysfunction. J Frailty Aging 2016; 5: 33-41.

26) Reid KF, et al. Longitudinal decline of lower extremity muscle power in healthy and mobility-limited older adults: influence of muscle mass, strength, composition, neuromuscular activation and single fiber contractile properties. Eur J Appl Physiol 2014; 114: 29-39.

27) English KL, et al. Protecting muscle mass and function in older adults during bed rest. Curr Opin Clin Nutr Metab Care 2010; 13: 34-39.

28) Oikawa SY, et al. The Impact of Step Reduction on Muscle Health in Aging: Protein and Exercise as Countermeasures. Front Nutr 2019; 6: 75.

29) Goodpaster BH, et al. Skeletal muscle attenuation determined by computed tomography is associated with skeletal muscle lipid content. J Appl Physiol (1985) 2000; 89: 104–110.

30) Oikawa SY, et al. A randomized controlled trial of the impact of protein supplementation on leg lean mass and integrated muscle protein synthesis during inactivity and energy restriction in older persons. Am J Clin Nutr 2018; 108: 1060-1068.

31) Aagaard P, et al. Role of the nervous system in sarcopenia and muscle atrophy with aging: strength training as a countermeasure. Scand J Med Sci Sports 2010; 20: 49-64.

2 予防法，リハビリ・運動療法の実際と効果

各論1　筋肉

河村孝幸

POINT

● 身体活動・運動は，骨格筋の量や機能を維持・向上するための有効な手段である．
● レジスタンストレーニングは，種々のトレーニング構成要素の組み合わせにより，筋線維の適応性を最適化できることがわかってきた．
● 栄養状態や心身の脆弱性に配慮しながら，不活動期間を最小限にして，骨格筋に対する刺激を保つことを日常化することが重要である．

1. 骨格筋の質と量を保つ運動

安静による活動量の低下は，骨格筋の量や機能に影響を与える．筋萎縮や関節可動域の縮小に伴う最大筋力，筋持久力の低下，柔軟性の低下，筋骨格系の痛みなど，筋フィットネスが著しく低下する．そのほか，筋への血液供給や酸素利用能の低下，神経筋機能の低下，インスリン感受性や異所性脂肪の蓄積といった代謝機能の低下をもたらす．

運動プログラムの一般原則としては，有酸素運動，レジスタンス運動，ストレッチング運動，神経筋運動（バランス運動）が中心となる（表1-2-1）[1]．日常生活や運動療法における中心的役割を担う有酸素運動は，歩く，走るなど，呼吸をしっかり行い，酸素の供給に見合った強度の運動を全身でリズミカルに行うものであり，筋肉のミトコンドリア機能や代謝，循環の面でも好影響をもたらす．一方，無酸素運動とは，活動する筋肉への酸素や糖などの供給が間に合わない，強い運動強度で行う運動のことである．激しい無酸素運動を行うと酸素の供給が追いつかなくなり，筋収縮のためのエネルギー産生は解糖系（嫌気的代謝）が中心となる．嫌気的条件下では，糖質はピルビン酸に代謝されるが，ピルビン酸はTCAサイクルに入らず，乳酸に分解される．この経路の特徴は，TCAサイクルに比べてエネルギー生産量が少なく，副産物として乳酸が発生することである．無酸素運動の運動種目としては100〜400 mの全力走や数十秒以内の自転車最大駆動，重量挙げのようなレジスタンス運動，リハビリの場面では，階段昇降や5回座り立ちテスト，10 mの最大歩行などが該当する．レジスタンス運動時には筋内圧の上昇により，局所的に活動筋において無酸素運動の状態に陥る．これらの違いから両者の運動トレーニングがもたらす筋線維タイプごとの影響，ならびに全身の健康面に対する影響には差異が生じる（表1-2-2）[2-4]．

表1-2-1 高齢者を含む一般成人に推奨される運動処方

	有酸素運動 (Aerobic Ex)	レジスタンス運動 (Resistance Ex)	柔軟運動 (Flexibility Ex)	神経筋（バランス）運動 (Neuromotor [Balance] Ex)
Frequency	●5日以上／週の中等度，3日／週以上の高強度，あるいは3〜5日／週の中等度と高強度の組み合わせ	●それぞれの主要筋群に対して，少なくとも週2日実施する ●慢性疾患を有する者は，中2，3日空けて実施が望ましい	●2〜3日以上／週，可能であれば毎日実施	●2〜3日以上／週
Intensity	●中等度：酸素摂取予備能または心拍予備能の40%〜59%，自覚的運動強度11〜13または ●高強度：酸素摂取予備能または心拍予備能の60%〜89%，自覚的運動強度14〜17	●漸増的トレーニング：初心者〜中級者の筋フィットネス向上のためには，1RMの中強度（60%〜70% 1RM）鍛錬者では，高強度（80%1RM）まで負荷を上げることも可能高齢者の場合は，低強度（40〜50%1RM）から開始する ●最後の2回の反復でつらさを感じる負荷に調節する方法や主観的強度のスケール（0〜10 scale）で5〜6であれば中強度，7〜8であれば高強度と設定することも可能パワートレーニング：低強度〜中等度（30〜60%1RM）	●静的ストレッチング：緊張もしくは軽度の不快感を感じるところまで伸張する	●支持基底面が徐々に縮小するような姿勢の保持（例：立位→セミタンデム立位→タンデム立位→片足立ち） ●重心を乱すような移動動作（例：タンデム歩行，円歩行） ●姿勢筋群に負荷をかける姿勢の保持（例：かかと立ち，つま先立ち） ●感覚入力を減らす（目を閉じて立つなど） ●太極拳
Time	●最低150〜300分／週の中等度の活動，または，75〜150分／週以上の高強度または，同等の組み合わせの活動	●漸増的トレーニング：一般成人では，8〜12回の反復回数で設定高齢者の運動開始時や慢性疾患を有する者は，10〜15回の反復回数から始める ●パワートレーニング：速い速度で6〜10回の反復	●静的ストレッチング：10〜30秒，高齢者では30〜60秒の伸長時間でより効果が得られる ●同じ運動を2〜4回反復する	●1回当たり20〜30分間以上，60分以上／週が効果的
Type	●ウォーキング，ジョギング，サイクリング，水泳，水中運動，ローイング，ダンス，インターバルトレーニング	●それぞれの主要筋群を動員する種目が推奨されるフリーウエイトや筋力トレーニング機器のほか，抵抗バンドや自体重による負荷，あるいは階段昇りなどの生活動作も有益な手段となりうる	●関節可動域の拡大および主要な筋腱複合体の伸張を推奨する ●静的ストレッチング（主動的・受動的）のほか，動的ストレッチング，バリスティックストレッチング，PNFテクニックも有益である ●早い反動を使った動きよりも，関節可動域のゆっくりとした動作後に静的ストレッチを加えるのが効果的である	●この運動要素はレジスタンス運動など，他の運動に内包されていることも多い
Volume／Progression	●進行の速さはベースラインのフィットネスレベル，年齢，体重，健康状態や個人の目標によって異なる ●強度と量の両方を徐々に増加させることが推奨される	●1〜3セット実施する初心者や高齢者は1セットから始める ●反復上限回数を実施できたら負荷を増やす	●個人の必要性に応じて，1つの運動に対して合計90秒になるように，反復回数や伸長時間を調整する	●徐々に難度，時間，頻度を増やし，継続する ●太極拳のような集団運動や，個々に処方された家庭でのプログラム，複合的要素を含む機能的な運動なども有効

(American College of Sports Medicine. ACSM's Guidelines for Exercise Testing and Prescription, 11th ed：Lippincott Williams & Wilkins；2021 を参考に作成)

表1-2-2 運動トレーニングの筋線維および身体・健康面への影響

	運動トレーニング			
	有酸素運動		レジスタンス運動	
筋線維レベル	Type I	Type II	Type I	Type II
筋線維比率	↔ or ?	↔ or ?	↔ or ?	↔ or ?
筋線維サイズ	↔ or ?	↔	↑	↑↑
収縮機構	↔	↔	↔	↔
酸化系能力	↑↑	↑	↔	↔
解糖系能力	↔	↔	↔ or ↑	↔ or ↑
グリコーゲン含量	↑↑	↑↑	↔	↔
脂肪酸化能力	↑↑	↑	↔	↔
毛細血管密度	↑	? or ↑	?	?
運動時の筋血流量	? or ↑	?	?	?
体組成	有酸素運動		レジスタンス運動	
骨密度	↑↑		↑↑	
体脂肪率	↓↓		↓	
除脂肪量	↔		↑↑	
基礎代謝	↑ or ↔		↑	
糖代謝				
糖負荷に対するインスリン分泌	↓↓		↓↓	
基礎インスリン分泌	↓		↓	
インスリン感受性	↑↑		↑↑	
血清脂質				
HDL コレステロール	↑ or ↔		↑ or ↔	
LDL コレステロール	↓ or ↔		↓ or ↔	
中性脂肪	↓↓		↓ or ↔	
体力指標				
最大酸素摂取量	↑↑↑		↑ or ↔	
亜最大・最大運動持続時間	↑↑↑		↑↑	
筋力	↑ or ↔		↑↑	
柔軟性	↑		↑	
姿勢	↔		↑	
日常生活能力	↔ or ↑		↑↑	
健康関連 QOL	↑ or ↔		↑ or ↔	

↑ 増加, ↓ 減少, ↔ 影響なし

(Williams MA, et al. Resistance exercise in individuals with and without cardiovascular disease: 2007 update: a scientific statement from the American Heart Association Council on Clinical Cardiology and Council on Nutrition, Physical Activity, and Metabolism. Circulation. 2007;31;116:572-584, American College of Sports Medicine: Resource Manual for Guidelines for Exercise Testing and Prescription, 7th Edition, Lippincott Williams & Wilkins, 2013, Egan B, Zierath JR. Exercise metabolism and the molecular regulation of skeletal muscle adaptation. Cell Metab. 2013; 17:162-184を参考に作成)

フレイルの患者や身体的デコンディショニングにより，運動耐容能の低下や身体調節異常を来している患者では，運動に伴う怪我などの合併症の予防や運動のアドヒアランスを維持するために特別な配慮が求められる．また，萎縮筋では運動負荷量に対する許容範囲が狭く，圧受容体反射の低下や，下肢筋の萎縮による筋ポンプ作用も働きにくいため，容易に起立性低血圧が誘発される点にも注意が必要である．

長期の安静臥床に伴う拘縮や関節可動域の低下をきたしている場合には，十分なストレッチングや可動域訓練，拮抗筋の筋力強化を図る必要がある．また，運動強度や時間は，低強度・短時間から開始して，より細かく運動処方の見直し（改訂）を行うべきである．

一方，短期間の単回の運動によっても，エネルギー代謝の増加のほか，運動筋の血管内皮機能の改善やインスリン感受性を促進させるなど，骨格筋の機能に好影響をもたらすことが知られている．さらに，ストレッチングによって骨格筋の血流と毛細血管の成長が促進されるため，継続的に行うことが，筋力や運動耐容能の改善やサルコペニアの発症リスクの低下につながる可能性も指摘されている[5,6]．

2. レジスタンストレーニングの運動処方

筋の適応能を利用し，筋力の向上や筋量の増加を図るトレーニングがレジスタンストレーニングである．日常生活動作や身体活動には筋機能の維持向上が重要であり，筋機能の改善により同レベルの身体活動がより少ない生理的，心理的負担で行うことができる．特にフレイルやサルコペニア，デコンディショニングを呈している者にとって，レジスタンストレーニングは，筋萎縮と筋力低下に対抗するための重要な戦略である．

筋肥大や筋力増強を目的としたレジスタンストレーニングでは，**表1-2-3** に示すように，負荷設定は1 RM の 60～70% が推奨されてきたが，トレーニングの目的や手段，実施者の多様化に伴い，トレーニングを構成する諸要素を組み合わせて処方する必要がある．筋フィットネスの構成要素としては，筋力，筋肥大，筋パワー，筋持久力に分けられ，各要素に特異的な運動処方もあるが，ここでは，主に筋力や筋肥大について述べる．

レジスタンストレーニングの処方では，筋収縮様式，負荷強度，トレーニングの容量（負荷強度×反復回数），動作速度，筋力発揮時間，休息時間などの各要素が変数となりうる．従来から，骨格筋の肥大や筋力の向上には，上記の変数のなかでも，負荷強度が最も重要と考えられていた．近年では，各要素を選択し，組み合わせることで，筋線維に対するメカニカルストレスや代謝的ストレスが加わり，タンパク質合成の活性化や，筋サテライト細胞の増殖などを介し，筋線維の肥大や筋力の増強という長期的適応が得られることが可能であることがわかっている（**図1-2-1**）[7]．

筋力には筋の生理的断面積などの形態的な要因と神経系の要因が影響する．筋力低下における神経系の要因としては，筋活動に参加する運動単位数の減少や活動電位の発火頻度の低下が挙げられる．術後の短期間の関節固定であっても大脳運動領域の活動は低下するため，中枢神経系の機能低下も筋力低下に関与している[8]．適切なレジスタンストレーニングの処方によって，筋萎縮の改善と神経系の活動の双方を改善・向上することが可能である．

表1-2-3 一般成人のためのレジスタンストレーニングの運動処方FITT-VPに基づく処方

Frequency	それぞれの主要筋群に対して，少なくとも週2日実施する
	慢性疾患を有する者は，中2，3日空けて実施が望ましい
Intensity	初心者〜中級者の筋フィットネス向上のためには，1RMの中強度（60%〜70%1RM），鍛錬者では，高強度（80%1RM）まで負荷を上げることも可能
	高齢者の場合は，低強度（40〜50% 1RM）から開始する
	最後の2回の反復でつらさを感じる負荷に調節する方法や主観的強度のスケール（0-10 scale）で5〜6であれば中強度，7〜8であれば高強度と設定することも可能
Time	一般成人では，8〜12回の反復回数で設定
	高齢者の運動開始時や慢性疾患を有する者は，10〜15回の反復回数から始める
Type	それぞれの主要筋群を動員する種目が推奨される
	フリーウエイトや筋力トレーニング機器のほか，抵抗バンドや自体重による負荷，あるいは階段昇りなどの生活動作も有益な手段となりうる
Volume	1〜3セット実施する
Progression	初心者や高齢者は1セットから始める
	反復上限回数を実施できたら負荷を増やす

(American College of Sports Medicine. ACSM's Guidelines for Exercise Testing and Prescription, 11th ed：Lippincott Williams & Wilkins；2021 を参考に作成)

図1-2-1 筋肥大を促す生理学的要因とトレーニングの構成要素の関連性

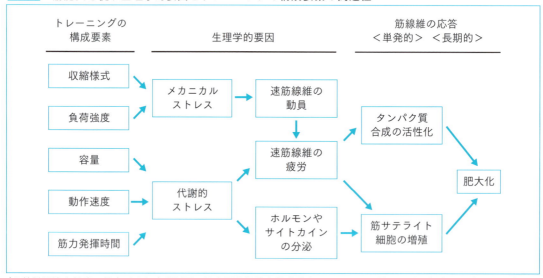

(公益財団法人健康・体力づくり事業財団．健康運動指導士養成講座テキスト：公益財団法人健康・体力づくり事業財団；2020. p294 より)

3. トレーニングの分類と基本的な処方内容

外観上，身体の動きを伴わないトレーニングを静的トレーニング，動きを伴うものを動的トレーニングと総称される．前者は筋収縮様式に基づき等尺性（isometric：アイソメトリック）トレーニングと呼ばれることが多く，後者には，等張性（isotonic：アイソトニック）トレーニングのほか，多様なトレーニングがある．サルコペニアの予防や改善を目的としたレジスタンストレーニングとしては，等尺性トレーニングと等張性トレーニングが用いられることが多い．

1）等尺性トレーニング

等尺性トレーニングは，外観上の動きを伴わずに筋力発揮を行うトレーニングである．設備や場所を選ばず手軽にトレーニングを行え，偶発的な外力が作用せず傷害の危険性が低い．ただし，力学的仕事を伴わず，エネルギー消費が少ないため，代謝的刺激に乏しい．このため筋肥大効果は動的トレーニングと比べると十分とはいえない．一方で，後述する等張性トレーニングと比べて，高強度の筋力発揮が可能であるため，神経系の機能改善に伴う筋力向上や筋の形態的適応が得られる[9]．総じて，効果は高くはないものの，最も手軽に行えるレジスタンストレーニングの一つであり，怒責を伴わない方法で行えば安全性が高いことから，低体力者やレジスタンストレーニングの導入期に適しているといえる．

2）等尺性トレーニングの処方

≫ 負荷強度について

等尺性トレーニングは，負荷強度と筋力発揮時間のさまざまな組み合わせにより筋力増強効果を得ることができる（表1-2-4）．運動の強度と時間は表1-2-4が目安となる[10]．等尺性収縮では，40％MVCあたりから，速筋線維の動員が始まり，筋内圧の上昇や筋内の低酸素化も生じ始めるため，この強度以上の筋力発揮とその持続時間を組み合わせて処方する．

表1-2-4 **等尺性トレーニングにおける運動強度と運動時間（筋収縮持続時間）**

運動強度 （最大筋力に対する %）	1 回あたりの運動時間 （筋収縮持続時間）	
	最低限度	適正限度
40 ～ 50%	15 ～ 20 秒	45 ～ 60 秒
60 ～ 70%	6 ～ 10 秒	18 ～ 30 秒
80 ～ 90%	4 ～ 6 秒	12 ～ 18 秒
100%	2 ～ 3 秒	6 ～ 10 秒

（Hettinger T. アイソメトリック・トレーニング：大修館書店；1970 を参考に作成）

▶ 反復回数・セット数について

反復回数については明確な目安はないが，臨床では，20回繰り返す方法が用いられていることが多い[11]．1回のトレーニングでのセット数は2〜3セットが最適とされる．

▶ 実施頻度について

等尺性トレーニングは，エネルギー消費が少なく，また伸張性収縮（筋が伸ばされながら収縮力を発揮する）を伴わないため，遅発性筋痛や筋疲労を生じにくい．そのため，一般的な動的トレーニングに比べ，より高頻度で行うことが望ましい．最大の効果は毎日トレーニングを行った場合に得られ，頻度の低下とともに効果は低下する[11]．

▶ 実施方法について

器具を使わずに，自重や徒手で抵抗をかける方法は手軽に実行しやすい（図1-2-2）．はさむ，握るといった動作では，ボールやタオルを丸めたものを使うと有効である．トレーニング部位の実行すべき優先度は，体重を支える下肢筋群，体幹の姿勢を維持する背筋群・腹筋群，上半身の筋群の順とするとよい．

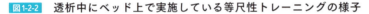

図1-2-2　透析中にベッド上で実施している等尺性トレーニングの様子

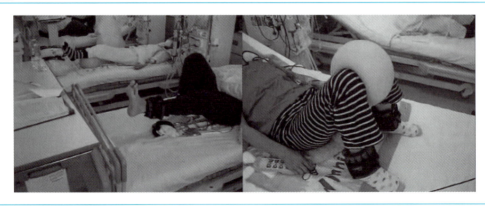

左：膝伸展位での挙上運動による，大腿四頭筋のトレーニング
右：ボールを使った股関節内転筋のトレーニング

3）等張性トレーニング

自体重やバーベルなどの負荷を，大きな加減速を伴わずに上げ下げする方法がレジスタンストレーニングの主流として行われている．このような方法を，動作中の筋にかかる張力がおよそ一定であるとみなして等張性（isotonic）トレーニングと呼ぶ．

スポーツの競技力向上のためには，バーベルやマシンなどの専門的な器具を用いた等張性トレーニングが行われることが多い．一方で，サルコペニア予防・健康維持増進のための筋肉づくりが目的の場合は，自宅で一人でできる，もしくは集団での運動教室などで採用しやすい自体重負荷を用いた方法や，ゴムバンド，重錘バンドがよく用いられている．

4）等張性トレーニングの処方

》 負荷強度について

一般健常者を対象とした場合の，等張性トレーニングにおける負荷強度・反復回数と主効果の関係[12]を 表1-2-5 に示した．トレーニングの継続に伴う筋力増強は主に筋の肥大によって起こることから，筋肥大を伴う筋力増強効果をねらった 8〜15RM 程度の強度を用いると良い（RM とはその回数を反復可能な最大の負荷重量を用いて，反復できる最大の回数を反復することを指す）．強度の設定方法は，％1RM 法以外にも，まず適度な重錘からスタートし，徐々に漸増させる設定法や，ある強度を決めておいて，何回繰り返しできるかでおおよその負荷量を知る推定％1RM 法[12]，さらには Borg 指数を用いる方法などがある．

特にレジスタンストレーニング導入時には，顕著な疲労なしに 10〜15 回繰り返しできる強度，RPE 11〜13 から開始することが推奨されている[1]．低体力者への導入時には，その目的を運動の正しい方法や感触を覚えることや主働筋と拮抗筋の間の協調性の改善として，強度を 30％1RM または RPE を 12 未満に設定し，プレトレーニングから開始する．特に慢性心不全患者，高齢患者，抑うつ傾向にある患者では，低強度から開始して 2 週間程度かけて徐々に時間や強度を漸増していくことがより安全でアドヒアランスも高い[11]．

一般に，低強度よりも高強度のレジスタンストレーニングがより効果的であると認識されていたが，運動時の力積（負荷強度×反復回数）が，運動後における筋タンパク質の合成速度を調整する主たる要因であることが明らかになっている[14]．したがって，十分な強度でトレーニングできない場合は，回数の漸増で効果発現を目指すことも考慮してよい．

表1-2-5 **一般的な等張性トレーニングにおける強度，最大反復回数と期待される主効果の関係**

強度（％1RM）	最大反復回数（RM）	主効果
100	1	筋力 （神経的要因）
95	2	
93	3	
90	4	
87	5	筋力 （形態的要因） 筋肥大
85	6	
80	8	
77	9	
75	10 〜 12	
70	12 〜 15	
67	15 〜 18	
65	18 〜 20	筋持久力
60	20 〜 25	
50	〜 30	

(Ishii N. Factors involved in the resistance-exercise stimulus and their relations to muscular hypertrophy. Exercise, Nutrition and Environmental Stress (Nose H et al. eds) Cooper MI 2002; 119-138 を参考に作成)

➤ 反復回数・セット数について

反復を繰り返せなくなるまで行う1セットのトレーニングでも，筋肥大・筋力増強の十分な効果を得ることは可能とされる．更なる筋肥大・筋力増強効果を得るには2～3セットの実行がより望ましい[15]．

➤ 実施頻度について

実施するトレーニングの負荷強度やトレーニング容量によるが，一般的な手法では同一筋群について2～3回/週が最も効果が高い．1回/週でも効果は得られる[15]．

➤ 実施方法について

レジスタンストレーニングにはダンベルや鉄アレイなどのウエイト以外にも，空気圧や油圧などを利用した抵抗を用いる方法や，ゴムチューブの弾性を利用する方法，自体重を用いる方法などがある．自体重を用いた方法として，腕立て伏せ，スクワット，かかと上げ，腹筋運動などがよく行われる．

バーベル，ダンベルなどを用いたトレーニングをフリーウェイトトレーニングという．体重より大きな負荷をかけることが可能であり，重量設定による負荷の調整が容易である．また，さまざまな動きに負荷をかけられるため，行える種目数が非常に多く，ほぼすべての筋肉を鍛えることができる．自体重を用いた方法では行いにくい，引く動作などにも適用ができる．

また，専用の機器を用いることで，軌道に合わせた動作が容易であり，標的の筋にしっかりと負荷を与えやすい．さらに可動範囲を設定できるため安全性が高い．ただし，運動の軌道が安定している分，バランスをとりながら動作を行う能力の向上は期待できない．また，体幹の姿勢が固定されたマシンが多く，体幹の固定を伴う筋力発揮の強化には結びつきにくいという欠点はある．

レジスタンス運動によるタンパク合成速度は最大挙上重量の60％未満においては，強度依存性に増加することから，高強度レジスタンス運動が推奨されてきた[16]．自重運動によるレジスタンス運動においても十分に筋力増強効果が認められることが報告されている[17]．さらに，要介護認定を受けているフレイル状態にある高齢者では，立ち上がり動作時の膝伸展筋活動は，随意最大筋力発揮時の平均72％にも達していることから（図1-2-3）[18]，日常行う立ち座り動作，いわゆるスクワット動作は高強度のレジスタンストレーニングにもなりうる．

身体を支える下肢の筋群を全体的に鍛えることができるスクワットは，生活機能向上における最重要種目といえる．負荷の調整はフォームのアレンジで行う必要がある．例えば，スクワットならテーブルに手をついて行えば負荷が下がり，片脚にかける荷重の比率を高めることで負荷が上がる（図1-2-4）．基本のフォームとしては「上体を前傾してお尻を引いてしゃがむフォーム」を指導する．

フレイルやサルコペニア，デコンディショニングを呈している者にとっては，自身の体重を利用した方法も有益である．10週間の等張性トレーニングを低強度（1RMの30％）運動負荷で疲労困憊まで繰り返す（30～40回程度）ことで，高強度（80％1RM）で行った場合と同等の筋肥大が誘導されたことから[19]，運動後における筋タンパクの合成速度を調節する主たる要因が「トレーニングの容量」と考えられる．したがって，低強度のレジスタンストレーニングであっても，その実施方法や継続期間が適切であれば，筋力増強，筋肥大効果が期待できる．

図1-2-3 日常の立ち上がり動作がフレイル状態の高齢者にとっては高強度のレジスタンストレーニングとなりうる

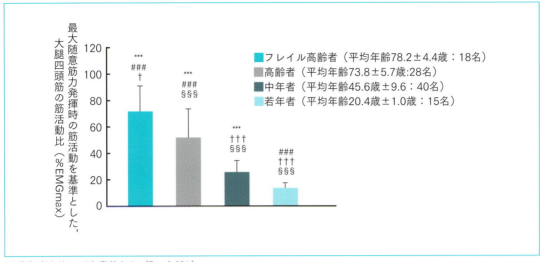

***若年者と比べて有意差あり（P < 0.001）
###中年者と比べて有意差あり（P < 0.001）
†高齢者と比べて有意差あり（P < 0.05）
†††高齢者と比べて有意差あり（P < 0.001）
§§§フレイル高齢者と比べて有意差あり（P < 0.001）
（Fujita E, et al. Association between Knee Extensor Strength and EMG Activities during Squat Movement. Med Sci Sports Exerc 2011; 43: 2328-2334 を参考に作成）

図1-2-4 「スクワット」を自分に合った負荷にアレンジしよう

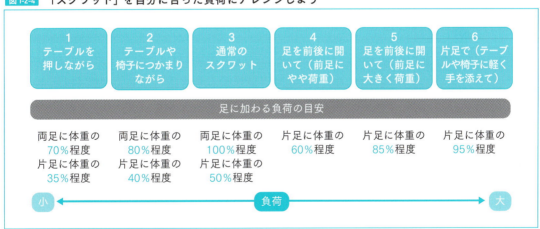

また，安全性の面でも自重負荷のレジスタンス運動には利点がある．運動療法が絶対禁忌とされている重症で症状のある大動脈弁狭窄症患者78名（平均年齢83歳，サルコペニア該当率60.3％）に対して，術前に下肢の筋群を中心とした8種目の自重レジスタンス運動を10回反復，2セット，各種目およびセット間には1〜2分間の休憩をはさみ，週3回の頻度で実施したところ，有害事象なく，退院時のADL向上が得られたことを報告している[20]．

4. レジスタンストレーニングの工夫

1）伸張性動作の利用

　短縮性収縮では「サイズの原理」に従って，遅筋線維から優先的に動員されるが，伸張性収縮では，逆に速筋線維から優先的に動員される．したがって，負荷を下ろす動作でも筋力を発揮しながら動作を行うことがトレーニング効果を得る上で重要といえる．一方，伸張性動作は筋の微小損傷を引き起こし，遅発性筋痛や長時間にわたる筋力低下を誘発しやすい[21]．こうした刺激は，筋サテライト細胞の増殖や損傷部位の修復・増強効果を促すといったポジティブな側面もある．高齢者を対象に自重を用いたカーフレイズやスクワットにおける，伸張性筋収縮（ECC）と短縮性筋収縮（CON）の効果を比較した8週間の介入研究では，週3日程度の頻度で，10～15回，2～5セット，Borgスケールで11以下から開始し，段階的に18まで強度が高まるような運動プログラムを実施した結果，ECCで有意な筋厚の増加（ECC群：21.6 ± 9.2%の増加 vs CON群: 6.7 ± 7.1%の増加）や，等尺性膝伸展筋力の改善（ECC群：38.3 ± 22.6% vs CON群：8.2 ± 8.4%）がみられたことを報告している[22]．したがって，トレーニング未経験者や高齢者を対象とする場合には，過度の伸張性動作によるオーバートレーニングに留意しながら，伸張性筋活動の場面を意識した動作を指導することで運動効果がより高まることが期待できる．

2）筋発揮張力時間を延長した等張性トレーニング

　動作中に筋の発揮する張力を維持しながら，ゆっくりと負荷を上げ下げすると，低負荷強度であっても筋肥大が起こる．このトレーニング方法は筋発揮張力維持スロー法（Low-Load Resistance Training with Relatively Slow Movement and Tonic Force Generation）と呼ばれる．筋発揮張力維持スロー法で処方する負荷強度は30～50%1RMと低強度であること，図1-2-5 の筋電位変化[23] に表れているように一定の張力発揮を維持することの2点が重要なポイントである．レッグエクステンションの場合，①3～4秒間で膝を伸展し（短縮性収縮），②1秒間の伸展位保持（等尺性収縮），③3～4秒かけて膝を屈曲位に戻す（伸張性収縮）．③の動作後も筋は脱力せずに，すぐに①の動作を始める．この動作を繰り返すことで，低負荷強度であっても，筋内圧の上昇に伴い筋血流の制限が起こるため，主働筋である大腿四頭筋内での低酸素化が進行する[24]（図1-2-5）．筋の低酸素化が運動後の成長ホルモンの分泌や，筋タンパク合成の活性化を引き起こし，長期的に行うことで高負荷強度（80%1RM）のトレーニングを行った場合と同程度の筋肥大をもたらすことがわかっている[23]．このようなトレーニング方法は，筋や関節に対するメカニカルストレスが小さく，血圧の上昇度合も軽減されるため，高齢者や低体力者にも導入しやすいトレーニング方法である．

図1-2-5 レッグエクステンション実施中の大腿四頭筋の酸素化レベル（上段）と筋電図（下段）

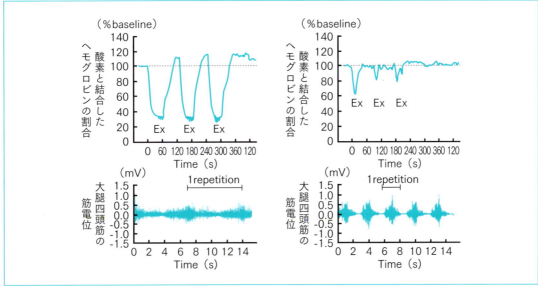

左側は筋発揮張力維持スロー法（3秒で挙上・1秒保持・3秒下降），右側は等張性トレーニング（1秒で挙上・1秒で下降・1秒脱力）
(Watanabe Y, et al. Effect of very low-intensity resistance training with slow movement on muscle size and strength in healthy older adults. Clin Physiol Funct Imaging 2014; 34: 463-470. および Tanimoto M, et al. Effects of low-intensity resistance exercise with slow movement and tonic force generation on muscular function in young men. J Appl Physiol (1985) 2006; 100: 1150-1157を参考に作成)

5. レジスタンストレーニングの動作特異性

　レジスタンストレーニングの筋力増強効果は，行ったトレーニング動作の動き，速度においてより高く現れる．これをトレーニングの動作特異性という．「生活にかかわる体力増強」という面では，日常動作の中で行う動きに近い種目の選択がより優先される．例えば，単関節種目の膝伸展運動や肘伸展運動よりも，多関節種目のスクワットや腕立て伏せのほうが，日常で行う動作に近い．トレーニングの動作特異性の考慮は，トレーニング種目選択の際の有力な判断要素となる．Clemsonらは，バランス改善や下肢筋力向上を意図した動作を段階的に処方し，普段の日常生活動作として意識的に組み込むLiFEアプローチを提唱している[25]．具体的には，筋力向上の処方として，「反動を使わず，ゆっくり動く」，「筋力を発揮する場面を増やす」，「筋活動を意識しながら動かす」，「持ち上げたり，動かしたりする物の重量を段階的に増やす」という原則に基づき，個々人に合わせた生活活動作のトレーニング化を提案している．この取り組みを1年間実践した人たちでは，転倒の発生率が31％減少し，足関節の筋力や動的バランスの改善が得られたことを報告されている[26]．

6. 有酸素運動の工夫

　有酸素運動として推奨されるウォーキングでも，長期間の実施によって筋力増強や筋肥大効果が認

められることが報告されている．例えば，6ヵ月間・週3日の頻度で，段階的に歩行時間（15分→20分→30分→40分）を延長するウォーキングトレーニングの実施によって，高齢者（57〜77歳）の大腿後面と下腿前面の筋厚の増加と膝関節屈曲筋力，足関節底屈ならびに背屈筋力の増加が得られたことが報告されている[27]．より効果的なウォーキングトレーニングとして，急歩と緩歩（40% $\dot{V}O_2max$ と70%$\dot{V}O_2max$）を交互に組み合わせることで，通常のウォーキング（50%$\dot{V}O_2max$）よりも膝筋力の増加率が大きい[28]．

筋持久力や運動耐容能の向上に関しては，比較的長時間の持続的運動が必要であり，転倒のリスクも考慮すると，臥位や端座位で実施できる自転車運動が有用である．特に，フレイルやサルコペニア，デコンディショニングを呈している者に対しては，1回あたり10分未満の低強度運動から始め，1セッションごとに1〜5分ずつ漸増して徐々に目標に近づけていくことが重要である[13]．三浦らは，負荷量可変型エルゴメータを用いて，歩行可能な透析患者（平均年齢70歳）に対して，運動強度は安静時の脈拍に40 bpm/minを加える脈拍数以下で，Borgスケール11〜13で実施可能な負荷量に設定し，1時間以内の運動を週3回，12週間継続して行ったところ，大腿四頭筋の筋力や6分間歩行に有意な改善が認められたことを報告している[29]．

7. 骨格筋電気刺激

骨格筋低周波電気刺激法とは，体表に貼り付けた表面電極を介して骨格筋に電気刺激を加え，筋収縮を誘発するものであり，寝たきり患者や体力が低下した患者であっても施行可能である．また，実際の運動に比して，呼吸循環系や関節への負担が少ない状態で筋収縮を惹起することが可能であることが利点である．EMSの中でも，特に寝たきりや体力が低下した患者に対して使用可能なベルト電極式骨格筋電気刺激（Belt electrode Skeletal muscle Electrical Stimulation：B-SES）法が開発され，様々な臨床応用が報告されている[30-32]．先行研究では，刺激周波数20Hzで1日1回20分週3回，8〜12週間の実施で安全に行われており，透析患者の筋量・筋力の増加，離床困難な心疾患患者の筋力や日常生活動作の改善が得られたとの報告がある．

8. 栄養との組み合わせ

栄養学的介入も，骨格筋の萎縮を軽減する上で有効かつ実践可能である．食事を摂取すると，約1〜2時間で筋タンパク合成速度は安静時と比較して約2倍に増加する[33]．タンパク質摂取による筋タンパク合成速度の増加には摂取量に依存するが，筋タンパク合成速度を最大限に高めるために必要なタンパク質は，若年者と比べて，高齢者のほうがより多く必要とされている[34]．一方，必要量に対し50%のエネルギー制限下で，身体活動量の低い実験室内の生活を3週間過ごすことで，骨格筋量は平均1.45kg減少する[35]．

低栄養状態に陥ると，筋タンパク質の分解が亢進するため，筋力や活力の低下につながり，消費エネルギー量の低下，食欲低下という悪循環のサイクルが構築される．栄養不足の状態で運動を行うと，サルコペニアを防ぐどころか助長する恐れがある．したがって，サルコペニアやフレイル状態にある者に対して，食と運動のアセスメントと，積極的な介入が肝要である．1回のレジスタンス運動による筋タンパク質の合成速度の増加は運動後の約24時間から48時間は維持されることから[36]，レジスタンス運動と栄養摂取，特に適切なタンパク質の摂取を組み合わせることで，より効率的な骨格筋量の増加が期待できる[34,36,37]（図1-2-6）

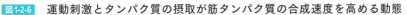

図1-2-6 運動刺激とタンパク質の摂取が筋タンパク質の合成速度を高める動態

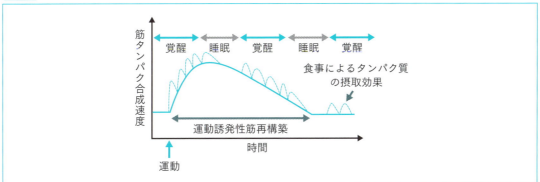

(Moore DR. Protein Requirements for Master Athletes: Just Older Versions of Their Younger Selves. Sports Med 2021; 51:13-30を参考に作成)

9．安全で効果的なトレーニングを行うために

1）血圧上昇への配慮

RTは運動中の血圧上昇が起こりやすいため，高血圧者や心血管疾患を有する者の実施には注意が必要である．トレーニング中の血圧上昇を抑える方法を以下に示す．

≫ 息を止めない

動作中に息をこらえると腹腔内圧が上昇して筋力発揮がしやすくなる一方で，血圧は大きく上昇する．一定の筋力発揮を持続する等尺性収縮により，筋内圧の上昇による末梢血管抵抗の上昇と圧反射により血圧が上昇しやすい．心疾患患者に処方するレジスタンストレーニングでは，関節運動を伴わない等尺性収縮は息こらえによるバルサルバ効果が生じやすいため推奨されていない[13]．

≫ 心臓の位置を高く

トレーニングを行う姿勢は運動中の血圧上昇に大きく関係する．心臓の位置が低くなる姿勢では静脈環流（全身から心臓に戻る血流）が大きくなり，Bainbridge反射により血圧が上昇する．立位や座

位では，体幹保持の機能も賦活されるため，上半身を立てて行う種目が推奨される．

≫ トレーニング処方

　等張性トレーニングでは，負荷強度や反復回数が多くなるにつれて血圧が相加的に上昇するため，高血圧者や心血管疾患を有する場合には，過度な負荷強度や反復回数にならないよう注意が必要である．セット間に 90 秒間の回復時間をとることで，血圧の累積上昇が避けられる[38]．

2）心身の脆弱性への配慮

　高齢者のレジスタンス運動への参加を阻む最も一般的な障壁として，心臓発作や脳卒中，あるいは死に対する恐怖心であることが報告されている[39]．高齢者を対象としたレジスタンストレーニングに関連する有害事象として，重篤な事象は報告されていないものの，運動セッション後，特に導入期の筋肉痛の訴えが多く，骨粗鬆症にともなう圧迫骨折や既存の変形性関節症の悪化などが報告されており[40]，筋骨格系の疾患やトレーニングに伴う疼痛が，レジスタンストレーニングの中断や拒絶感の原因となりうることが推察される．伸張性収縮運動に伴う遅発性筋痛や長時間にわたる筋力低下は，若年者と比べて高齢者で生じやすいものの[41]，高齢者が伸張性運動を行うことから得られる恩恵は少なくない[42]．

　したがって，レジスタンストレーニングを安全で効果的に実施するためには，指導者は自らが処方するトレーニングを事前に実施し，強度や動きの注意点を確認するなど，目的に合わせた理想的なフォームについて熟知していることが望ましい．日常活動レベルの低い低体力者や中高年の場合は，50％1RM 程度の強度でも十分な初期効果が得られ，伸張性収縮に伴う筋損傷も起こりにくい．低強度での期間を設けて，効果の実感や自信を高めるような支援が，筋の形態的な適応が得られるようなトレーニングの継続には欠かせない．レジスタンストレーニングの一般的な手順を 表1-2-6 に示す．

10. レジスタンスレーニングの効果と限界

1）トレーニング効果の個人差

　レジスタンストレーニングは，骨格筋の量と機能を増強するための最も強力な介入方法であるが，その効果には年齢や性別の影響はなく，個人間で異なる[43]．20 ～ 24 週間の漸増的なレジスタンストレーニング実施の前後における下肢伸展筋力および下肢筋量の変化を分析した結果，図1-2-7 に示したように，レジスタンストレーニングに対する反応は一様ではない．

2）不活動後のトレーニング効果

　不活動に伴う筋への影響や，その後のレジスタンストレーニングによる回復の程度については，年

表1-2-6　レジスタンストレーニングの一般的な手順

1. 目的の明確化
2. 適応と禁忌の確認
3. 医師の指示の確認（指示，リスクなど）
4. トレーニングを実施，継続する上で障害となる情報を収集
5. 説明と同意
6. 関節可動域拡大と粗大筋力を確認
7. トレーニングメニューの決定（大きな筋群を選択）
8. 十分な準備運動
9. トレーニングの姿勢，機器を用いる場合は座面やスタートポジションの確認
10. 無負荷（低負荷）で運動方向の確認
11. 負荷強度の決定．最初から過剰な負荷は避ける．
12. 過剰な血圧情報を招く可能性があるため，グリップは軽く握る．
13. 全可動域を通して息止めを避ける．力を入れて錘を上げる際には息を吐く．
14. コントロールされたスピード（6秒程度，中強度でゆっくり）でリズミカルに行う．
15. 肘や膝は完全に伸ばさず，少し余裕を持たせる．
16. 正しいフォームで，活動させる筋を意識する．
17. 1セット10～15回が標準．各運動を2～3セット行う．
18. セット間に適切な休憩を入れる．
19. 血圧と心拍数の反応は活動する筋肉の量と収縮の速さに比例していることを確認．
20. 心イベントの兆候，特にめまい，不整脈，いつもと違う息切れ，狭心症のような不快感が現れたらすぐに中止する．
21. 連続する日を避けて1週間に2～3回実施する．

（日本循環器学会/日本心臓リハビリテーション学会合同ガイドライン．2021年改訂版　心血管疾患におけるリハビリテーションに関するガイドラインより）

図1-2-7　年齢層毎のトレーニング前に対する筋力（a）および筋量（b）のトレーニング反応の不均一性

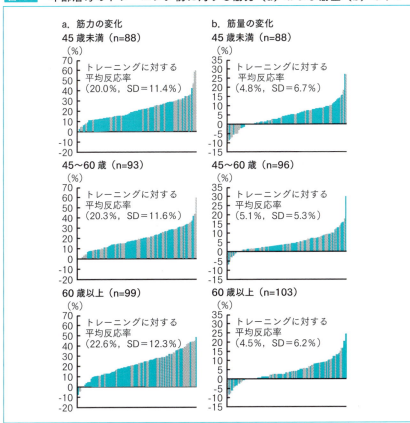

黒は男性の反応，灰色は女性の反応を示す．（男性183名，女性104名）

(Ahtiainen JP, et al. Heterogeneity in resistance training-induced muscle strength and mass responses in men and women of different ages. Age (Dordr) 2016; 38: 10を参考に作成)

図1-2-8 高齢者にとって不活動で失った筋量を回復することは容易ではない

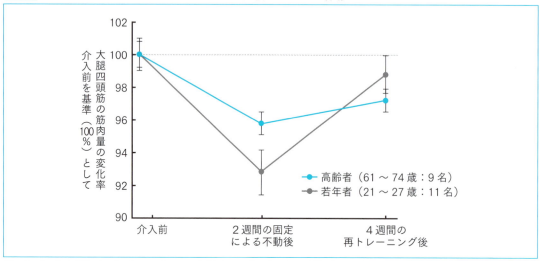

(Suetta C, et al. Effects of aging on human skeletal muscle after immobilization and retraining. J Appl Physiol (1985) 2009; 107: 1172-1180を参考に作成)

齢で異なることが指摘されている．2週間の下肢固定後，若年者（21～27歳）は高齢者（61～74歳）よりも有意に筋量を失ったが，若年者は4週間の段階的なレジスタンス運動の再トレーニングに反応して，失った筋量と筋力を回復する能力を持っていた[44]．一方で，高齢者は，障害によって引き起こされた筋力が回復するが，筋量と構造的特性は4週間の再トレーニングに対応して完全には回復しなかった（図1-2-8）．

一方で，トレーニングによって向上した水準が保たれるかどうかは，トレーニング期間と休止期間の長さに依存するが[45]，高齢者であっても休止後の再トレーニングによって筋機能の回復は得られる[46]．

以上のことから，特に高齢期に直面しうる不活動によって失われた筋肉量と筋肉機能を完全に回復するためには，普段から栄養摂取や，レジスタンストレーニングの重要性やその方法を習得し，身体活動の減少や中断せざるを得ない期間を最小限にし，自重を用いた等尺性・等張性トレーニングの実施，生活動作の活発化など，工夫を凝らして日常化すること[47]が重要と言える．

文献

1) American College of Sports Medicine．ACSM's Guidelines for Exercise Testing and Prescription, 11th ed：Lippincott Williams & Wilkins；2021.

2) Williams MA, et al. Resistance exercise in individuals with and without cardiovascular disease: 2007 update: a scientific statement from the American Heart Association Council on Clinical Cardiology and Council on Nutrition, Physical Activity, and Metabolism. Circulation 2007; 116: 572-584.

3) American College of Sports Medicine. Resource Manual for Guidelines for Exercise Testing and Prescription, 7th ed: Lippincott Williams & Wilkins; 2013.

4) Egan B, et al. Exercise metabolism and the molecular regulation of skeletal muscle adaptation. Cell Metab. 2013; 17: 162-184.

5) Hotta K, et al. Daily Passive Muscle Stretching Improves Flow-Mediated Dilation of Popliteal Artery and 6-minute Walk Test in Elderly Patients with Stable Symptomatic Peripheral Artery Disease. Cardiovasc Revasc Med 2019; 20: 642-648.

6) Gao P, et al. Cross-sectional and longitudinal associations between body flexibility and sarcopenia, J Cachexia, Sarcopenia Muscle 2023; 14: 534 -544.

7) 公益財団法人健康・体力づくり事業財団. 健康運動指導士養成講座テキスト：公益財団法人健康・体力づくり事業財団；2020. p 294.

8) Kaneko F, et al. Decreased cortical excitability during motor imagery after disuse of an upper limb in humans. Clin Neurophysiol 2003; 114: 2397-2403.

9) Oranchuk DJ, et al. Isometric training and long-term adaptations: Effects of muscle length, intensity, and intent: A systematic review. Scand J Med Sci Sports 2019; 29: 484-503.

10) Hettinger T. アイソメトリック・トレーニング：大修館書店；1970.

11) 桜庭景植, ほか. 変形性膝関節症に対する運動療法の効果 - とくに SLR 訓練について. 臨床スポーツ医学 2000; 17: 143-150.

12) Ishii N. Factors involved in the resistance-exercise stimulus and their relations to muscular hypertrophy. Exercise, Nutrition and Environmental Stress (Nose H et al. eds) Cooper MI 2002; 119-138.

13) 日本循環器学会 / 日本心臓リハビリテーション学会合同ガイドライン. 2021 年改訂版 心血管疾患におけるリハビリテーションに関するガイドライン.
［https://www.jacr.jp/cms/wp-content/uploads/2015/04/JCS2021_Makita2.pdf］
(2024 年 10 月閲覧)

14) Burd NA, et al. Resistance exercise volume affects myofibrillar protein synthesis and anabolic signalling molecule phosphorylation in young men. J Physiol 2010; 588: 3119-3130.

15) Pollock ML, et al. Frequency and volume of resistance training: effect on cervical extension strength. Arch Phys Med Rehabil 1993; 74: 1080-1086.

16) Kumar V, et al. Age-related differences in the dose-response relationship of muscle protein synthesis to resistance exercise in young and old men. J Physiol 2009; 587: 211-217.

17) Tsuzuku S, et al. Slow movement resistance training using body weight improves muscle mass in the elderly: A randomized controlled trial. Scand J Med Sci Sports 2018; 28: 1339-1344.

18) Fujita E, et al. Association between Knee Extensor Strength and EMG Activities during Squat Movement. Med Sci Sports Exerc 2011; 43: 2328-2334.

19) Mitchell CJ, et al. Resistance exercise load does not determine training-mediated hypertrophic gains in young men. J Appl Physiol (1985) 2012; 113: 71-77.

20) Sasaki M, et al. Safety and Efficacy of a Bodyweight Exercise Training Program in Symptomatic Patients With Severe Aortic Valve Stenosis. Am J Cardiol 2023; 186: 163-169.

21) Manfredi TG, et al. Plasma creatine kinase activity and exercise-induced muscle damage in older men. Med Sci Sports Exerc 1991; 23: 1028-1034.

22) Katsura Y, et al. Comparison between eccentric and concentric resistance exercise training without equipment for changes in muscle strength and functional fitness of older adults. Eur J Appl Physiol 2019; 119: 1581-1590.

23) Watanabe Y, et al. Effect of very low-intensity resistance training with slow movement on muscle size and strength in healthy older adults. Clin Physiol Funct Imaging 2014; 34: 463-470.

24) Tanimoto M, et al. Effects of low-intensity resistance exercise with slow movement and tonic force generation on muscular function in young men. J Appl Physiol (1985) 2006; 100: 1150-1157.

25) Clemson L, et al. Lifestyle-integrated functional exercise (LiFE) program to prevent falls: trainer's manual. Sydney University Press; 2014.

26) Clemson L, et al. Integration of balance and strength training into daily life activity to reduce rate of falls in older people (the LiFE study): randomised parallel trial. BMJ 2012; 345: e4547.

27) Kubo K, et al. Effects of 6 months of walking training on lower limb muscle and tendon in elderly. Scand J Med Sci Sports 2008; 18: 31-39.

28) Nemoto K, et al. Effects of high-intensity interval walking training on physical fitness and blood pressure in middle-aged and older people. Mayo Clin Proc 2007; 82: 803-811.

29) Miura M, et al.Training with an Electric Exercise Bike versus a Conventional Exercise Bike during Hemodialysis for Patients with End-stage Renal Disease: A Randomized Clinical Trial. Prog Rehabil Med 2017; 2: 20170008.

30) Suzuki T, et al. Beneficial effect of intradialytic electrical muscle stimulation in hemodialysis patients: a randomized controlled trial. Artif Organs 2018; 42: 899-910.

31) 野口佑太, ほか. 透析中ベルト電極式骨格筋電気刺激が透析患者の身体機能に与える影響. 透析会誌 2018；51：87-91.

32) 家守由貴, ほか. 従来の急性期心臓リハビリテーション実施困難例に対するベルト電極式骨格筋電気刺激療法. 心臓リハビリ

テーション 2022；28：154-161.

33) Fujita S, et al. Nutrient signalling in the regulation of human muscle protein synthesis. J Physiol 2007; 582: 813-823.

34) Moore DR, et al. Protein ingestion to stimulate myofibrillar protein synthesis requires greater relative protein intakes in healthy older versus younger men. J Gerontol A Biol Sci Med Sci 2015; 70: 57-62.

35) Müller MJ, et al. Metabolic adaptation to caloric restriction and subsequent refeeding: the Minnesota Starvation Experiment revisited. Am J Clin Nutr 2015; 102: 807-819.

36) Phillips SM, et al. Mixed muscle protein synthesis and breakdown after resistance exercise in humans. Am J Physiol 1997; 273: E99-107.

37) Moore DR. Protein Requirements for Master Athletes: Just Older Versions of Their Younger Selves. Sports Med 2021; 51:13-30.

38) LaMotte M, et al. Acute cardiovascular response to resistance training during cardiac rehabilitation: Effect of repetition speed and rest periods. Eur J Cardiovasc Prev Rehabil 2010; 17: 329-336.

39) Burton E, et al. Motivators and Barriers for Older People Participating in Resistance Training: A Systematic Review. J Aging Phys Act 2017; 25: 311-324.

40) Grgic J, et al. Effects of Resistance Training on Muscle Size and Strength in Very Elderly Adults: A Systematic Review and Meta-Analysis of Randomized Controlled Trials. Sports Med 2020; 50: 1983-1999.

41) Manfredi TG, et al. Plasma creatine kinase activity and exercise-induced muscle damage in older men. Med Sci Sports Exerc 1991; 23: 1028-1034.

42) Hody S, et al. Eccentric Muscle Contractions: Risks and Benefits. Front Physiol 2019; 10: 536.

43) Ahtiainen JP, et al. Heterogeneity in resistance training-induced muscle strength and mass responses in men and women of different ages. Age (Dordr) 2016; 38: 10.

44) Suetta C, et al. Effects of aging on human skeletal muscle after immobilization and retraining. J Appl Physiol (1985) 2009; 107: 1172-1180.

45) Grgic J. Use It or Lose It? A Meta-Analysis on the Effects of Resistance Training Cessation(Detraining) on Muscle Size in Older Adults. Int J Environ Res Public Health 2022; 19: 14048.

46) Sakugawa RL, et al. Effects of resistance training, detraining, and retraining on strength and functional capacity in elderly. Aging Clin Exp Res 2019; 31: 31-39.

47) World Health Organization. WHO guidelines on physical activity and sedentary behaviour.
［https://apps.who.int/iris/rest/bitstreams/1315866/retrieve］
（2024 年 10 月閲覧)

各論2　骨・関節

1
身体不活動症候群（PIS）への影響

成田亜矢，高木理彰

POINT

● 骨は，日々生まれ変わっている．
● 骨は，力学的負荷に応じて強度を調整している．
● 骨も関節も，陸上で生きるために発達した臓器（健全な機能を維持するためには，荷重を含めた刺激が必要である）．

1. 骨・軟骨・関節の構造

　成人には約200本の分離骨がある．重力下で生活するわれわれにとって，骨の重要な役割は，重力に抗して形態を維持することであり，骨組織は筋肉や関節と協働しながら，きわめて強固な支持能力を有している．同時に，衝撃を吸収して折損を防ぐための柔軟性も併せ持っている[1]．また水生動物と違って，周囲環境からカルシウムを摂取することができないため，骨格が体内でカルシウムを貯蔵する器官として機能するようになったとも考えられている．新生児期には約350本の分離骨があり，成長とともに一部が癒合する[2,3]．乳幼児期に続いて，男女とも思春期に急激に身長が伸びる成長スパートを迎え，骨は形態学的成長とともに，量的に増加していく．20歳前後で骨量は最大になり，その後比較的安定して経過するが，特に女性は閉経を迎えると急激に低下する[4]．

　骨の構造や支持性は，どのように維持されているのだろうか．骨組織の一部は日々新しく生まれ変わっている．古くなり，傷ついた骨を新しい骨に置換することで，剛性と柔軟性を保ち，かかる負荷に耐えられるようにしている[1]．古い骨を吸収して新しい骨で置換する一連の流れを骨リモデリングといい，骨芽細胞，骨細胞，破骨細胞が関わっている．リモデリングは，破骨細胞が活性化して古い骨組織が吸収されることで開始する．続いて骨芽細胞による骨形成が始まるが，吸収相が2〜4週間と急速なのに対して，形成相は4〜6ヵ月間と緩徐である．そのため，リモデリングサイクルが亢進してバランスが崩れると，骨量は減少する[1-3]（図2-1-1）．リモデリングは，副甲状腺ホルモンやエストロゲン，インターロイキン-1,6といった各種ホルモンや炎症性サイトカイン，カルシウムやビタミンDなどの電解質等，さまざまな因子によって制御されている．その因子の一つに，「機械的刺激（メカニカルストレス）」がある．特に骨細胞が重要で，特徴的な細胞突起でメカニカルストレスを感知し，さまざまなサイトカインを産生してリモデリングを調整している．メカニカルストレスの大きさや頻度

によって，骨は自身の代謝をコントロールしているのである[1-3,5]．

四肢を形作る長管骨の両端は関節軟骨で覆われている．軟骨の弾性や荷重緩衝作用，耐久性などの機能的特性は，含まれる水分量による．水分は弾性や潤滑に重要なだけでなく，電解質や代謝産物の物質移動にも重要な役割を担う．軟骨には血管や神経はなく，栄養は関節内の滑液によってもたらされる．軟骨細胞への養分輸送には，荷重による軟骨の圧縮と，復元する際の水分の移動が関与している[6,7]．

相対する複数の骨を連結する構造が関節である．構造体には線維性の関節包と靱帯があり，関節の安定化に関わっている．静的な安定だけでなく，固有感覚神経終末からの情報を中枢に送り，筋活動をコントロールすることで，動的安定性にも寄与している．関節包も靱帯も，コラーゲン線維が綾状，もしくは平行に規則正しく並んでおり，力学的な負荷に耐える強度を保つのに適した構造となっている[8]．

図2-1-1 骨リモデリングの吸収相と形成相

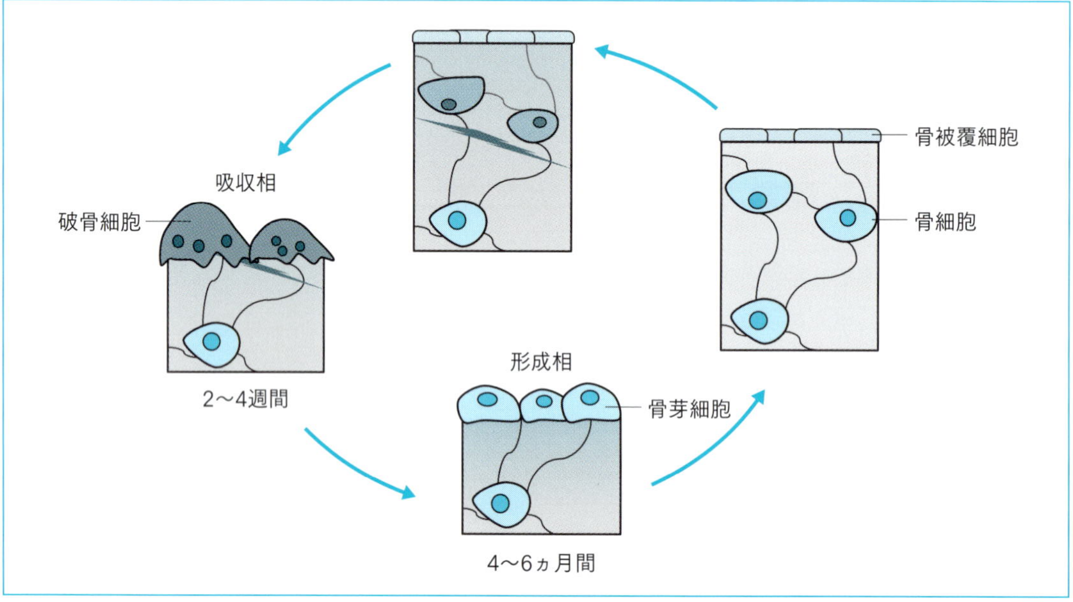

(Seeman E, et al. Bone quality-the material and structural basis of bone strength and fragility. N Eng J Med 2006; 354: 2250-2261 を参考に作成)

2. 荷重や関節運動がなくなると……？

骨量の低下と骨質の異常があり，脆弱性が増して骨折の危険性が増大する疾患を「骨粗鬆症」という．上述のように骨リモデリングは機械的な刺激によっても調整されているので，身体不活動（PI）や廃用は続発性骨粗鬆症の原因となる[4]（**図2-1-2**）．骨粗鬆症は骨折に至る病的過程であり，骨折すると日常生活が大きく障害される．高齢者が要介護になる原因の第4位は骨折・転倒で，全体の12.1%を占めており，高齢者の生活の質を維持するためにも骨粗鬆症の予防が重要である[9]．

関節が固定されたのちに浮腫や筋萎縮，拘縮などが生じることは古くから知られている．関節に刺激が加わらなくなると，2週間で組織学的な変化が起きる．筋が萎縮して関節内に線維脂肪結合組織

が増生し，1〜2ヵ月で結合組織と関節軟骨が癒着する．関節軟骨の菲薄化もみられる．関節包や靱帯のコラーゲン組成が変化して整った配列が乱れ，物理的な強度が低下する[6]．固定だけでなく非荷重によっても軟骨が菲薄化し，固定した場合は軟骨細胞が減少していたという報告もある[10]．固定後の硬さや組織学的変化は，その後長期間かけてももとに戻らないことも多い[6,8,11]．拘縮は骨折や外傷後の固定だけでなく，疼痛や関節炎，認知力低下や鎮静，うつ等による不動によっても起こる[8]．永続的な障害が残る可能性も高いことから，まずは発症予防に努めることが肝要である．

図2-1-2　低骨量を呈する疾患

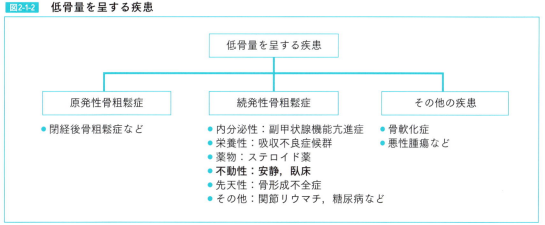

（折茂 肇，ほか．骨粗鬆症の予防と治療ガイドライン2015年版：2015 より）

文献

1) Seeman E, et al. Bone quality-the material and structural basis of bone strength and fragility. N Eng J Med 2006; 354: 2250-2261.
2) FH. マティーニ，ほか．カラー人体解剖学：西村書店；2003．p 85-99.
3) 井樋栄二，ほか．標準整形外科学 第14版：医学書院；2020．p 8-32.
4) 折茂 肇，ほか．骨粗鬆症の予防と治療ガイドライン2015年版：2015.
5) Frost HM. Bone "Mass" and the "Mechanostat": A proposal. Anat Rec 1987; 219: 1-9.
6) Akeson WH, et al. Effects of immobilization on joints. Clin Orthop Relat Res 1987; 219: 28-37.
7) 井樋栄二，ほか．標準整形外科学：医学書院；2020．p48-58.
8) Born CT, et al. Joint contractures resulting from prolonged immobilization: etiology, prevention, and management. J Am Acad Ortop Surg 2017; 25: 110-116.
9) 吉村典子．骨粗鬆症の疫学 - 地域住民コホートROADスタディより．Jpn J Rehabil Med 2019; 56: 344-348.
10) Nomura M, et al. Thinning of articular cartilage after joint unloading or immobilization. An experimental investigation of the pathogenesis in mice. Osteoarthritis Cartilage 2017; 25: 727-736.
11) Trudel G, et al. Four weeks of mobility after 8 weeks of immobility fails to restore normal motion: a preliminary study. Clin Orthop Relat Res 2008; 466: 1239-1244.

各論2　骨・関節

2 予防法，リハビリ・運動療法の実際と効果

成田亜矢，高木理彰

POINT

● 骨粗鬆症予防は若年期から始まっている．

● 十分な栄養と運動，日光浴

● ダイナミックな動きで，骨にメカニカルストレス，ひずみ力をかける．

● 筋量の維持，転倒予防も大事（いろいろな運動を組み合わせる）

● 骨はトレーニングに応えてくれる．

1. 骨粗鬆症，拘縮の怖さ

　骨粗鬆症の問題は，骨強度が低下し，わずかな外力で脆弱性骨折をきたし，その結果身体機能が低下することである．運動機能だけでなく内臓器障害をきたし，重症では寝たきりに至る．脆弱性骨折は立った姿勢からの転倒，もしくはそれ以下の外力で生じる骨折と定義され，骨折は椎体，大腿骨近位部，下腿骨，橈骨遠位端，上腕骨近位部，肋骨などで生じやすい[1]．既存骨折があると，将来的に骨折するリスクが2.2倍になる（95％信頼区間 1.9-2.6）[2]．

　骨粗鬆症性骨折の最多は椎体骨折で，多発骨折例も多く，Ross らによると80〜84歳の女性1,000人において250〜500ヵ所の骨折を認めた．人種による違いもあり，日本人は骨折数が多かった[3]．半数以上で外傷歴がなくても生じ，症状もないが，椎体骨折が多発すると徐々に脊柱の後彎変形が生じる[4]．脊柱の後彎が増強すると，立位をはじめとした日常生活動作において，特に胸腰椎で椎体の圧迫力が強くなり[5]，5椎体以上に既存骨折がある場合，新たに椎体骨折を起こすリスクは34.6倍になる（95％信頼区間 4.6-257.6）[6]．脊柱変形が転倒に有意に関与するという報告もある[7]．

　大腿骨近位部骨折のほとんどは転倒により発生する．無症候性が半数以上の椎体骨折と異なり，直接的に ADL を障害して寝たきりに結びつき，生命予後を悪化させる．骨折後の死亡率は非骨折者よりも高くなり，受傷後3ヵ月の全死亡相対リスクは5.75で（95％信頼区間 4.94-6.67），骨折後10年でも非骨折例より死亡リスクが高い[8]．

　下肢関節の拘縮は，運動効率を悪化させ，機能低下を来す[9]．股関節や膝関節に屈曲拘縮が起きると下肢伸展に必要な力が大きくなり，一定の角度を超えると立位が困難になる[10]．足関節の背屈可動域低下は，捻挫や骨折といった外傷のリスクを高める[11, 12]．

2. 骨を育てる－十分な栄養とメカニカルストレス－

最大骨量は思春期～20歳までに獲得される．骨折する児は，骨のサイズが小さく骨量が低いとされ，骨粗鬆症予防は若年期から始める必要がある．最大骨量の獲得，骨量維持には，栄養と機械的な刺激が必要である[13]（図2-2-1）．骨はカルシウムの貯蔵庫でもあり，体内のカルシウム量のおよそ99%が骨に含まれる[14, 15]．カルシウムは骨粗鬆症予防に不可欠な栄養素だが，国民栄養調査によると，男女とも推奨量の80～90%しか摂取できていない[16]．また腸管からのカルシウム吸収，骨化促進にはビタミンDが必要だが，Yoshimuraらは男性の72.4%，女性の88.0%でビタミンD不足を認め，運動習慣や喫煙，居住地によっても違いがみられたと報告した[17]．ビタミンDは食物からの摂取のほか，紫外線に当たることで皮膚でも合成される．日照時間が短い地域，冬季，過度の日焼け止めの使用は，ビタミンD不足に陥りやすい[13]．ビタミンDには，カルシウム吸収や骨密度上昇だけでなく，転倒予防効果もあることが示されている．複数の研究から，カルシウムとビタミンDには骨密度上昇，骨折予防効果があると考えられており，骨粗鬆症治療薬の一つとなっている[18]．まずは食事と日光浴で，十分量摂取したい．

骨形成にはメカニカルストレスが必要だが，その内容も重要である．骨にひずみ力（strain）が加わると電解質によって微細な電界ができ，骨芽細胞が刺激される[14]．そのひずみ力の大きさや回数により，骨形成のスピードが調整される．Lanyonらの研究では，間欠的に圧迫力を加えた骨では骨量が増加したが，持続的に力を加えた骨では増加せず，逆に不使用により減少した[19]．また別の研究で，ひずみ力が閾値を超えないと骨形成が起こらなかった[20]．つまり，スタティックよりもダイナミックな力，弱いより強い力の方が，効果があると考えられている．実際の運動では，ジャンプやスキップ，走行などが挙げられ，アメリカスポーツ医学会も，特に思春期前の若年者に積極的にそのような運動を取り入れるよう推奨している[13]．しかし加齢とともにジャンプ運動は困難となり，骨粗鬆症患者では骨折のリスクにもなり得るため，中高年者では筋力増強訓練（レジスタンストレーニング）やウォーキングが勧められる[4]．

3. 高齢者に適した運動は……？

Howeらによると，大腿骨頸部の骨密度にはレジスタンストレーニングが有効で，骨密度が1.03%上昇した．脊椎には，レジスタンストレーニングと荷重運動や持久力運動を組み合わせた複合プログラムが有効で，骨密度が3.22%上昇した[21]．Zhaoらは，荷重運動と組み合わせてレジスタンストレーニングをした場合，大腿骨頸部，脊椎とも有意に骨密度は上昇したが，レジスタンストレーニングのみでは有意な変化はみられなかったと報告した[22]．Bembemらは，80%1RM（repetition maximum）の高強度で週2回のレジスタンストレーニングと，40%1RMの低強度で週3回のトレーニングを行った効果について調べ，全体の負荷量が同等であれば，強度による効果の違いはないと報告した．また骨密度の変化は部位により異なっていた[23]．レジスタンストレーニングは，骨密度上昇効果

図2-2-1　脳性麻痺（片麻痺）成人例

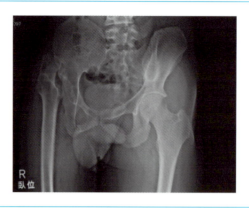

麻痺側の大腿骨は細く小さく，髄腔が広い．骨の成長障害，骨粗鬆症が疑われる．

があるがわずかで，荷重運動や持久力運動と組み合わせることで，最も高い効果が得られると考えられる．また上昇効果は部位によって異なる可能性がある．過度の脊椎屈曲を伴う運動で椎体骨折を起こしたという症例報告があり[24]，リスクが高い例では，運動内容に注意が必要である．

　脊椎については，背筋の強化が重要である．脊椎変形には，骨折の既往だけでなく背筋力の低下も関与する．後彎が増強すると椎体前方の圧力が高まり，さらに骨折が増えて変形し，転倒や骨折のリスクが高くなる，という悪循環に陥る．背筋力増強に，腹臥位による等尺性背筋訓練がすすめられている[4]（図2-2-2）．Sinakiらは最大背筋力の30%のバックパックを背部に載せて，1日10回，週5日の等尺性背筋訓練を2年間行った効果を調べた．負荷量は筋力に合わせて漸増した．すると10年後も骨密度は有意に訓練群で高く，非訓練群の骨折相対リスクは2.7倍だった．訓練群は，日常の活動量も有意に高かった[25]（表2-2-1）．等尺性背筋訓練は簡便で効果も望めるが，脊柱変形が強い例や骨折の急性期には禁忌であり，椎体骨折が1つ以下の例がよい適応である[4]．

図2-2-2　腹臥位による等尺性背筋訓練

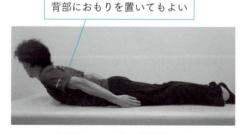

背部におもりを置いてもよい

腹臥位による等尺性背筋訓練

（宮腰尚久．骨粗鬆症と運動療法．Jpn J Rehabil Med 2019; 56: 367-370を参考に作成）

| 表2-2-1 | 2年間の背筋訓練の長期的効果 |

	介入前		2年後		10年後		p
	対照群	訓練群	対照群	訓練群	対照群	訓練群	
年齢	56.8 ± 4.5	56.8 ± 4.5	—	—	66.8 ± 4.5	65.3 ± 4.3	n.s.
身長（cm）	161.3 ± 4.7	162.6 ± 4.9	161.4 ± 4.6	162.4 ± 4.8	159.6 ± 4.5	161.2 ± 4.9	n.s.
体重（kg）	62.4 ± 7.4	66.3 ± 9.4	62.9 ± 8.5	66.7 ± 9.9	63.6 ± 10.1	67.8 ± 11.8	n.s.
背筋力（kg）	36.9 ± 10.3	39.4 ± 8.9	49.0 ± 12.6	66.8 ± 15.8	26.9 ± 7.4	32.9 ± 8.4	0.0357
身体活動点	7.4 ± 2.5	8.3 ± 2.3	11.7 ± 3.3	14.3 ± 3.1	6.3 ± 2.1	8.0 ± 2.5	0.0106
腰椎骨密度	1.00 ± 0.15	1.07 ± 0.16	0.98 ± 0.15	1.03 ± 0.16	0.82 ± 0.15	0.89 ± 0.14	0.0004
椎体骨折数	0	0	0	0	14 (4.3%)	6 (1.6%)	0.0290

（Sinaki M, et al. Stronger back muscles reduce the incidence of vertebral fractures: a prospective 10 years follow-up of postmenopausal women. Bone 2002; 30: 836-841 より）

4. 転倒を防ぐ

　転倒には，バランス能力や下肢筋力が関係している．Kasukawa らによると，転倒リスクが高い例は握力や背筋力が有意に弱く，脊椎変形が有意に大きかった[7]．また血清ビタミンDと筋力，転倒リスクの関連についても報告されている[18]．日本整形外科学会では，加齢による筋力低下や運動器疾患で移動機能が低下した状態を「ロコモティブシンドローム」と定義した．転倒や骨折を生じて要介護状態になることを予防するためのセルフチェックや体操について，ホームページで公開している[26]．体操（ロコトレ）は，「片脚立ち」と「スクワット」が推奨されている（図2-2-3）．下肢筋力が十分でない例は，椅子からの立ち上がり訓練でもよい（図2-2-4）．Sakamoto らは，75歳以上の男女を対象に，6ヵ月間1日計3分の片脚立ちをした群としなかった群で効果を調べた．結果，片脚立ちの持続時間は訓練群で大きく延長し，女性については訓練群の方が，転倒例が有意に少なかった[27]（表2-2-2）．Teixeira らによると，開眼→閉眼，両脚→片脚など難易度を徐々に上げたバランス訓練と，最大80%1RMまで強度を漸増した筋力訓練を週2回，18週間行ったところ，Berg Balance Scale を用いた評価でバランス能力が有意に改善し，転倒リスクが減少した（相対リスク 0.263, 10-0.68, p ＝0.0064）．また身体機能だけでなく，健康感や活力の向上など，心理面でも有効だった[28]（表2-2-3）．

5. 関節拘縮を作らない

　関節拘縮については，予防や治療にストレッチングが有効である．自動，他動，固有受容性神経筋促通法（proprioceptive neuromuscular facilitation）など，さまざまな手法があるが，いずれも可動

図2-2-3 ロコトレ「片脚立ち」と「スクワット」

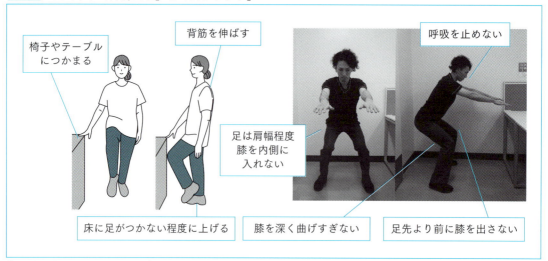

(日本整形外科学会ロコモティブシンドローム予防啓発公式サイト　https://locomo-joa.jp を参考に作成)

図2-2-4 椅子からの立ち上がり訓練

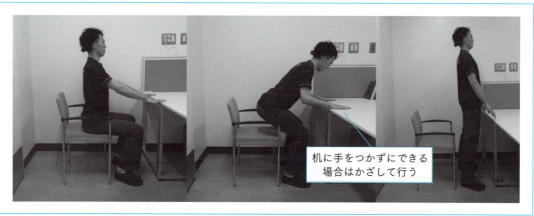

(日本整形外科学会ロコモティブシンドローム予防啓発公式サイト　https://locomo-joa.jp を参考に作成)

表2-2-2 6ヵ月間の片脚立ち訓練の効果

	男性 対照群	男性 訓練群	p	女性 対照群	女性 訓練群	p
片脚立位時間（右）	17.7 ± 35.1	6.4 ± 5.0	0.004	16.2 ± 21.6	7.2 ± 7.9	<0.000
片脚立位時間（左）	19.3 ± 44.4	6.7 ± 6.0	0.011	15.0 ± 21.2	6.1 ± 6.1	<0.000
骨折例（%）	1.2	1.3	0.945	0.9	2.7	0.091
転倒あり（%）	11.6	17.9	0.253	14.2	20.7	0.025
転倒回数	0.2 ± 0.8	0.5 ± 1.7	0.183	0.3 ± 1.2	0.3 ± 0.7	0.687

(Sakamoto K, et al. Why not use your own body weight to prevent falls? A randomized, controlled trial of balance therapy to prevent falls and fractures for elderly people who can stand on one leg for <15s. J Orthop Sci 2013; 18: 110-120 より)

表2-2-3 18週間のバランス，筋力訓練の効果

		介入前		介入後		p
		対照群	訓練群	対照群	訓練群	
BBS	姿勢保持関連	11.88 ± 0.33	11.95 ± 0.21	11.71 ± 0.99	12 ± 0	<0.0001
	方向転換関連	11.21 ± 1.14	11.37 ± 1.75	11.17 ± 0.99	11.91 ± 0.37	<0.0001
	総得点	51.71 ± 4.1	52.07 ± 3.63	51.26 ± 4.66	55.12 ± 1.73	<0.0001
SF-36	身体機能	54.4 ± 26.42	63.95 ± 22.56	50.6 ± 29.45	82.44 ± 17.3	<0.0001
	健康感	52 ± 22.38	51.09 ± 17.72	55.88 ± 23.81	73.67 ± 17.54	<0.0001
	活力	50.71 ± 22.4	58.26 ± 20.26	54.05 ± 23.51	74.88 ± 15.49	<0.0001
	心の健康	48.29 ± 21.08	64.3 ± 20.52	52.86 ± 21.05	78.84 ± 17.41	<0.0001

SF-36: Short Form Health Survey
BBS: Berg Balance Scale
(Teixeira LE, et al. Progressive load training for the quadriceps muscle associated with proprioception exercises for the prevention of falls in postmenopausal women with osteoporosis: a randomized controlled trial. Osteoporos Int 2010; 21: 589-596 より)

域を改善するとされる[29]．ただし前項で述べたとおり，一度拘縮に陥ると，長期間かけても元に戻らないことも多い．臨床の場面では，必要以上に関節の固定，安静を強いることで，拘縮を生じさせないよう予防に努めることが重要である[9,30]．疼痛や恐怖心から患肢を動かせず，隣接関節に不必要な拘縮を生じてしまう例もある（図2-2-5）．固定するべき関節がどこなのか，関わる医療者が正確な情報を共有し，患者さんに適切な指導をする必要がある．

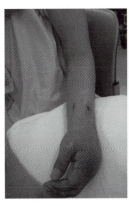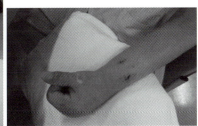

図2-2-5 骨折部とは別に関節拘縮を来した例

6. 未来の私のために －身体は刺激を待っている－

骨も関節も，水中から陸上に上がり，重力下で生活するようになった過程で発達してきた臓器といえる．健常性を保つためには，重力に抗して動くという，われわれならではの行動パターンを維持し

て刺激を与え続ける必要がある．

"The mass can be overadequate but never inadequate[31] (骨量は過大になることはありうるが，決して不十分になることはない)"．骨は自らにかかっている力を感知し，要求に応えられる強度を保とうとしている．ストレスが小さくなれば，それに応えられるだけの強度を保つ－つまり，弱化する．脆弱性骨折を来した例は，その後に骨折を起こすリスクが高いことが示されており，最初の骨折をいかに防ぐかが重要である．体を動かすためには，十分な筋力と滑らかに動く関節が必要で，いずれも一旦機能を失うと，回復させるのは非常に難しい．

まずできることを少しずつ．天気のよい日のウォーキングや日差しのある場所でのロコトレ，就寝前後の背筋訓練など，簡単なことから始めてみてはいかがだろうか．身体機能だけでなく心理的にも高揚し，その効果をある程度維持できる可能性がある．未来の私のために……身体が刺激を求めているのである．

文献

1) 折茂 肇，ほか．骨粗鬆症の予防と治療ガイドライン 2015 年版：2015．p2-5.

2) Krotzbuecher CM, et al. Patients with prior fractures have an increased risk of future fractures: a summary of the literature and statistical synthesis. J Bone Miner Res 2000; 15: 721-739.

3) Ross PD, et al. Vertebral fracture prevalence in women in Hiroshima compared to Caucasians or Japanese in the US. Int J Epidemiol 1995; 24: 1171-1177.

4) 宮腰尚久．骨粗鬆症と運動療法．Jpn J Rehabil Med 2019; 56: 367-370.

5) Bruno AG, et al. Spinal loading patterns from biomechanical modeling explain the high incidence of vertebral fractures in the thoracolumbar region. J bone Miner Res 2017; 32: 1282-1290.

6) Ross PD, et al. Predicting vertebral fracture incidence from prevalent fractures and bone density among non-black, osteoporotic women. Osteoporos Int 1993; 3: 120-126.

7) Kasukawa Y, et al. Relationships between falls, spinal curvature, spinal mobility and back extensor strength in elderly people. J Bone Miner Metab 2010; 28: 82-87.

8) Haentjens P, et al. Meta-analysis: excess mortality after hip fracture among older women and men. Ann Intern Med 2010; 152: 380-390.

9) Akeson W H , et al. Effects of immobilization on joints. Clin Orthop Relat Res 1987; 219: 28-37.

10) Kagaya H, et al. Ankle, knee, and hip moments during standing with and without joint contractures: simulation study for functional electrical stimulation. Am J Phys Med Rehabil 1998; 77: 49-54.

11) 市橋則明．ストレッチングのエビデンス．理学療法学 2014; 41: 531-534.

12) Pope R, et al. Effects of ankle dorsiflexion range and pre-exercise calf muscle stretching on injury risk in Army recruits. Aust J Physiother 1998; 44: 165-172.

13) Rizzoli R, et al. Maximizing bone mineral mass gain during growth for the prevention of fractures in the adolescents and the elderly. Bone 2010; 46: 294-305.

14) FH. マティーニ，ほか．カラー人体解剖学：西村書店；2003．p 85-99.

15) 井樋栄二，ほか．標準整形外科学：医学書院；2020．p 8-32.

16) 厚生労働省：平成 30 年国民健康・栄養摂取調査の概要
[https://www.mhlw.go.jp/content/10900000/000688863.pdf]
(2024 年 10 月閲覧)

17) Yoshimura N, et al. Profiles of vitamin D insufficiency and deficiency in Japanese men and women: association with biological, environmental, and nutritional factors and coexisting disorders: the ROAD study. Osteoporos Int 2013; 24: 2775-2787.

18) 折茂 肇，ほか．骨粗鬆症の予防と治療ガイドライン 2015 年版：2015．p84-93.

19) Lanyon LE, et al. Static vs dynamic loads as an influence on bone remodeling. J Biomech 1984; 17: 897-905.

20) Rubin CT, et al. Regulation of bone mass by mechanical strain magnitude. Calcif Tissue Int 1985; 37: 411-417.

21) Howe TE, et al. Exercise for preventing and treating osteoporosis in postmenopausal women. Cochrane Database of Syst rev 2011; 7: CD000333.

22) Zhao R, et al. The effects of differing resistance training modes on the preservation of bone mineral density in postmenopausal women: a meta-analysis. Osteoporos Int 2015; 26: 1605-1618.

23) Bemben DA, et al. Dose-response effect of 40 weeks of resistance training on bone mineral density in older adults. Osteoporos Int 2011; 22: 179-186.

24) Kim KV, et al. Effect of yoga on health-related outcomes in people at risk of fractures: a systematic review. Appl Physiol Nutr Metab 2022; 47: 215-226.

25) Sinaki M, et al. Stronger back muscles reduce the incidence of vertebral fractures: a prospective 10 years follow-up of postmenopausal women. Bone 2002; 30: 836-841.

26) 日本整形外科学会ホームページ
［https://www.joa.or.jp］
（2024 年 10 月閲覧）

27) Sakamoto K, et al. Why not use your own body weight to prevent falls? A randomized, controlled trial of balance therapy to prevent falls and fractures for elderly people who can stand on one leg for <15s. J Orthop Sci 2013; 18: 110-120.

28) Teixeira LE, et al. Progressive load training for the quadriceps muscle associated with proprioception exercises for the prevention of falls in postmenopausal women with osteoporosis: a randomized controlled trial. Osteoporos Int 2010; 21: 589-596.

29) Winters MV, et al. Passive versus active stretching of hip flexor muscles in subjects with limited hip extension: A randomized clinical trial. Phys Ther 2004; 84: 800-807.

30) Born CT, et al. Joint contractures resulting from prolonged immobilization: etiology, prevention, and management. J Am Acad Ortop Surg 2017; 25: 110-116.

31) Frost HM. Bone "Mass" and the "Mechanostat": A proposal. Anat Rec 1987; 219: 1-9.

各論3　脳・神経

1 身体不活動症候群（PIS）への影響

原　貴敏

POINT

- ●「脳・神経」疾患に対しては，個々の病態に応じた身体機能に対する影響を適切に把握する必要がある．
- ●「脳・神経」疾患では，個々の病態による身体機能への影響が，精神面，社会参加の観点にも影響を及ぼし相互的に負のスパイラルを生じ，身体不活動・廃用症候群を招く．
- ●「脳・神経」疾患では，痙縮，疼痛などの付随するその他の症状の影響が身体不活動・廃用症候群に関係することを理解する必要がある．

1. 脳・神経疾患における病態，症状とその経過について

　脳卒中を含めて脳の損傷，神経の損傷を伴う疾患においては，発症のタイミングは様々であるものの，ある一定の障害を負い，その障害と向き合いながら生活をしていく必要がある．脳・神経の疾患においては，その発症からの経過において，主に2つの経時的変化が認められる．一つ目は発症当初が最も重度であり，麻痺などの様々な障害においても，その後のリハビリにより一定の改善を認めるものである．これには，脳卒中・脊髄損傷があてはまる．一方で，疾患の進行を抑制する治療的介入を講じても，徐々に障害が進行する病態もあり，これらには，パーキンソン病を含む変性疾患などがあてはまる．またいずれの疾患においても，慢性期においてはわずかな改善と増悪を繰り返し，これらは個々の病態に限らず，個々人の環境要因に大きく左右される　図3-1-1 ．

　例えば脳卒中においては，麻痺のみならず，疼痛，痙縮，脳卒中後うつ症状，高次脳機能障害などその病巣に応じて様々な障害を呈する．

　脊髄損傷においては，麻痺のみならず，疼痛，膀胱直腸障害，褥瘡，異所性骨化など様々な二次的障害を呈する．

　パーキンソン病においては，運動障害のみならず，認知・精神面での障害，また運動障害に伴う転倒・骨折のリスクも有する．つまり我々は，これら病態，症状と今後予想される経過を適切に認識しつつ対処する必要がある　表3-1-1 ．

114

図3-1-1 脳・神経疾患における障害の経時的変化

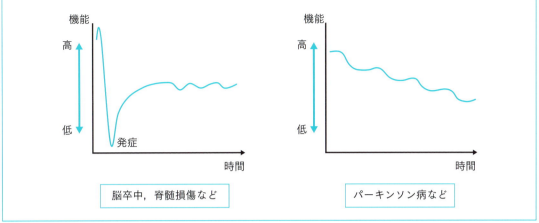

脳卒中や脊髄損傷は発症直後が最も症状，障害が重度であり，ゆるやかに回復する．一方で，パーキンソン病などの変性疾患では経時的に階段状に機能の低下が生じる．

2. 脳・神経疾患の症状・障害と身体不活動症候群（PIS）との関係性

　これらの様々な脳・神経疾患において生じる症状や障害について，形式的に身体面，精神面，そして二次的障害と分類したが，これらすべてが関連しており，同時進行的に生じることがある．例えば脳卒中や頭部外傷においては，麻痺の症状が主であるが，病巣やまたその病巣とネットワーク上で関連のある領域が前頭葉，側頭葉，頭頂葉であった場合には，高次脳機能障害，認知機能障害などが生じる．つまり，脳・神経疾患においては，身体面に生じる症状と精神症状は，その病態から近接した状態であり，これらは大きく社会参加を阻害する因子となりうる．これらは，表3-1-1 であげた線維筋痛症や慢性疲労症候群にいえるように，身体の不調と精神の不調の境界線が明確でないことからもいえる．加えて，これらの近接した関係性であるがゆえに，悪循環に陥りやすいことを理解しなければならない（図3-1-2）．同様に脳・神経疾患の二次的障害も，必ずしも原因と結果の関係とはいえず，同時進行的に生じている可能性が高い．これは，いわゆる誤嚥性肺炎において，「嚥下障害があるから誤嚥性肺炎を引き起こし，筋力低下が進行する」のか，「筋力低下があるため，嚥下不十分のため，誤嚥性肺炎を引き起こし，より食事がとれなくなり嚥下障害になる」のかといった，「鶏と卵」の関係性にあるといえる．そのため臨床場面においては，これらの様々な症状と障害を統一的に評価し，整理することは実践的なリハビリの戦略構築に寄与すると思われる．

表3-1-1 代表的な脳・神経疾患において生じる症状と障害

疾患	身体症状・障害	精神症状	主な二次障害,その他の障害
脳卒中	筋力低下,嚥下障害,疼痛,痙縮,関節拘縮	失語症,高次脳機能障害,抑うつ	起立性低血圧,神経因性膀胱,肺炎,褥瘡,深部静脈血栓症,症候性てんかん
頭部外傷	筋力低下,疼痛,痙縮,関節拘縮,	失語症,高次脳機能障害,抑うつ	起立性低血圧,神経因性膀胱,肺炎,褥瘡,深部静脈血栓症,症候性てんかん
脊髄損傷	痙縮,拘縮,褥瘡	抑うつ	深部静脈血栓症,浮腫,骨萎縮,異所性骨化
パーキンソン病	振戦,固縮,嚥下障害,自律神経障害,排尿障害	認知機能障害,高次脳機能障害,睡眠障害,幻覚	転倒・転落,肺炎,尿路感染症,褥瘡
脊髄小脳変性症	パーキンソニズム,末梢神経障害,痙縮,関節拘縮	認知機能障害,高次脳機能障害	転倒・転落,肺炎,尿路感染症,褥瘡
脊髄性筋萎縮症	筋力低下,嚥下障害,呼吸不全,末梢神経障害	抑うつ	誤嚥,肺炎
多発性硬化症	複視,眼振,視力低下,排尿障害	認知機能障害,抑うつ	転倒・転落,肺炎,尿路感染症,褥瘡
ギランバレー症候群	呼吸障害,脳神経障害,運動失調,自律神経障害	抑うつ	関節拘縮,褥瘡
筋萎縮性側索硬化症	呼吸障害,構音障害,嚥下障害	認知機能障害	肺炎,尿路感染症
多発性筋炎	嚥下障害,呼吸障害,心筋障害	認知機能障害	誤嚥性肺炎,転倒・転落
筋ジストロフィー	呼吸障害,心不全,側彎症	認知機能障害	転倒・転落
線維筋痛症	疼痛,疲労感,倦怠感	抑うつ,睡眠障害,認知機能障害	手のこわばり,関節痛,呼吸障害,嚥下障害,めまい,難聴,視力障害
慢性疲労症候群	疲労,疼痛,過敏症	睡眠障害,認知機能障害（特に情報処理,短期記憶）	自律神経症状,低血糖,不整脈
新型コロナウイルス感染症後遺症	嗅覚障害,味覚障害,筋力低下,急性脳症・脳炎,脊髄炎,末梢神経障害,筋痛,運動異常症,失調,嚥下障害,自律神経異常	うつ,高次脳機能障害（特に記憶障害）	めまい,頭痛,疲労感,脳卒中

図3-1-2 脳・神経疾患の症状・障害と身体不活動・廃用症候群との関係性

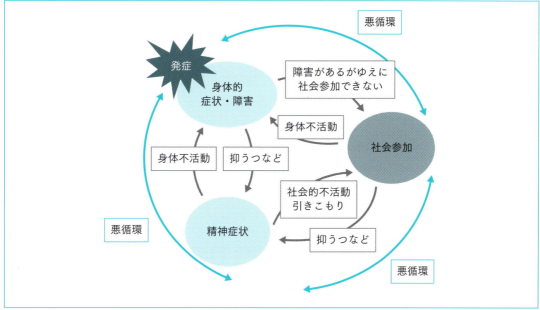

脳・神経疾患においては，障害が生じたときに，同時に精神症状も併発することがある．これらは様々な要因により悪循環を生じたり，加えて社会参加の妨げとなる．

3. 代表的な身体症状と身体不活動症候群（PIS）への影響

1）麻痺

　運動麻痺は大脳皮質からの下行路上で生じる障害で，中枢性運動麻痺，末梢性運動麻痺，神経筋接合部障害，筋障害によって生じる．中枢性運動麻痺は主に脳卒中，頭部外傷，脊髄損傷などが原因であり，末梢性運動障害では末梢神経の障害で筋力低下を主体とした症状を呈する．運動麻痺による四肢の活動の低下，不使用は廃用性筋萎縮，痙縮の増悪，固縮，失調の悪化，筋力低下，関節可動域制限，拘縮などを引き起こし，さらなる PI を招く．

　Nudo らは脳梗塞を起こした動物実験によって，一次運動野の手指領域を部分的に損傷させた後に，リハビリを実施した場合と実施しなかった場合とで比較している[1]．これによると，リハビリを実施した場合には，手指領域の拡大と肩・肘領域の大きさはそのままであった．一方でリハビリを実施しなかった場合には，手指領域は縮小し，損傷していない肩・肘領域は拡大したとされている．つまり，麻痺に対してリハビリを実施しない，もしくは不使用を継続した場合には，麻痺のみならず，それに関連した中枢の領域においても機能の衰退が生じることが示唆される．また麻痺を呈した四肢の使用頻度が減少すると再構築された脳領域が再度縮小することがわかっており，これにより生じた不活動状態を「学習された不使用（learned non-use）」と呼ぶ[2]．

2）疼痛

疼痛とは組織侵襲的な強い刺激が需要期に加えられたときに生じる感覚で，機械的刺激のみならず熱や寒冷あるいは炎症反応などの化学的刺激によっても惹起される[3]．中枢性疾患で有名なのは，視床出血などによる視床痛である．また末梢神経障害などに併発する反射性交感神経性ジストロフィーがある．疼痛による障害は，いわゆる「苦痛」の要素もあり，それ自体の物理的刺激による苦痛で随意的に四肢を動かすことを制限する．制限すると筋短縮，結合組織の増大が生じる．これらは拘縮を引き起こし，さらなる疼痛を引き起こす．これはまた随意的な運動を制限してしまう．疼痛においては，このような負のスパイラルが生じる．一方で，情動的，社会的な側面での苦痛も生じる．不安，怒り，抑うつ，睡眠障害といった症状は社会参加にも影響を及ぼす．これら「物理的要素」，「心理的要素」の両面より，PI・DS が生じる可能性がある（図3-1-3）．

図3-1-3　疼痛による身体不活動・廃用症候群が生じるメカニズム

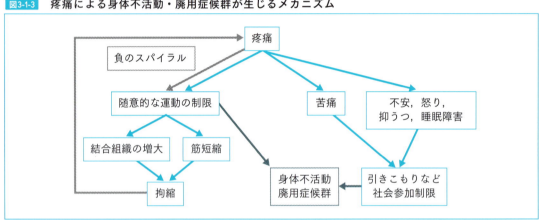

疼痛は身体面に対する影響のみならず，精神面にも影響を及ぼす．

3）痙縮

痙縮は，上位運動ニューロン症候群の陽性徴候の一つであるとされている．最も広く知られた Lance が提起した定義では「上位運動ニューロン症候群の一成分として腱反射を伴う，緊張性伸張反射における速度依存性増加（筋緊張）によって特徴付けられる運動障害」とされている[4]．上記の運動麻痺においては，随意的な運動が障害された運動麻痺と随意的な運動支持がない状況下で筋を弛緩できない筋過活動が併存しているとされている[5,6]．Gracies らによると，麻痺肢の安静・不動により最初の数時間で麻痺肢の筋節の喪失（筋の短縮）と結合組織の蓄積が生じるとされる[5,6]．またこのとき同時に，脳内では，可塑性変化・再構成が生じている．結果，筋は，硬さが増悪し，伸展性の特性が低下する．この不動化と拘縮に至った筋では，結合組織が増大して，筋のコンプライアンスが低下し，同時に筋紡錘の短縮が生じる．これにより伸張反射が亢進し，過敏な筋過活動が生じる．痙縮は，「誤った大脳可塑性変化・再構成」，「発症当初からの不動」，「麻痺肢の不使用」により増悪するとされ，これらは負のサイクルを構成し，PI・DS を引き起こす（図3-1-4）．

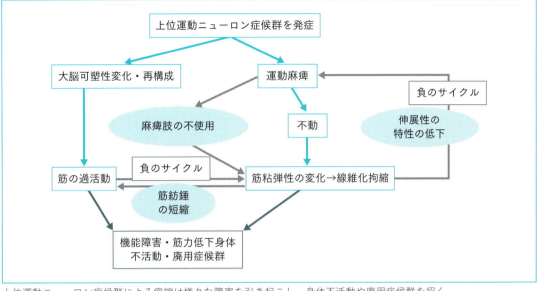

図3-1-4 上位運動ニューロン症候群による痙縮を生じるメカニズムと身体不活動との関係性

上位運動ニューロン症候群による痙縮は様々な障害を引き起こし，身体不活動や廃用症候群を招く．

4）ICU-acquired weakness（ICU-AW）

　ICU-AW は，重症疾患などで長期間 ICU に入室後の急性期に四肢筋力低下を呈する症候群である[7]．Critical illness polyneuropathy（CIP），Critical illness myopathy（CIM），Critical illness neuromyopathy（CINM）と呼ばれる疾患も包括している．これらの病態は，高度炎症に伴う末梢神経の微小循環障害，アポトーシスなど蛋白分解系の経路の活性化に伴うミオシンの減少，また鎮静や神経遮断薬による不動などが要因であるとされている．筋生検により診断・鑑別することもあるが，一般的な診断基準を 表3-1-2 に示した．機能的予後として，Medical Research Council（MRC）スコアが低値であればあるほど，筋力の回復があっても ADL，QOL の回復が十分得られない可能性が高い[8,9]．そのため ICU-AW においては，早期に適切な評価をすることもさることながら，ICU-AW を引き起こす可能性のある誘因をもった患者に対し，早期に介入できる準備をしておく必要がある．

表3-1-2 ICU-AW の診断基準

1．重症疾患（Critical illness）の発症後に出現したびまん性筋力低下
2．筋力低下はびまん性（近位・遠位ともに），左右対称性，弛緩性，通常脳神経は正常
3．24 時間以上あけて 2 回以上行った MRC 合計スコア 48 点未満，または MRC 平均スコア 4 点未満
4．人工呼吸器に依存
5．重症疾患（Critical illness）と関連しない筋力低下の原因を除外可能

4. 代表的な精神症状と身体不活動症候群（PIS）への影響

1）脳卒中後うつ

　脳卒中後うつ（post-stroke depression：PSD）は，脳卒中患者の 33% 程度に認められるとされている[10]．脳卒中後うつは，ADL や認知機能障害を障害し，PI・DS を招く原因となる．診断は Diagnostic and Statistical Manual of Mental Disorders-5（DSM-5）に準ずる．PSD の病巣は Robinson らの報告から左背外側前頭前野と基底核を含む腹外側辺縁系回路だと提唱されている[11]．しかしながら，慢性期の症例においては，この病巣に限らず症状を呈することがある．またこれらの症例においては，環境的要因により左右される傾向がある．そのため上記病巣が PSD の発症メカニズムであるとは限らないということが現在ではいわれている[12]．脳血管障害後に増加する炎症性サイトカイン，セロトニンの合成低下，モノアミン代謝異常などが発症に関係しているとされる[13]．

2）アパシー

　アパシーは，自発的低下，病識欠如，無力感が特徴的症状であるとされている[14]．アパシーの病巣については，前頭葉，前部帯状回，尾状核，背外側前頭前皮質，眼窩前頭皮質が関連しているとされる．また Cumming はアパシーの行動に関わるネットワークを前頭葉皮質−皮質下回路として，少なくとも 3 つ存在するとしている（図3-1-5）．①遂行機能と運動プログラミング障害，②易刺激性と脱抑制，③自発性低下．これらどの経路の障害においても，神経基盤は異なるもののアパシーを呈するとされる．アパシーの特徴は「促さないと行動しない」ところがあり，寝たきり，引きこもりの要因となりうる．一方で，脳卒中で尾状核病変を含む症例とそれ以外の皮質下病変症例とで MMSE の変化を検証したところ，尾状核病変を含む症例においては，有意な MMSE の低下があったことが報告されている[15]．つまり，アパシーはそれ自体が PI を引き起こす要素である一方で，認知機能の二次的な低下を引き起こす原因である可能性が高い．この病態を小林らは「廃用性認知症」と過去の報告にて述べている[16]．

3）PSD とアパシーの関係性

　PSD，アパシーはどちらも，リハビリの実施における阻害因子になりうる．そのため，結果的に，リハビリが十分に遂行できなかった場合，もしくは本症状のコントロールが不十分であった場合には，PI・DS に至る可能性が示唆される．アパシーと PSD はしばしば混同されがちであるが，大きな違いはアパシーにおいては，自発的低下の要素が大きく促さないと行動に移せない点，自殺企図がない点があげられる[17]（図3-1-6）．

図3-1-5 アパシーの病態に関わる3つの前頭葉皮質－皮質下回路

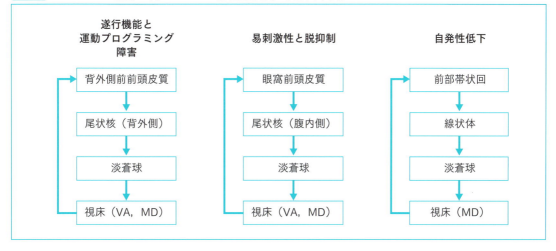

図3-1-6 アパシーとうつの関係性

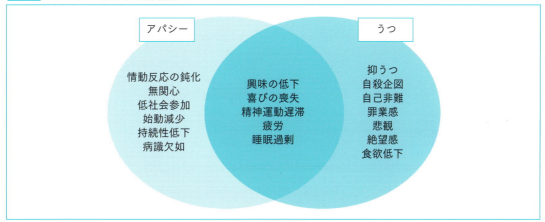

(Levy R. Apathy: a pathology of goal-directed behaviour: a new concept of the clinic and pathophysiology of apathy. Rev Neurol (Paris) 2012; 168: 585-597. およびBokura H, et al. Long-term cognitive impairment associated with caudate stroke. Stroke 1997; 28: 970-975を参考に作成)

文献

1) Nudo RJ. Remodeling of cortical motor representations after stroke: implications for recovery from brain damage. Mol Psychiatry 1997; 2: 188-191.
2) Ballester BR, et al. Counteracting learned non-use in chronic stroke patients with reinforcement-induced movement therapy. J Neuroeng Rehabil 2016; 13: 74.
3) 千野直一. 疼痛の評価 現代リハビリテーション医学改訂第3版：金原出版；2003.
4) Lance JW, et al. Spasticity: Disordered Motor Control: Year Book Medical Publishers; 1980. p 485-494.
5) Gracies JM. Pathophysiology of spastic paresis. I: Paresis and soft tissue changes. Muscle Nerve 2005; 31: 535-551.
6) Gracies JM. Pathophysiology of spastic paresis. II: Emergence of muscle overactivity. Muscle Nerve 2005; 31: 552-571.
7) Stevens RD, et al. A framework for diagnosing and classifying intensive care unit-acquired weakness. Crit Care Med 2009; 37: S299-308.
8) Sidiras G, et al. Long term follow-up of quality of life and functional ability in patients with ICU acquired Weakness - A post hoc analysis. J Crit Care 2019; 53: 223-230.

9) Fan E, et al. Physical complications in acute lung injury survivors: a two-year longitudinal prospective study. Crit Care Med 2014; 42: 849-859.

10) Hackett ML, et al. Frequency of depression after stroke: a systematic review of observational studies. Stroke 2005; 36: 1330-1340.

11) Robinson RG, et al. Post-Stroke Depression: A Review. Am J Psychiatry 2016; 173: 221-231.

12) Wei N, et al. Post-stroke depression and lesion location: a systematic review. J Neurol 2015; 262: 81-90.

13) Mitchell AJ, et al. Prevalence of depression, anxiety, and adjustment disorder in oncological, haematological, and palliative-care settings: a meta-analysis of 94 interview-based studies. Lancet Oncol 2011; 12: 160-174.

14) Levy R. Apathy: a pathology of goal-directed behaviour: a new concept of the clinic and pathophysiology of apathy. Rev Neurol (Paris) 2012; 168: 585-597.

15) Bokura H, et al. Long-term cognitive impairment associated with caudate stroke. Stroke 1997; 28: 970-975.

16) 小林祥泰. 脳卒中後アパシーと血管性認知症. 高次脳機能研究 2014; 34: 1-8.

17) Landes AM, et al. Apathy in Alzheimer's disease. J Am Geriatr Soc 2001; 49: 1700-1707.

各論3　脳・神経

2 予防法，リハビリ・運動療法の実際と効果

原　貴敏

POINT

- ●「脳・神経」疾患に対するリハビリは，神経可塑性の向上のみならず，精神面，社会参加の創出にも寄与する．
- ●脳卒中においては，身体不活動・廃用症候群の予防・治療の観点から「運動機能の改善」「歩行の獲得・ADL の改善」「認知機能の改善」が重要である．
- ●「脳・神経」疾患においては，個々の病態に応じたリハビリ戦略とが重要である．

1. 概論

　脳・神経疾患における，身体不活動（PI）・廃用症候群（DS）への戦略には，大きく4点が重要であると考える．1つ目に早期介入，2つ目に負のスパイラルを断ち切る，3つ目に精神面のサポート，4つ目に社会参加の創出である．これらは予防法，リハビリ，運動療法どれについても関連する要素である．

1）早期介入

　脳卒中においては，脳卒中ガイドラインにおいて，合併症を予防し，機能回復を促進するために，24 〜 48 時間以内に病態に合わせたリハビリの計画を立てることが勧められるとされている[1]．脳卒中を中心とした脳原性疾患，頭部外傷，脊髄損傷においては，麻痺肢を中心として安静や不動に伴い腱反射亢進，筋過活動を通して痙縮，拘縮，筋・結合組織の短縮・変性が生じる[2,3]．そのためこれらに対処する目的で早期に介入することが望ましい．また脳卒中では，下行する皮質脊髄路のワーラー変性が生じるとされる．ワーラー変性は慢性期の脳画像において検出されるが，近年では，この病態は発症から7日程度ですでに生じている可能性が指摘されている[4,5]．急性期からのリハビリが結果的にワーラー変性の予防につながるかどうかは現在不明であるが，慢性期における麻痺肢の不使用，廃用患者であればあるほどワーラー変性を伴っていることが多いことから，早期の介入は予防的側面があるかもしれない．

2）負のスパイラルを断ち切る

　前項で示した通り，脳・神経疾患はその病態が二次的障害を生み出し，身体面・精神面での悪循環を生み出す．また疼痛や痙縮においても，固有の病態をもってPI・DSへ陥る負のスパイラルを有している．そのため，これらに対する対処法は，この負のスパイラルを断ち切ることである．脳卒中における急性期リハビリが最も代表される例である．また疼痛・痙縮においても同様に，リハビリ介入することが，この負のスパイラルを断ち切るきっかけになる．

3）精神面のサポート

　脳卒中を含めて，脳・神経疾患は様々な病状が短期的に変化することがある．そのため，患者の心情を我々医療スタッフが敏感に捉えることが大切である．時に，これらの背景にはPSD，アパシー，その他の精神状況が隠れている可能性がある．医師，看護師，療法士，ソーシャルワーカーなどの医療スタッフによるチーム体制でのサポートが重要である．看護師においては，病棟生活と日常生活をリンクさせた日常生活面でのサポートが，療法士においては，日々接することでの身体面のみならず，精神面の変化を観察することが求められる．また，モチベーション（動機づけ）を行うのも有効かもしれない．脳卒中におけるリハビリ実施において有効性があるといわれている戦略として上位5つを列挙すると，「難易度調整」，「目標設定」，「結果のフィードバック」，「目標に関連する練習課題の提供」，「褒めること」とされている[6]．

4）社会参加の創出

　脳・神経疾患のリハビリにおいては，脳卒中の患者を中心として，必要に応じて回復期リハビリ病棟にて長期的にリハビリを行うことがある．その後，在宅復帰にむけて環境の調整や就労・就学を支援していく．生活期の入り口としての訪問リハビリの果たす役割はきわめて重要となる．地域のリハビリを担う病院は，退院後可及的早期から質の高い訪問リハビリを導入することが重要である．これらの場合，患者の身体的，精神的側面のみならず，環境因子，個人因子を考慮してテーラーメードで介入していく必要性がある．また地域における多職種を中心とした生活のサポートと機能維持がPI・DSに対して「先制型の予防プログラム」として機能すると考えられる（図3-2-1）．社会参加の創出は患者本人の動機づけにより，前向きに進捗することもあれば，なかなかきっかけを見出せないこともある．そのような時は，我々医療者側が，本人の動機づけをサポートする必要があろう．きっかけは小さなことである場合もあり，本人との会話の中で自ずと創出される．在宅での料理，家事，買い物，運転の再開，または地域コミュニティへの参加，就労，就学，言語的コミュニケーション手法の導入，ICTを活用したコミュニケーション手法の導入，スポーツへの参加などがあげられる．これらの社会参加の創出は，「生きがい」を見出すことにもつながり，PIの予防にも寄与すると考えられる．

図3-2-1 地域におけるサポート体制は先制型の予防プログラムとなりうる

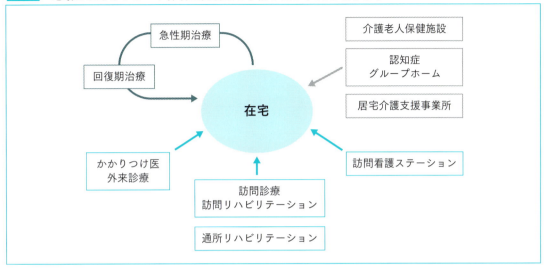

2. 脳卒中

1）脳卒中リハビリの概念

　脳卒中のリハビリにおいては，その病巣・併存疾患・認知機能・摂食・患者背景などの様々な要素と，発症から介入までの期間により，その介入手法が多様である．言ってみれば，究極のテーラーメード治療が必要である．前述のごとく急性期からの介入が重要であるとされており，急性期治療における合併症に留意しながらリハビリを遂行していく．脳卒中におけるリハビリの根幹は，「運動機能の改善」「歩行の獲得・ADL の改善」「認知機能の改善」であると考えられる（図3-2-2）．PI・DS という観点に焦点をおくと，重要な観点は，如何に麻痺肢の筋の廃用を防ぎながら，可塑性変化に応じた機能回復を図るか，また座位→立位→歩行という歩行獲得に応じた段階的なリハビリプログラムの中で如何に，下肢の随意性を引き出すかが重要であるといえる．また，脳卒中早期においては，意識障害を伴った高次脳機能障害が存在する．この場合，早期の離床と立位訓練が，患者への刺激となり，高次脳機能障害の改善に繋がることが示されている．近年においては，大脳の可塑性変化に着目した様々なニューロリハビリ手法が開発されており，これらの手法と組み合わせたリハビリ戦略は有効であると考えられる．

2）ニューロリハビリ

　上肢について，種々の訓練手法がメタ解析によって比較されている（図3-2-3）[7]．この報告によると，上腕に関してはCI療法が最も有効であり，一方で手指に関してはCI療法，電気刺激，集中的リハビリなどがコントロール群と比較してわずかに有効である可能性が示唆されている．下肢について

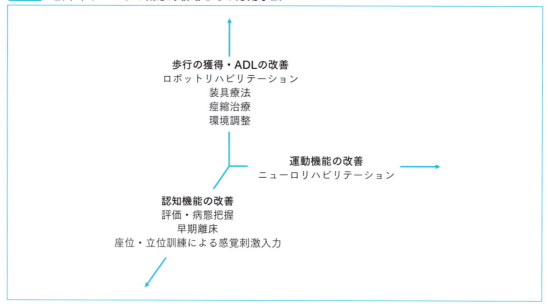

図3-2-2 脳卒中リハビリの概念的戦略とその応用手法

は，バイオフィードバックやエクササイズが有効であるとされている（図3-2-4）．また本論文では抽出されていないが，ロボットを用いた歩行訓練も有効である[8,9]．上下肢ともに共通していえることは，各々の大脳可塑性変化を促進させると考えられるリハビリ手法は，既存のリハビリを併用することでさらなる機能の向上が期待できる可能性が示唆される．しかしながら，サンプルサイズや報告数の問題から未だ確立されたものは存在せず，今後の検証が求められている．

3）大脳可塑性変化

近年，脳機能画像研究の進歩から，脳卒中におけるリハビリが脳の可塑性変化を伴っていることが報告されており，これは脳卒中後のリハビリの効果を示すために重要なものとなってきている．過去の報告によると，脳梗塞の回復過程において，麻痺側手指対立運動時において両側の小脳，運動前野，下頭頂葉，感覚運動野が賦活していた[10]．また我々が実施した反復経頭蓋磁気刺激（rTMS）と集中的リハビリにおいても，rTMSの刺激部位のみならず，損傷周囲領域やそのネットワーク領域の賦活が認められた[11]．つまり，脳卒中のリハビリにおいてはその機能回復とパラレルに，皮質再構成が生じる，かつ神経ネットワークの再構成が生じている可能性が示唆される．

また動物実験では，麻痺に対する運動課題において，より巧緻性を伴う運動を実施した場合，運動野の再構築が生じることが報告されている[12]．よって，単純な課題の繰り返しではなく，麻痺の程度に応じた難易度の課題を実施することが，大脳の再構築には重要であることが示唆される．

図3-2-3 上肢の様々な訓練手法におけるメタ解析

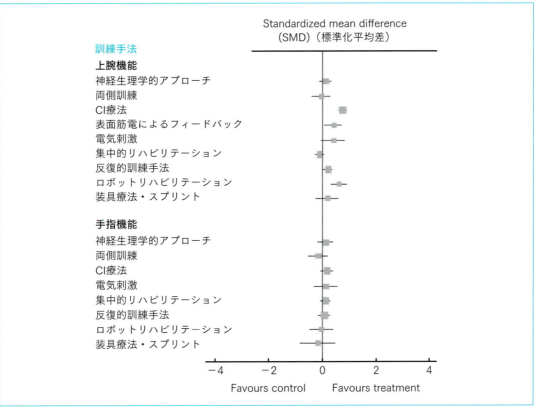

(Langhorne P, et al. Motor recovery after stroke: a systematic review. Lancet Neurol 2009; 8: 741-754 を参考に作成)

図3-2-4 下肢の様々な訓練手法におけるメタ解析

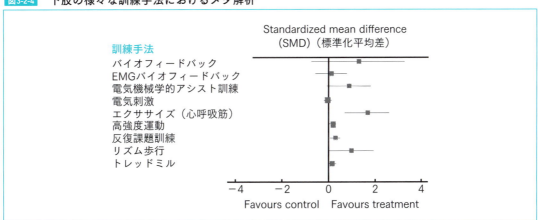

(Langhorne P, et al. Motor recovery after stroke: a systematic review. Lancet Neurol 2009; 8: 741-754 を参考に作成)

4) 長期的な機能維持における課題

　現在の本邦における脳卒中治療においては，急性期から回復期を過ぎた発症6ヵ月前後までのリハ

ビリ手法においては，確立されつつあり，質的・量的に世界でも豊富なリハビリを受容できる環境が存在する．それ以後は介護保険によるリハビリに移行するわけであるが，このフェーズに移行することで，①専門医師との関係性の希薄化，②長期的な機能維持に関するエビデンスの欠如が課題点としてあげられる．前者においては，介護保険への移行に伴いリハビリ専門医師との関係性が途絶える患者も散見される．そのため，訪問リハビリ，通所リハビリに移行した場合においても長期的に，脳卒中後遺症を診察できる医師の積極的な介入が望まれる．後者においては，通常治療介入効果，リハビリ介入効果は，統計学的な有意差をもって評価される．しかしながら統計学的に「機能維持している」ことを証明することは難しい．またリハビリは多様な交絡因子が存在するため，その治療的効果を示しにくいという特徴を有している．そのため，後者においては，既存の評価尺度のみならず，身体面・精神面をリアルタイムで評価できるシステムの構築と大規模な調査が必要であると考えられる．

3. 頭部外傷

頭部外傷に対するリハビリにおいては，局所脳損傷による損傷とびまん性軸索損傷などの脳への回転加速度が加わったことによって生じる様々な損傷機転があり，その損傷機転に応じて，脳局在性，大脳のネットワーク領域への影響により多種多様な症状を呈する．急性期においては，その重要度に応じ，バイタルサインや痙縮やてんかん発作に留意しながら離床を実施する．意識障害が残存していても，座位姿勢や立位姿勢を行うことで覚醒度が上がり，意識レベルの向上につながることもある．脳卒中との大きな違いは，急性期における麻痺の症状は意識障害の改善に伴って比較的緩やかに改善し，麻痺よりも失調症状を後遺しやすいこと，加えて高次脳機能障害や認知機能は，脳卒中と比較してより重度であることである（図3-2-5）．脳卒中に比して高次脳機能障害を後遺することが多い．そのため急性期においても，個々の患者の背景を理解しながら実生活に即したサポートが重要となってくる．また急性期における治療において，長期間ICUで管理することも多い．また意識障害を呈しやすく長期間の治療的にやむを得ない拘束が必要となることもある．これらはDS，拘縮，疼痛，異所性骨化などの原因となりうる．また前項のICU-AWを併発する可能性もある．ICU-AW特有の予防方法や治療は現在存在しないが，早期介入と電気刺激療法が有効であるといわれている[13]．

4. 脊髄損傷

脊髄損傷においては，残存能力を最大限に引き出すことが重要で，発症直後から在宅復帰に至るまで，多職種によるアプローチにより身体面・精神面でのサポートと介入が重要である．また早期介入によりせん妄期間の短縮や人工呼吸器の装着時間の短縮などの効果が見込まれる．身体面においては，離床・座位のみならず，起立台を用いた立位訓練も有効である．この手法は意識状態・覚醒の改善にも寄与するものと考えられている[2]．脊髄損傷におけるガイドラインによると，呼吸筋の筋力ト

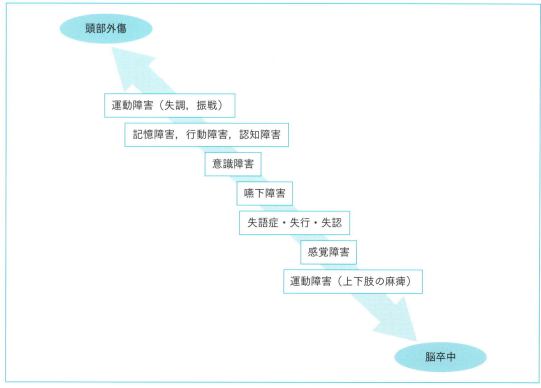

図3-2-5 頭部外傷と脳卒中の障害による比較

レーニングは，呼気性の筋力強度，肺活量および残気量を改善する傾向があったとされ推奨グレードB（行うように勧められる科学的根拠がある）とされている[14]．また機能的電気刺激は，上下肢機能の改善や，残存機能の向上に寄与するため推奨グレードBとされている．機能的電気刺激は，麻痺のみならず，疼痛のコントロール，横隔ペーシングによる呼吸改善効果も見込まれる．また社会参加の創出として障害者スポーツへの参加促進は重要である．近年は陸上，バスケットボール，マラソン，テニスなど車いすを用いて参加できる競技が増加傾向にある．

5. パーキンソン病（PD）

　パーキンソン病診療ガイドライン2018によると，PDのリハビリにおいては，その種類，治療目標，具体的な治療方法，症状に応じたリハビリの選択の仕方が求められ，リラクセーション，可動域訓練やストレッチ，頸部と体幹部の捻転運動，背部の伸展と骨盤傾斜訓練，座位と姿勢制御，リズムをもったパターン訓練などが有効であるとされている[15]．そのためPDにおいては，筋肉の柔軟性を如何に維持するかが重要であると筆者は考える．また，過去の報告によると，「運動の習慣化」が重要であるとされている．定期的に週に2.5時間以上の運動を行っている者とそうでない者を比較したところ，前者のほうが健康関連QOL，機能性の低下の幅が小さかったとされている

[16]．これらはまさに PI の予防につながるといえる．また LSVT BIG® や LSVT LOUD® といった PD に特化した訓練は，PD の機能改善・維持において有効であると考える．

PD においては，各 Hoehn & Yahr（HY）の重症度分類に応じたリハビリ介入が重要である（表3-2-1）[17]．特に，HY3 で姿勢反射障害が出現した時期前後では，転倒転落に注意し，バランス訓練に焦点を当てた訓練が有効であると考えられる．過去報告によると，HY3 以上になると転倒を 100％経験しているとされる[18]．転倒は骨折のリスクを増大し，特に PD 患者においては，転倒後の二次的障害のリスクが高いとされている[19]．また，PD においては転倒後症候群（post-fall syndrome）を引き起こしやすいと考えられる．転倒後症候群とは，転倒の経験から「再び転倒するかもしれない」という転倒恐怖感を抱き，外出を過剰に控えるなどの活動性の低下が結果的に PI・DS になり，結果的に転倒リスクをさらに高め原因となるという病態である[20]．PD においては，発症 10 年後の認知症の有病率は 15〜20％であるとされている[21]．つまり，身体面・精神面から転倒対策を講じること，加えて転倒後症候群における「負のスパイラル」を断つことが重要である．恐らく，この両面に着目した検討は未だ存在しないかもしれない．よってこれは今後の検討課題でもあると考えられる．

表3-2-1　パーキンソン病の病期にあわせた目標と治療介入

	H-Y stage 1-2.5	H-Y stage 2-4	H-Y stage 5
目標	● 活動性低下予防 ● 動作や転倒への不安予防 ● 身体機能の維持・向上	● 転倒予防 ● コア領域の制限の減少 ● 移乗，姿勢，リーチと把持 ● バランス ● 歩行	● 生命機能維持 ● 褥瘡予防 ● 関節拘縮予防
治療介入	● 活動的なライフスタイルの推奨 ● 身体機能の向上と活動性低下予防のための情報提供 ● バランス，筋力，可動域，有酸素容量を改善するための積極的訓練 ● 介助者への指導	● 自宅での活動的で機能的なタスクの運動 ● PD 特有の戦略 →認知運動 → Cue を取り入れ ● 複数の課題を同時に処理するための情報提供	● ベッド，車いすでの姿勢調整 ● 介助下での動作訓練 ● 関節拘縮と褥瘡予防のための情報提供

（Keus SH, et al. Evidence-based analysis of physical therapy in Parkinson's disease with recommendations for practice and research. Mov Disord 2007; 22: 451-460 を参考に作成）

6. 脊髄小脳変性症（SCD）

ガイドラインによると，小脳失調を主体とする SCD に対してバランスや歩行に対する理学療法を集中的に行うと，小脳失調や歩行が改善する[22]．作業療法においては，基本動作練習と ADL 練習を組み合わせて行うとよいとされている．近年では，SCD に対する短期間集中リハビリに関する効果についての報告が認められるようになっている[23,24]．SCD の病態に合わせた訓練プログラムの提供は，バランス能力を構成する様々な要素への求心性・遠心性刺激として働き，機能の向上に寄与する

と考えられる（表3-2-2）．しかしながら，現状短期的なリハビリによる効果の報告で，反復な導入や長期的な治療介入による検証がないため，今後さらなる検証が必要であるといえる．

表3-2-2　脊髄小脳変性症集中的リハビリテーションプログラムの構成

理学療法	作業療法	言語聴覚療法	自主訓練
●体幹・骨盤帯運動 ●体幹筋筋力強化訓練 ●バランス訓練 ●姿勢反射訓練 ●動作訓練	●上肢機能訓練（巧緻動作訓練・上肢協調性訓練） ●日常生活動作訓練 ●日常生活関連動作訓練	●構音訓練 ●音声訓練	●バランス訓練

（加藤太郎，ほか．歩行可能な脊髄小脳変性症患者の運動失調に対する短期集中リハビリテーション治療―Scale for the Assessment and Rating of Ataxia の総得点と下位項目得点による検証―．Jpn J Rehabil Med 2021; 58: 326-332 より）

7. 筋強直性ジストロフィー

　筋強直性ジストロフィーにおいては，筋力低下のみならず，心機能，視力障害，精神症状，代謝障害など，多臓器にわたる障害を呈する．そのため運動機能に対するリハビリのみならず，視覚，聴覚，認知機能などに対するケアも必要である．リハビリに関しては質の高い研究は乏しくRCT などで有意差が示されていない．また認知面の影響か継続したリハビリの導入が困難なケースも多い．そのため，機能の維持・予防の観点からも早期に，身体面・精神面の両面からサポートすることが重要であるといえる．これらの包括的なアプローチにおいては，歩行訓練，動的バランス訓練，筋力強化訓練などが有効であると考えられる[25]．また下肢の筋力に対しては装具療法やロボットリハビリの使用も有効であるといわれている．神経筋疾患においては，過用による筋力低下，血中クレアチンキナーゼの上昇に注意する必要があるとされている．加えて，筋強直性ジストロフィーにおいては，心機能，呼吸機能，不整脈についても評価し運動負荷量を定める必要がある．

8. 線維筋痛症

　線維筋痛症は，広範囲にわたる疼痛，倦怠感，認知機能障害，およびその他の身体症状の慢性的な症状を有し，身体的・精神的にマイナスな様々な影響を及ぼしQOL の低下をもたらす．線維筋痛症に対する運動療法は，症状の改善に有効であるといわれている[26]．また有酸素運動やレジスタンス訓練を複合させた包括的なアプローチは疼痛，疲労感，身体面，精神面に有効であると報告されている[27]．また最近のメタ解析においても，疼痛，幸福度，うつ症状，QOL のすべての側面にてコントロール群と比較して有意な改善があったとしている[28]．また，Lefaucheur JP らの神経疾患に対する rTMS に関するレビュー論文では，M1 に対する高頻度 rTMS が QOL の改善に，背外側前頭前野に対する高頻度 rTMS が鎮痛効果があると提唱（Level B probably effective）されており，今後有酸素運動などのリハビリとの併用に関する検証が待たれるところである[29]．

9. 慢性疲労症候群

慢性疲労症候群は，重度の疲労，疼痛，睡眠障害，認知機能障害，自律神経系の以上など，慢性的な多臓器にわたる多彩な症状を呈する疾患である．治療として，適切な強度の運動療法と認知行動療法（CBT）は有効であるとされているが，運動強度のコントロールを慎重に行わないと疲労度を増してしまう可能性があり注意を要する[30]．Vos-Vromans らの，既存の CBT と包括的リハビリ（個々人のニーズに即したゴール設定とリハビリプログラム）を比較した報告では，CBT と比較して包括的リハビリは有意な疲労の改善を示し，QOL の改善を認めたとされている[31]．しかしながら，後の議論では，この見解に異を唱える報告もあり，未だエビデンスの確立された治療法・リハビリがないのが現状である[32]．

10. 新型コロナウイルス感染症（COVID-19）

COVID-19 感染の拡大に伴う影響は，それ自体の感染による長期的な後遺症（Post COVID-19 condition：Long COVID），神経障害を併発した neuro-COVID，また COVID-19 の蔓延による影響が存在する．COVID-19 の蔓延は，過去の報告によると身体活動の低下，座位時間の延長が後方視的に報告されている[33,34]．また急性期治療における平均 11 日間の入院は，38.4％の患者で筋力低下が生じるとされている[35]．また ICU-AW の併発や，neuro-COVID による四肢の神経障害も生じる．そのため，COVID-19 に対しては感染力がまだ遷延している急性期から呼吸介助を同時に，PI を防ぐ目的でリハビリが実施されるべきである．運動障害に対しては，neuro-COVID の症状と Long COVID に伴う筋力低下の両面に対して，筋力強化訓練，麻痺症状に対する促通訓練，立位歩行訓練などが必要である[36]．また，neuro-COVID や Long COVID の症状として，記憶障害や注意障害を中心とした高次脳機能障害，易疲労性，精神症状，brain fog を呈することがある．これらの病態については未だ未解明な部分も多いため，有効なリハビリを定めることが難しいが，重度の高次脳機能障害を呈している場合には，脳卒中や頭部外傷後の高次脳機能障害を同様のリハビリ戦略が試されると考えられる．一方で，社会参加制限を伴う症例も散見されるため，在宅復帰，就労就学に向けた社会支援も重要である．

11. 痙縮

痙縮に対しては，上位運動ニューロン症候群から生じる負のスパイラルを断つことが重要である．これにおいては関節可動域訓練やストレッチが有効である[37]．またそれ以外の手法として，近年では抗痙縮治療として 表3-2-3 にまとめたものが主流となっている．特にボツリヌス療法（BoNT-A 療法）は痙縮治療における主流となっている．ボツリヌス療法で用いられるボツリヌス毒素は A ～ G 型の

7型の抗原に分類されており，痙縮に対する治療ではA型毒素製剤を用いる．ボツリヌス毒素の作用機序は，末梢の運動神経の神経筋接合部においてアセチルコリンの放出を抑制することで神経筋伝達を阻害し，筋弛緩作用を示す．筋弛緩作用は2，3日で出現し，3～4ヵ月持続するとされている．2～3ヵ月経過した頃から阻害された神経は，軸索の発芽を生じることによって筋線維上に新たな神経終板を形成するようになる．加えてBoNT-Aによって阻害されていた神経終板の機能も回復するようになり，BoNT-Aの作用は消退する．これによりBoNT-Aは可逆的効果を示す．BoNT-Aは施注筋にのみ限定的に効果を発揮し，その効果は用量依存性である．本治療薬は本邦で承認され十数年経過し，痙縮の治療という概念を超えて，ニューロリハビリにおける重要な治療手段の一つとして確立しつつある[38,39]．通常もしくは集中的なリハビリの併用やその他の痙縮治療，ニューロリハビリ手法を併用することで，大脳のニューロモジュレーションを促進する効果が期待されている（表3-2-4）．またBoNT-A療法の効果は3ヵ月で減弱するとされているが，反復的な治療とリハビリの併用により装具の脱却や歩行能力の改善が期待できる可能性がある[1]．

表3-2-3　痙縮に対する治療法

	効果	持続性	エビデンス
経口弛緩薬	全体的	経口継続の限り	B
ボツリヌス療法	局所的	3ヵ月	A
バクロフェン髄注療法 （IntraThecal Baclofen therapy：ITB）	下肢中心	継続的	B
経頭蓋磁気刺激 （Transcranial Magnetic Stimulation：TMS）	全体的	少ない	B
振動刺激	局所的	ない	B
電気刺激	局所的	ない	B
体外衝撃波治療 （Extracorporeal Shock Wave Therapy：ESWT）	局所的	不明	C

注：エビデンスは脳卒中治療ガイドライン2021などを参考に記載した．A：強い推奨，B：中等度の推奨，C：弱い推奨．

表3-2-4　BoNT-A療法における様々なニューロリハビリテーション手法ロボットリハビリテーション

経頭蓋磁気刺激 （Transcranial Magnetic Stimulation：TMS）
Constraint Induced movement therapy（CI）療法
Brain Machine Interface（BMI）
反復的訓練手法

12. 疼痛

疼痛には急性痛と慢性痛があり，前者は生体組織の防御的反応に関連し，3〜6ヵ月以上持続する場合は慢性疼痛と呼ばれる．慢性疼痛の場合には心理的・社会的要因が病態と関わっていることもあり，この他の脳・神経疾患と同様に，身体面・精神面の両面でのサポートが重要となる．脳・神経疾患に付随する疼痛に関しては，図3-2-6 に示した通り，薬物療法を中心としたリハビリ，物理療法，認知行動療法からの集学的アプローチが重要となる．リハビリにおいては，安静からの脱却に焦点をおき，筋力維持，ストレッチ，可動域訓練に努め，負のスパイラルを断ち切れるようサポートする．これにより筋の柔軟性の維持，周囲軟部組織の拘縮のリスクを軽減する．また認知行動療法においては，認知・感情・行動の観点から多元的にアプローチする．加えて，ADLを重視した訓練や社会参加に重点を置いた訓練も有効である．特に患者の個々のニーズと目標を設定することで動機付けを行うことが重要である．

13. 有酸素運動の効果

有酸素運動は，好気的代謝下で長時間継続的な軽度もしくは中等度の運動負荷の運動である．無酸素運動ではないため，量的にも質的にも長期間にわたって患者が継続でき，日々の生活スタイルにあわせて導入しやすい運動療法である．

脳卒中においては，フィットネスやエルゴメータが有効であるとされている[7]．また脳卒中ガイド

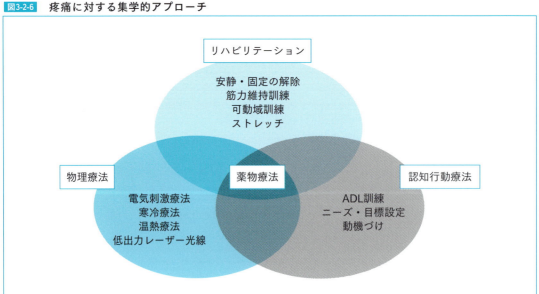

図3-2-6　疼痛に対する集学的アプローチ

ラインにおいても，自立している脳卒中患者に対して有酸素運動を行うよう推奨されている（推奨度Ａ：行うように勧められる）．また推奨レベルは低いもののうつ症状を改善させる可能性が指摘されている[40]．頭部外傷患者においても，運動習慣，社会参加の機会を増やすこと．また頭部外傷における高次脳機能障害においては生活リズムの乱れが問題となることが多い．規則正しい生活リズムを実施するために，軽負荷の運動療法を生活スタイルに導入することは有効な手段であると考えられる．脊髄損傷患者においては，特に神経障害性疼痛に対して有効であると報告されている．また車椅子駆動による有酸素運動は，即時的な鎮痛効果が得られることが明らかにされている[41]．パーキンソン病患者においても，HY1-2.5レベルであると，有酸素運動が有効であることが提唱される．その他の神経疾患として筋強直性ジストロフィーでは，エルゴメータを用いた訓練により最大酸素摂取量の有意な増加が示されている[42]．これらの報告より，脳・神経疾患に対する有酸素運動は身体面において，安全性・有効性が担保されたものであると考えられる．また，これらの運動療法の導入は精神面のサポート，社会参加の機会の創出にも大きく貢献するものと考えられ，中長期的に継続できまた効果を期待できるリハビリ手法であると考えられる．

文献

1) 日本脳卒中学会．脳卒中治療ガイドライン2021：協和企画；2021.

2) 田島文博，ほか．脊髄損傷に対するリハビリテーション．Spinal Surgery 2016; 30: 56-67.

3) 千野直一，ほか．脳血管障害および脳の疾患．現代リハビリテーション医学改訂第3版：金原出版；2003.

4) DeVetten G, et al. Acute corticospinal tract Wallerian degeneration is associated with stroke outcome. Stroke 2010; 41: 751-756.

5) 原 寛美，ほか．第4版脳卒中理学療法の理論と技術　脳卒中の病態と治療：メジカルビュー社；2022.

6) Oyake K, et al. Motivational strategies for stroke rehabilitation: A Delphi study. Arch Phys Med Rehabil 2020; 101: 1929-1936.

7) Langhorne P, et al. Motor recovery after stroke: a systematic review. Lancet Neurol 2009; 8: 741-754.

8) Mehrholz J, et al. Electromechanical-assisted training for walking after stroke. Cochrane Database Syst Rev 2017; 5: CD006185.

9) Cho JE, et al. Systematic Review of Appropriate Robotic Intervention for Gait Function in Subacute Stroke Patients. Biomed Res Int. 2018; 2018: 4085298.

10) Chollet F, et al. The functional anatomy of motor recovery after stroke in humans: a study with positron emission tomography. Ann Neurol 1991; 29: 63-71.

11) Hara T, et al. Regional Cerebral Blood Flow (rCBF) after Low-frequency Repetitive Transcranial Magnetic Stimulation (rTMS) Combined with Intensive Occupational Therapy for Upper Limb Hemiplegia after Stroke: A Study using Single Photon Emission Computed Tomography. Jpn J Rehabil Med 2013; 50: 36-42.

12) Plautz EJ, et al. Effects of repetitive motor training on movement representations in adult squirrel monkeys: role of use versus learning. Neurobiol Learn Mem 2000; 74: 27-55.

13) 髙橋哲也，ほか．集中治療における早期リハビリテーション　根拠に基づくエキスパートコンセンサス．日集中医誌 2017; 24: 255-303.

14) 神沢信行．脊髄損傷　理学療法診療ガイドライン．理学療法学 2015; 42: 449-454.

15) 「パーキンソン病診療ガイドライン」作成委員会．パーキンソン病診療ガイドライン2018：医学書院；2018.

16) Rafferty MR, et al. Regular Exercise, Quality of Life, and Mobility in Parkinson's Disease: A Longitudinal Analysis of National Parkinson Foundation Quality Improvement Initiative Data. J Parkinsons Dis 2017; 7: 193-202.

17) Keus SH, et al. Evidence-based analysis of physical therapy in Parkinson's disease with recommendations for practice and research. Mov Disord 2007; 22: 451-460.

18) Gray P, et al. Fall risk factors in Parkinson's disease. J Neurosci Nurs 2000; 32: 222-228.

19) Tinetti ME, et al. Predictors and prognosis of inability to get up after falls among elderly persons. JAMA 1993; 269: 65-70.

20) Murphy J, et al. The post-fall syndrome. A study of 36 elderly patients. Gerontology 1982; 28: 265-270.

21) Pigott K, et al. Longitudinal study of normal cognition in Parkinson disease. Neurology 2015; 85: 1276-1282.

22) 脊髄小脳変性症・多系統萎縮症診療ガイドライン 2018：南江堂；2018.

23) Ilg W, et al. Intensive coordinative training improves motor performance in degenerative cerebellar disease. Neurology 2009; 73: 1823-1830.

24) 加藤太郎, ほか. 歩行可能な脊髄小脳変性症患者の運動失調に対する短期集中リハビリテーション治療―Scale for the Assessment and Rating of Ataxia の総得点と下位項目得点による検証―. Jpn J Rehabil Med 2021; 58: 326-332.

25) Missaoui B, et al. Posture and gait abilities in patients with myotonic dystrophy (Steinert disease). Evaluation on the short-term of a rehabilitation program. Ann Phys Rehabil Med 2010; 53: 387-398.

26) Busch A, et al. Exercise for treating fibromyalgia syndrome. Cochrane Database Syst Rev 2002; CD003786.

27) Busch AJ, et al. Exercise therapy for fibromyalgia. Curr Pain Headache Rep 2011; 15: 358-367.

28) Sosa-Reina MD, et al. Effectiveness of Therapeutic Exercise in Fibromyalgia Syndrome: A Systematic Review and Meta-Analysis of Randomized Clinical Trials. Biomed Res Int 2017; 2017: 2356346.

29) Lefaucheur JP, et al. Evidence-based guidelines on the therapeutic use of repetitive transcranial magnetic stimulation (rTMS): An update (2014-2018). Clin Neurophysiol 2020; 131: 474-528.

30) White PD, et al. Comparison of adaptive pacing therapy, cognitive behaviour therapy, graded exercise therapy, and specialist medical care for chronic fatigue syndrome (PACE): a randomised trial. Lancet 2011; 377: 823-836.

31) Vos-Vromans DC, et al. Multidisciplinary rehabilitation treatment versus cognitive behavioural therapy for patients with chronic fatigue syndrome: a randomized controlled trial. J Intern Med 2016; 279: 268-282.

32) Vink M, et al. Multidisciplinary rehabilitation treatment is not effective for myalgic encephalomyelitis/chronic fatigue syndrome: A review of the FatiGo trial. Health Psychol Open 2018; 5: 2055102918792648.

33) Ammar A, et al. Effects of COVID-19 Home Confinement on Eating Behaviour and Physical Activity: Results of the ECLB-COVID19 International Online Survey. Nutrients 2020; 12: 1583.

34) WHO. Physical activity [Internet].[2024 Jun 26].
［https://www.who.int/news- room/fact-sheets/detail/physical-activity］
（2024 年 10 月閲覧）

35) Kirwan R, et al. Sarcopenia during COVID-19 lockdown restrictions: long-term health effects of short-term muscle loss. Geroscience 2020; 42: 1547-1578.

36) Piotrowicz K, et al. Post-COVID-19 acute sarcopenia: physiopathology and management. Aging Clin Exp Res 2021; 33: 2887-2898.

37) Kinnear BZ, et al. Rehabilitation therapies after botulinum toxin-A injection to manage limb spasticity: a systematic review. Phys Ther 2014; 94: 1569-1581.

38) Hara T, et al. Botulinum Toxin Therapy Combined with Rehabilitation for Stroke: A Systematic Review of Effect on Motor Function. Toxins (Basel) 2019; 11: 707.

39) Hara T, et al. Prognosis prediction of the effect of botulinum toxin therapy and intensive rehabilitation on the upper arm function in post-stroke patients using hierarchical cluster analysis. Disabil Rehabil 2021; 21: 1-9.

40) Lai SM, et al. Therapeutic exercise and depressive symptoms after stroke. J Am Geriatr Soc 2006; 54: 240-247.

41) Sato G, et al. Effects of wheelchair propulsion on neuropathic pain and resting electroencephalography after spinal cord injury. J Rehabil Med 2017; 49: 136-143.

42) Orngreen MC, et al. Aerobic training in patients with myotonic dystrophy type 1. Ann Neurol 2005; 57: 754-757.

各論4 循環器

1 身体不活動症候群（PIS）への影響

竹内雅史，安田　聡

POINT

● 循環器領域における安静臥床と早期離床に関する歴史の中で，disuse syndrome や deconditioning の概念が確立し，早期離床・リハビリは，原疾患の治療と並行して行われる重要な治療法の一つとして認識されるようになってきた．

● 基礎疾患に対する治療が最優先されることで，過剰な安静を余儀なくされ，様々な循環器系の急性変化および慢性経過で生じる問題への対応が求められている．

1. 安静臥床および循環器治療に関する歴史

安静臥床と離床に関する報告は，100 年前に始まり，特に，循環器領域の先駆けは，Levine & Lown（1952 年）が，急性心筋梗塞患者に対して発症 1 週間以内に肘掛け椅子座位治療（armchair treatment）を実施したことである[1]．その後，Brummer（1956 年）が早期離床[2]，Hirschberg（1964 年）が disuse syndrome[3]（DS）の概念を提唱し，さらに Saltin（1968 年）[4] が，deconditioning の概念を確立し，早期離床の流れが一気に加速した．2000 年代には，集中治療領域における早期離床の有効性が示された．背景には ABCDEF バンドル[5] や PADIS ガイドライン[6] の普及によって，集中治療後症候群（post intensive care syndrome：PICS）[7] の予防および社会復帰をアウトカムとした安静臥床を害とする概念が確立したことによる．

2. 身体不活動症候群（PIS）が循環器系に与える影響（急性変化）

わずか 1 日の bed rest でさえ，循環器系に影響を及ぼすことが示されており[8,9]．1 週間の bed rest で左心室径減少[10]，10 日前後で心筋重量減少（13%）[11,12]，2 週間で左室拡張末期容量減少[13]，3 週間以内に Frank-Starling 機構の障害により左室拡張期径減少および駆出時間の延長を生じる[14]．また，bed rest による有酸素運動能低下は，0.4 〜 1%／日の割合で直線的に低下し[15-17]，その背景に，血漿量低下，赤血球量減少，血管拡張性低下，末梢の酸化拡散能低下の関与が想定されている[18-23]

（表4-1-1）．このように PI が循環器系に与える急性変化の結果，実臨床において，起立性低血圧，静脈血栓塞栓症，循環血液量低下，最大酸素摂取量低下等が生じる可能性がある．

表4-1-1 安静臥床による形態および生理学的変化

	0〜3日	4〜7日	8〜14日	15日≦
減少	総水分摂取量 細胞内外容量 下腿血流量 安静時心拍数 耐糖能 加速度耐性能	起立耐性 近距離の視力	赤血球量 白血球貪食細胞 組織の熱伝導 除脂肪体重 体脂肪率	骨密度
上昇	尿量（Na, Cl, Ca 含） 血漿浸透圧 ヘマトクリット 静脈コンプライアンス	尿中クレアチニン グルコース濃度 血中フィブリノゲン 聴覚閾値	発汗の感度 運動時体温 運動時心拍数	熱刺激感受性 可聴閾値

（Rowell LB. Human circulation: regulation during physical stress: Oxford University Press; 1986. p137–173を参考に作成）

1）起立性低血圧（orthostatic hypotension：OH）

　起立性低血圧とは，起立試験において，収縮期血圧 20mmHg 以上または拡張期血圧 10mmHg 以上の低下が 3 分以内に生じる状態と定義されている[24]．臥位から起立位に姿勢変換を行うと，1 〜 2 分の経過で，心臓-下肢間に約 100mmHg の圧格差を生じ，約 500〜900mL の血液が胸部大動脈から従属部位（骨盤腔に 200mL，下肢に 500mL）に移動することで心臓下の静水圧は上昇し，中心動脈圧が低下する[25]．これは，ヒトの起立位は，心臓が床面から 120 〜 130cm 高にあり，全血液量の約 70% が心臓以下に位置する解剖学的背景による．その結果，静脈還流が 30% 前後減少することにより，一回心拍出量の低下を来すが，健常人では，主に動脈圧受容器反射が作用し，起立性低血圧や失神を回避している（図4-1-1）[26]．その他にも，起立時に静脈還流量を維持するための解剖学および生理学的要因がある．以下にそれぞれについて解説する．

▶▶ 解剖学的要因
　1 つは，血液の不均等な初期分布がある．臥位では，大部分の静脈血は心臓付近に分布している．そのため，起立位に姿勢変換した場合，下肢に貯留する血液の大部分は，胸郭内の血管由来である．そのため，起立すると，心拍数回分の心拍出量は胸郭への静脈還流量より大きくなる．その際，余剰血液が，依存領域の血管を満たすことになる．2 つ目は，血管壁の不均一な伸展性である．細血管は大血管に比べて硬く，下肢静脈の伸展性は大動静脈よりも低い．心疾患患者では，特に，自律神経障害や硬化した血管平滑筋の収縮等が背景となり，静脈還流量が比較的保持されやすい状況が生まれる[27]．

▶▶ 生理学的要因
　1 つは pump 作用（骨格筋および呼吸）である[27,28]．立位では下肢と腹部の筋収縮により一方向弁

図4-1-1 背臥位から起立負荷によって生じる神経系・系の血圧調節因子の反応

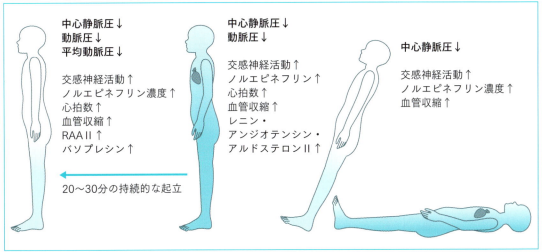

仰臥位：動静脈圧は水平軸に沿って均等に分布．立位：動脈圧は心臓以下の血柱重量により増加．心臓より上の血柱は同じだけ減少．静脈血は下半身に貯留（紺色）．静脈弁が血液の柱を遮り静脈弁が血液を遮断し，静水圧効果を減少させる．
(Rowell LB. Human circulation: regulation during physical stress: Oxford University Press; 1986. p137-173を参考に作成)

付の深部静脈が圧迫され，下肢に貯留する血液の多くが心臓に還流される．さらに，venous foot pump[29]や呼吸（胸腹部）pump[30]（図4-1-2）による静脈還流調節機構が存在する．これらの反応は，PIやDSの患者では，座位時においても同様の徴候がみられることがある．2つ目は，前述の自律神経系による反射性調節機構として知られている動脈圧受容器反射，心肺圧受容器反射および化学受容器反射である[31]．その中で，血圧低下に最も俊敏に作用する動脈圧受容器は，頸動脈洞および大動脈弓にあり，求心性に迷走神経を介し，シグナルが心臓血管中枢（延髄孤束核）に伝達され，遠心性に心臓迷走神経が抑制される．その結果，もう一方の急速な血圧調節系である神経性調節機構として，交感神経系が促進され，細動脈の収縮によって末梢血管抵抗が高まるとともに，心拍数が上昇し，血圧が維持される．同時に，内臓における血管収縮は内臓静脈血の心臓への還流を促進するため，血圧は上昇する（図4-1-3）．

図4-1-2 静脈還流に対する呼吸の影響

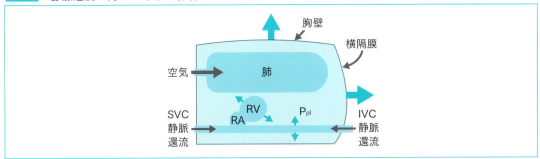

吸気時に，横隔膜が収縮して下降し，腹腔内圧上昇，胸腔内圧低下を生じる．次いで，上下大静脈，右心の経壁圧が増大し，これらが拡大すると静脈還流が促進され右心系の前負荷が増加する．呼気時は，胸腔内圧と右房圧の陰圧が弱くなり，静脈還流量は減少する．
(Richard E. Klabunde，ほか．臨床にダイレクトにつながる循環生理．羊土社：2014. p132-133を参考に作成)

図4-1-3 8つの動脈圧防御機構の経時的変化

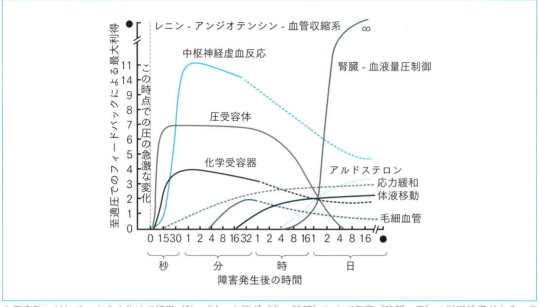

血圧変動に対して，大きく分けて短期（秒，分），中継ぎ（分，時間）および長期（時間，日）の制御機構がある．複数の調節機構が協調して作動する．
(John E. Hall. ガイトン生理学 原著第13版：エルゼビア・ジャパン；2018. p218を参考に作成)

2）静脈血栓塞栓症（venous thromboembolism：VTE）

　肺血栓塞栓症（pulmonary thromboembolism：PTE）と深部静脈血栓症（deep vein thrombosis：DVT）は一連の病態であることから，VTEと総称される[32]．強い危険因子として，長期臥床，加齢，癌，神経系疾患，心不全があり，まさに，PIの高齢心不全患者そのものである（図4-1-4）[33]．

図4-1-4 心不全におけるVirchowの3徴

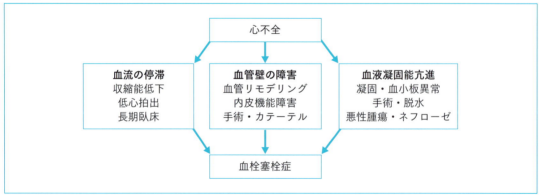

(Lip GY, et al. Thrombo-embolism and antithrombotic therapy for heart failure in sinus rhythm. A joint consensus document from the ESC Heart Failure Association and the ESC Working Group on Thrombosis. Eur J Heart Fail 2012; 14: 681-695を参考に作成)

3. 身体不活動症候群（PIS）が循環器系に与える影響（慢性変化）

1）身体不活動（PI）により生じやすい疾病

　これまで，PIと循環器疾患の関連性が示されている．特に，動脈硬化性疾患である冠動脈・末梢動脈疾患，脳卒中，耐糖能異常・糖尿病，脂質異常症，高血圧症，慢性腎臓病，肥満症との関連性が強い[34,35]．PIおよび運動不足は，高血圧症，喫煙，高血糖に次ぐ世界で第4番目の死因であり，世界人口の約28%に上る[36,37]．この問題を受け，2022年10月にWHOから身体活動増加に関する勧告の経過報告がなされ，各国が運動不足を解消するための緊急対策を講じない場合，2020〜2030年に約5億人がPIに起因する心臓病，肥満，糖尿病を発症し，そのコストは年間270億米ドルに上ると試算された[38]．本邦においても，PIは非感染性疾患および外因による死因として，喫煙，高血圧症に次ぐ第3番目のリスクファクターとされている[39,40]（図4-1-5）．さらに，本邦は座位行動（sedentary behavior）時間が最も長い国の一つであり[41]，健康日本21（第二次）における急務の課題とされている．先行研究において，冠疾患における死亡率低減効果の検討では，冠動脈インターベンションによる効果が5%であったのに対し，身体活動を含めた冠危険因子の是正効果が実に61%となり，その重要性が再認識されてきている[42]．

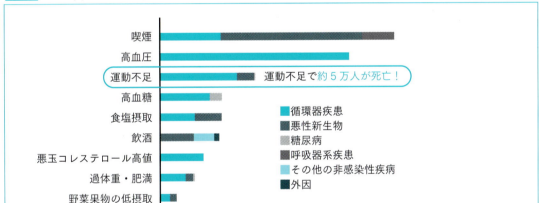

図4-1-5　わが国における危険因子に関連する非感染症・外因による死亡数

運動不足による死亡者5万人の内，8割は循環器疾患が占める．
(Ikeda N, et al. Adult mortality attributable to preventable risk factors for non-communicable diseases and injuries in Japan: a comparative risk assessment. PLoS Med 2012; 9: e1001160を参考に作成)

2）心不全患者における末梢骨格筋の変化と身体不活動（PI）との関連

　心不全およびPIの患者における，末梢骨格筋の類似する変化として，遅筋から速筋へのシフト，酸化系および解糖系酵素の減少がある．慢性心不全患者は，PIになりやすく，運動に伴い換気応答が亢

進し，呼吸困難感が増強する．さらには，慢性的な交感神経活性によって末梢骨格筋自体が呼吸困難感の原因となるとともに，左室機能障害を悪化させる機序が存在する（図4-1-6）[43,44]．

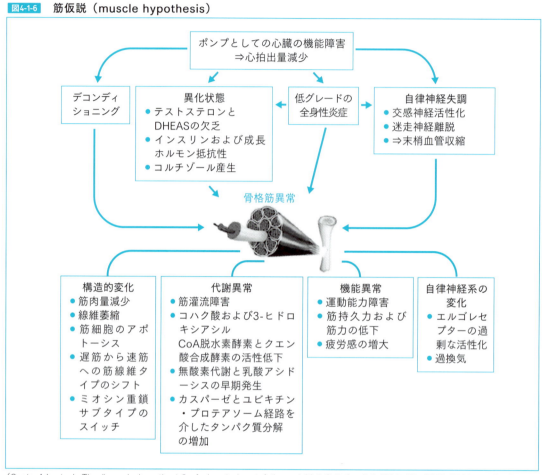

図4-1-6 筋仮説（muscle hypothesis）

(Coats AJ, et al. The "muscle hypothesis" of chronic heart failure. J Mol Cell Cardiol 1996; 28: 2255-2262. および Josiak K, et al. Skeletal myopathy in patients with chronic heart failure: significance of anabolic-androgenic hormones. J Cachexia Sarcopenia Muscle 2014; 5: 287-296を参考に作成)

文献

1) Levine SA, et al. "Armchair" treatment of acute coronary thrombosis. J Am Med Assoc 1952; 148: 1365-1369.
2) Brummer P, et al. Myocardial infarction treated by early ambulation. Am Heart J 1956; 52: 269-272.
3) Hirschberg GG, et al. Energy cost of stand-up exercise in normal and hemiplegic subjects. Am J Phys Med 1964; 43: 43-45.
4) Saltin B, et al. Response to exercise after bed rest and after training. Circulation 1968; 38: 1-78.
5) Barnes-Daly MA, et al. Improving Hospital Survival and Reducing Brain Dysfunction at Seven California Community Hospitals: Implementing PAD Guidelines Via the ABCDEF Bundle in 6,064 Patients. Crit Care Med 2017; 45: 171-178.
6) Devlin JW, et al. Clinical Practice Guidelines for the Prevention and Management of Pain, Agitation/Sedation, Delirium, Immobility, and Sleep Disruption in Adult Patients in the ICU. Crit Care Med 2018; 46: e825-873.
7) Needham DM, et al. Improving long-term outcomes after discharge from intensive care unit: report from a stakeholders' conference. Crit Care Med 2012; 40: 502-509.
8) Greenleaf JE. Physiological responses to prolonged bed rest and fluid immersion in humans. J Appl Physiol Respir Environ

Exerc Physiol 1984; 57: 619-633.

9) Spaak J, et al. Impaired pressor response after spaceflight and bed rest: evidence for cardiovascular dysfunction. Eur J Appl Physiol 2001; 85: 49-55.

10) Platts SH, et al. Cardiovascular adaptations to long-duration head-down bed rest. Aviat Space Environ Med 2009; 80: A29-A36.

11) Perhonen MA, et al. Cardiac atrophy after bed rest and spaceflight. J Appl Physiol (1985) 2001; 91: 645-653.

12) Convertino VA. Cardiovascular consequences of bed rest: effect on maximal oxygen uptake. Med Sci Sports Exerc 1997; 29: 191-196.

13) Perhonen MA, et al. Cardiac atrophy after bed rest and spaceflight. J Appl Physiol (1985) 2001; 91: 645-653.

14) Sandler H. Inactivity: Physiological Effects: Academic Press; 1986. p 11-47.

15) Capelli C, et al. Factors determining the time course of VO2(max) decay during bedrest: implications for VO2(max) limitation. Eur J Appl Physiol 2006; 98: 152-160.

16) Lee SM, et al. LBNP exercise protects aerobic capacity and sprint speed of female twins during 30 days of bed rest. J Appl Physiol (1985) 2009; 106: 919-928.

17) Ried-Larsen M, et al. Effects of strict prolonged bed rest on cardiorespiratory fitness: systematic review and meta-analysis. J Appl Physiol (1985) 2017; 123: 790-799.

18) Levine BD, et al. Maximal exercise performance after adaptation to microgravity. J Appl Physiol (1985) 1996; 81: 686-694.

19) Pavy-Le Traon A, et al. From space to earth: advances in human physiology from 20 years of bed rest studies (1986-2006) Eur J Appl Physiol 2007; 101: 143-194.

20) Ade CJ, et al. VO(2max) and microgravity exposure: convective versus diffusive O(2) transport. Med Sci Sports Exerc 2015; 47: 1351-1361.

21) Convertino VA, et al. Blood volume response to physical activity and inactivity. Am J Med Sci 2007; 334: 72-79.

22) Ferretti G, et al. The interplay of central and peripheral factors in limiting maximal O_2 consumption in man after prolonged bed rest. J Physiol 1997; 501: 677-686.

23) Lee SM, et al. Aerobic exercise deconditioning and countermeasures during bed rest. Aviat Space Environ Med 2010; 81: 52-63.

24) 日本循環器学会／日本不整脈心電学会合同ガイドライン．2022年改訂版不整脈の診断とリスク評価に関するガイドライン．
[https://www.j-circ.or.jp/cms/wp-content/uploads/2022/03/JCS2022_Takase.pdf]
(2024年10月閲覧)

25) Furst B. The Effect of Gravity and Upright Posture on Circulation. In: The Heart and Circulation; 2020. p319–341.

26) Rowell LB. Human circulation: regulation during physical stress: Oxford University Press; 1986. p137-173.

27) 泉井 亮．カラー版 ボロン ブールペープ 生理学．西村書店：2011．p603-604.

28) Richard E. Klabunde, ほか．臨床にダイレクトにつながる 循環生理．羊土社：2014．p132-133.

29) Corley GJ, et al. The anatomy and physiology of the venous foot pump. Anat Rec(Hoboken) 2010; 293: 370-378.

30) Rodrigues GD, et al. Respiratory pump contributions in cerebrovascular and postural control responses during orthostatic stress in older women. Respir Physiol Neurobiol 2020; 275: 103384.

31) John E. Hall．ガイトン生理学 原著第13版：エルゼビア・ジャパン；2018．p218.

32) 日本循環器学会，ほか．肺血栓塞栓症および深部静脈血栓症の診断，治療，予防に関するガイドライン 2017年改訂版．
[https://www.j-circ.or.jp/cms/wp-content/uploads/2017/09/JCS2017_ito_h.pdf]
(2024年10月閲覧)

33) Lip GY, et al. Thrombo-embolism and antithrombotic therapy for heart failure in sinus rhythm. A joint consensus document from the ESC Heart Failure Association and the ESC Working Group on Thrombosis. Eur J Heart Fail 2012; 14: 681-695.

34) Tsao CW, et al. Heart Disease and Stroke Statistics-2022 Update: A Report From the American Heart Association. Circulation 2022; 145: e153-e639.

35) McDonagh TA, et al. 2021 ESC Guidelines for the diagnosis and treatment of acute and chronic heart failure: Developed by the Task Force for the diagnosis and treatment of acute and chronic heart failure of the European Society of Cardiology (ESC). With the special contribution of the Heart Failure Association (HFA) of the ESC. Eur J Heart Fail 2022; 24: 4-131.

36) Global recommendations on physical activity for health. 2010.
[https://www.who.int/publications/i/item/9789241599979]
(2024年10月閲覧)

37) Guthold R, et al. Worldwide trends in insufficient physical activity from 2001 to 2016: a pooled analysis of 358 population-

based surveys with 1·9 million participants. Lancet Global Health 2018; 6: e1077-e1086.

38) Global Status Report on Physical Activity 2022.

［https://www.who.int/teams/health-promotion/physical-activity/global-status-report-on-physical-activity-2022］

(2024 年 10 月閲覧)

39) Ikeda N, et al. Adult mortality attributable to preventable risk factors for non-communicable diseases and injuries in Japan: a comparative risk assessment. PLoS Med 2012; 9: e1001160.

40) 身体活動・運動を通じた健康増進のための厚生労働省の取り組み. 厚生労働省健康局健康化　資料 2-3　2018; p1.

41) Bauman A, et al. The descriptive epidemiology of sitting. A 20-country comparison using the International Physical Activity Questionnaire (IPAQ). Am J Prev Med 2011; 41: 228-235.

42) Ford ES, et al. Explaining the decrease in U.S. deaths from coronary disease, 1980-2000. N Engl J Med 2007; 356: 2388-2398.

43) Coats AJ, et al. The "muscle hypothesis" of chronic heart failure. J Mol Cell Cardiol 1996; 28: 2255-2262.

44) Josiak K, et al. Skeletal myopathy in patients with chronic heart failure: significance of anabolic-androgenic hormones. J Cachexia Sarcopenia Muscle 2014; 5: 287-296.

各論4 循環器

2 予防法，リハビリ・運動療法の実際と効果

竹内雅史，安田 聡

POINT

● 現在，世界的な心不全患者の増加により心不全パンデミックが想定されており，その治療法の一つとして心臓リハビリの役割が期待されている．

● わが国における高齢心不全患者の対応は，単純な早期離床や心臓リハビリではなく，心疾患および加齢の双方の問題と身体活動の関係を個別に評価し，介入していくことが重要である．

● 運動療法を実施する上で，開始・中止基準をもとに，心不全のコントロール状況を確認し，患者の障害像に合わせた心臓リハビリを提供する．

1. 高齢心不全患者の増加（心不全パンデミック）

厚労省の調査によると，わが国の今後30年間における循環器疾患患者の増減率は，外来が第1位，入院では第2位となっており[1]，大きな医療経済的な負担を強いられている．その背景には，超高齢社会を反映し，高齢心不全患者の増加によるところが大きく（図4-2-1）[2]，その多くは，multicomorbidity かつフレイルである（図4-2-2）[3]．今後，世界的な心不全パンデミックが予測されており，高齢心不全患者における，身体不活動（PI）および廃用症候群（DS）の対応は喫緊の課題となっている．

そこで，本稿では，まず，心臓リハビリ（cardiac rehabilitation）の概要を示し，心不全患者における臨床実践を中心に述べる．

2. 心臓リハビリの概要

心臓リハビリとは，「心血管疾患患者の身体的・心理的・社会的・職業的状態を改善し，基礎にある動脈硬化や心不全の病態の進行を抑制または軽減し，再発・再入院・死亡を減少させ，快適で活動的な生活を実現することをめざして，個々の患者の医学的評価・運動処方に基づく運動療法・冠危険因子是正・患者教育およびカウンセリング・最適薬物治療を多職種チームが協調して実践する長期にわたる多面的・包括的プログラム」とされている（表4-2-1）[4]．現在，離床や社会復帰などのリハビリの形態や

145

図4-2-1 わが国における高齢（65歳以上）の心不全患者の新規発症率の推定値

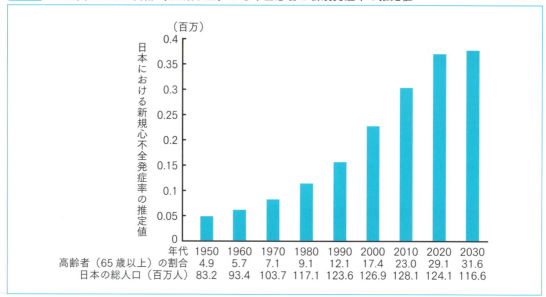

心不全患者数は130万人を超え，特に高齢者の占める割合が増加の一途を辿っている．
(Shimokawa H, et al. Heart failure as a general pandemic in Asia. Eur J Heart Fail 2015; 17: 884-892 を参考に作成)

図4-2-2 高齢心不全患者におけるフレイルドメイン別の有病率（N=1,180，平均年齢81歳）

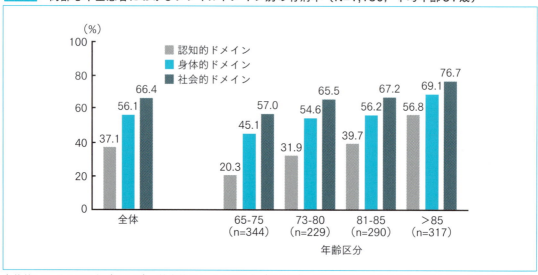

身体的フレイル662人（56.1%），社会的フレイル784人（66.4%），認知的フレイル438人（37.1%）となり，加齢に伴い有症率が上昇する．
(Matsue Y, et al. Prevalence and prognostic impact of the coexistence of multiple frailty domains in elderly patients with heart failure: the FRAGILE-HF cohort study. Eur J Heart Fail 2020; 22: 2112-2119 を参考に作成)

内容で分類すべきと考えられ，発症（手術）当日から離床までの「急性期（phaseⅠ）」，離床後の「回復期（第Ⅱ相 phaseⅡ）」（前期回復期，後期回復期），社会復帰以後生涯を通じて行われる「維持期（第Ⅲ相 phaseⅢ）」に分類される（図4-2-3）[5]．本稿では，PI，DS を生じやすい PhaseⅠ，PhaseⅡにおける予防法，心臓リハビリについて取り上げる．

表4-2-1 心臓リハビリの概念と構成要素

	従来の心臓リハビリテーションの概念	現在の心臓リハビリテーションの概念
目的	再発予防・長期予後改善 運動耐容能増加 QOL向上	再発および再入院防止・長期予後改善 運動耐容能増加 QOL向上 フレイル予防 抑うつ改善
構成要素	医学的評価 運動療法 患者教育 カウンセリング	医学的評価 運動療法 患者教育 カウンセリング 疾病管理

フレイルな高齢心不全患者の増加に伴い，身体低活動による廃用症候群および要介護化に対応するため，再発予防を含めた疾病管理に重点が置かれている．
(日本循環器学会/日本心臓リハビリテーション学会．2021年改訂版心血管疾患におけるリハビリテーションに関するガイドライン を参考に作成)

図4-2-3 心臓リハビリの時期的区分

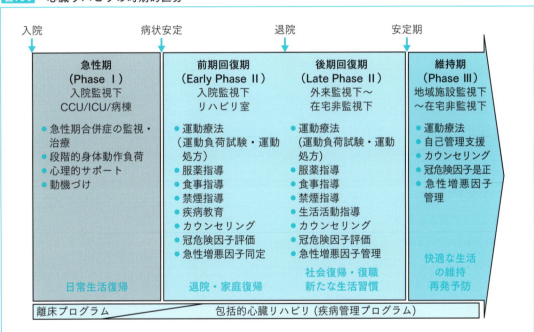

現在，心臓リハビリは包括的かつ長期の介入プログラムとして確立している．
(日本循環器学会/日本心臓リハビリテーション学会．2021年改訂版心血管疾患におけるリハビリテーションに関するガイドライン https://www.j-circ.or.jp/cms/wp-content/uploads/2021/03/JCS2021_Makita.pdf 2024年10月閲覧)

3. 予防法，リハビリ，運動療法の実際と効果

1）心不全の概要

心不全とは，「何らかの心臓機能障害，すなわち，心臓に器質的および/あるいは機能的異常が生じて

図4-2-4 心不全患者管理の臨床指標

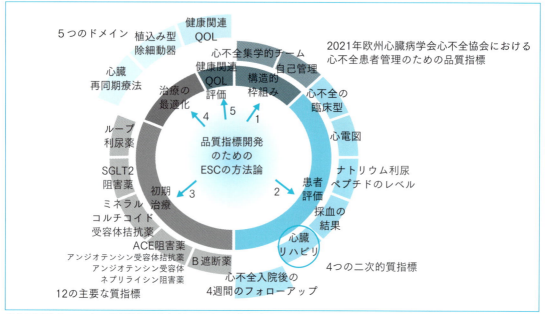

身体不活動やフレイルが高齢心不全患者における予後規定因子であることが明らかとなり，心臓リハビリが心不全患者の予後を改善するプログラムとして認識されている．
(Aktaa S, et al. European Society of Cardiology quality indicators for the care and outcomes of adults with heart failure. Developed by the Working Group for Heart Failure Quality Indicators in collaboration with the Heart Failure Association of the European Society of Cardiology. Eur J Heart Fail 2022; 24: 132-142を参考に作成)

心ポンプ機能の代償機転が破綻した結果，呼吸困難・倦怠感や浮腫が出現し，それに伴い運動耐容能が低下する臨床症候群」と定義されている[6]．近年，世界的に心不全患者が急増し，心不全パンデミックは急務の課題となっている[2]．米国では，約600万人が心不全に罹患し，有病率は2012年から2030年にかけて46%増加すると予測されている（2015～2018年統計）[7]．これは全人口の3.0%にあたり，医療財政負担は約30億ドルにも上る[7]．

わが国に目を向けると，前述の通り（図4-2-1），心不全患者の30%が高齢者であり[2]，最大のレジストリー（JROADHF，N=13,238，平均78歳）において，院内死亡率7.7%，1年総死亡率22%，心不全再入院率29%とされ，心不全は予後不良であることが改めて示された[8]．これを受けて，日米欧における最新のガイドライン[7,9,10]において，心不全の疾病管理のうち，心臓リハビリ・運動が重要な治療法の一つとして位置付けられている（図4-2-4，図4-2-5）．心不全は進行の過程で身体機能が低下し，さらに，加齢によってPIやDSを来しやすいため，心臓リハビリの役割は大きい．

2）予防法

心不全治療における最重要課題は「予防」であり，心不全のステージ分類（図4-2-6）の中で4回の予防が可能とされている[1]（表4-2-2）．しかし，心不全の発症率は減少傾向にある一方で，死亡率および再入院率は依然として高い[12]．そのため，心不全患者におけるDSを予防するためには，心不全のリスク

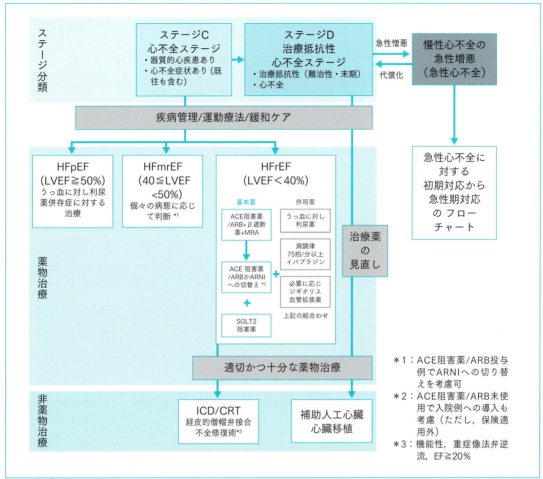

図4-2-5 心不全治療アルゴリズム（2021年改訂版）

従来，運動療法は心不全治療の下位に位置していたが，いずれのステージにおいても，多職種による疾病管理および運動療法の実施が明記された．これは心不全に対する心臓リハビリ介入の概念そのものである．
（日本循環器学会，日本心不全学会，急性・慢性心不全診療ガイドライン（2017年改訂版）より）

ファクターのコントロールおよび，心不全徴候を未然に捉えて心不全の増悪を防止することが極めて重要となる．図4-2-7は，心不全患者が入院前に経験する症候を示しており，入院前10日前後において，既に体重増加，浮腫，歩行時息切れ等がみられることが多い[13]．この間に，日常生活活動（activities of daily living：ADL）に支障を来し（図4-2-8）[14]，いわゆる，廃用期間が発生することになる．我々は心臓リハビリを行う際に，患者の入院前の生活状況（ADL能力，活動性）を確認し，廃用期間を考慮しながら，どのようなプログラムを処方し，いつまでに，どの機能を，どのような環境で達成するか患者・家族と共に決定していくことが極めて重要である．

図4-2-6 心不全とそのリスクの進展ステージ

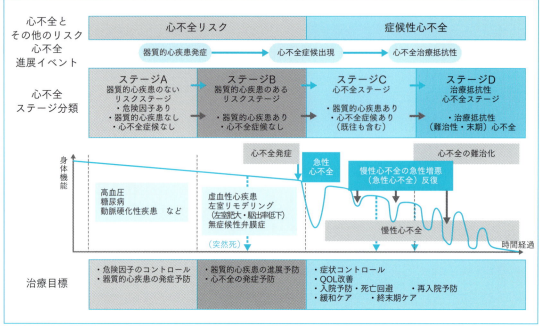

(日本循環器学会/日本心臓リハビリテーション学会.2021年改訂版心血管疾患におけるリハビリテーションに関するガイドライン.2021より)

表4-2-2 心不全予防における4段階

0次予防	良い生活習慣に身につけること 運動,肥満予防,暴飲暴食の回避,減塩,節酒,禁煙
1次予防	生活習慣病を改善し,脳心血管病を回避すること 肥満,高血圧症,糖尿病,脂質異常症の改善
2次予防	心脳血管病に罹患しても,心不全の発症を回避すること 現病および生活習慣病を治療し,コントロールする
3次予防	一度心不全を発症しても,再発をしないこと 現病および生活習慣病を治療しコントロールを継続する

　これまで,喫煙,肥満,飲酒,感染症,高血圧症,糖尿病,過労等が心不全のリスクファクターとして認識されてきたが,近年,sedentary habit (以下,座位行動) が,心不全発症の新たな因子であることが示されている[15]．

　座位行動は,「座位,半臥位および臥位におけるエネルギー消費量が1.5METs以下の全ての覚醒行動」と定義され,PIとは異なる概念である[16]．わが国は世界的に座位行動時間が長い上 (図4-2-9) [17]．COVID-19等の感染症の流行によって活動性が低下し,更なる座位行動時間の増加が想定される．急性心不全患者はdeconditioningが強く,モニタリング監視が必須であるため,運動療法よりも座位行動時間を減少することで活動時間を増やし,安全性と継続性を確保する方策が提案されている (図4-2-10) [18]．

図4-2-7 心不全患者が入院前に経験する症候

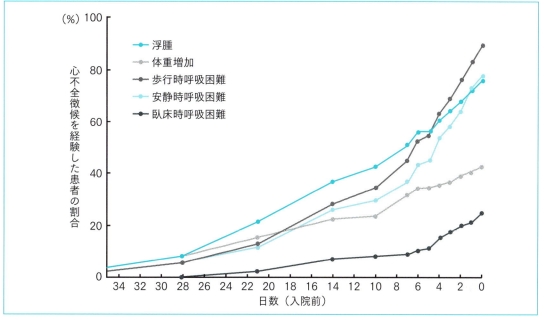

心不全の特定症状の悪化から入院までの日数：累積患者の割合．入院前10日前後において歩行時息切れ，浮腫，体重増加等が出現し始めている．
(Schiff GD, et al. Decompensated heart failure: symptoms, patterns of onset, and contributing factors. Am J Med 2003; 114: 625-630 を参考に作成)

図4-2-8 心不全入院直前に日常生活動作を支障なく行うことが可能な患者の割合

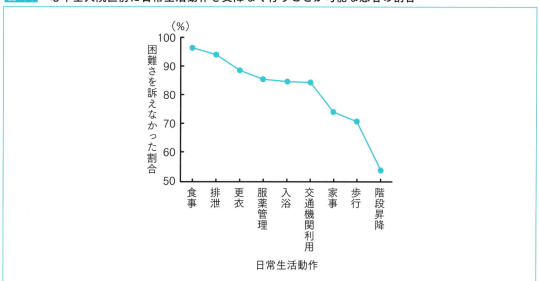

階段昇降，歩行，家事における制限が強い．
(Dunlay SM, et al. Activities of daily living and outcomes in heart failure. Circ Heart Fail 2015; 8: 261-267 を参考に作成)

図4-2-9　国別の1日当たりの座位時間（分）

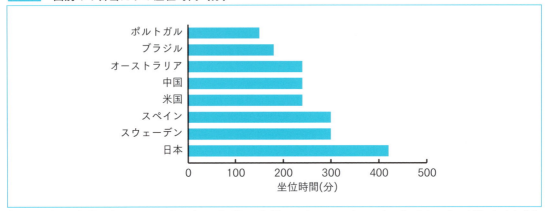

(Bauman A, et al. The descriptive epidemiology of sitting. A 20-country comparison using the International Physical Activity Questionnaire (IPAQ). Am J Prev Med 2011; 41: 228-235 を参考に作成)

図4-2-10　The 'sitting less and moving more' strategy

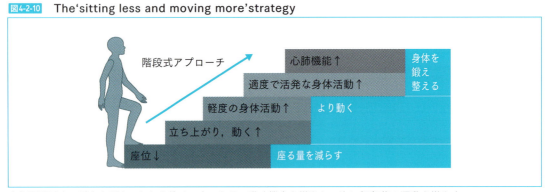

座位時間減少に重点を置くことから始め，立ったり，動く機会を増やし，次に軽負荷の運動を増やす．
(Dunstan DW, et al. Sit less and move more for cardiovascular health: emerging insights and opportunities. Nat Rev Cardiol 2021; 18: 637-648 を参考に作成)

　以上のように，心不全および続発する DS の予防には，単に運動療法を行うだけではなく，病態および病期に合わせて身体活動量を確保していくことが必要である．

　ここまで，心不全における DS，身体活動低下の予防法について述べてきたが，外科領域について考えてみる．

　心臓血管外科をはじめとした周術期における PI および DS の予防法は，prehabilitation（以下，プレハビリテーション）と呼ばれ，あらゆる手術侵襲による機能低下を想定し，術前から耐術能および術後アウトカムを改善する方策である（図4-2-11）[19-23]．プレハビリテーションは，英国における心臓血管外科手術の最重要事項トップ5に位置付けられているが，積極的には行われていないのが現状である．その要因として，心臓血管外科手術は侵襲性が高いにもかかわらず，約半数は緊急・準緊急的に実施されている背景がある．また，待機的手術であっても，運動療法の禁忌に該当するため，多くは冠動脈バイパス術を対象とした報告であり，その効果は限定的である．

図4-2-11 プレハビリテーションが周術期および遠隔期における機能予後に与える影響

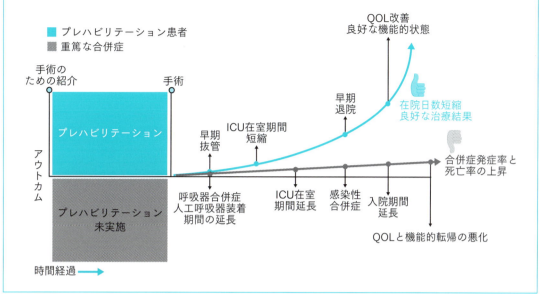

プレハビリテーションは早期の抜管・ICU退室・退院，QOLや良好な機能予後を得る重要な周術期管理に重要である．
(McCann M, et al. Cardiac Prehabilitation. J Cardiothorac Vasc Anesth 2019; 33: 2255-2265を参考に作成)

しかし，近年，高齢者に対するインターベンションの増加に伴い，術前フレイル対策として，プレハビリテーションが注目されている．本邦からのシステマティックレビューにおいて，待機的手術を受ける心不全患者のフレイルは部分的に可逆的であり，プレハビリテーションの可能性について示している[24]．特に心臓血管外科患者は，呼吸器，消化器，運動器等を対象とした手術とは違い，安静度制限によりPIを強いられることが多く，その役割は大きい．

3）リハビリ，運動療法

≫ 目的と開始時期

PhaseⅠ〜Ⅱの心臓リハビリの目的は①早期離床によって過度の安静がもたらす弊害（身体・認知機能低下，塞栓症等）を予防すること，②早期かつ安全な退院と再入院予防を見据えたプランの立案と実現とされている[5]．特に，急性心不全においては，血行動態を確認し，可及的速やかに離床プログラム（表4-2-3）[5] を進めることで，DSを防止することが重要になる．

図4-2-12は，腎不全合併の心不全患者を対象にトルバプタンの有効性を検討した報告[25]であるが，入院治療後早期の呼吸困難，うっ血徴候（起坐呼吸，肺うっ血）を有する患者の多くは48時間以内に改善するとされている．また，他の報告[26]では，高齢心不全患者（平均80.7歳，N=190）の「入院から心臓リハビリ開始までの時間」は心不全再入院の最大の予測因子であり，Cut-off値は3日としている．このように，入院2〜3日以内の早期リハビリが急性心不全治療の標準となりつつある．

一方で，何らかの理由で早期離床が困難な患者は，可能な範囲でギャッジアップ肢位を取りながら，他動的関節可動域運動あるいは自動運動を行い，筋原線維の合成を促し，機能維持を図る．また，背臥位でバランスボール等を用いて，足底に対して感覚刺激を入れることで立位時のバランス機能を準備することができる．これらは前述の深部静脈血栓症の防止にもつながる（図4-2-13）．

表4-2-3 急性心不全の離床プログラム

ステージ	許容される安静度	リハビリテーション実施場所	目標座位時間（1日総時間）	ステージアップ負荷試験
1	ベッド上安静	ベッド上	ヘッドアップ	端座位
2	端座位	ベッドサイド	1時間	歩行試験（自由速度）10m歩行
3	室内自由	ベッドサイド	2時間	歩行試験（自由速度）10m歩行
4	トイレ歩行	病棟	3時間	歩行試験（自由速度）80m歩行
5	トイレ歩行	病棟（リハビリテーション室）	3時間	歩行試験（自由速度）80m×2〜3回
6	棟内自由	病棟（リハビリテーション室）	3時間	6分間歩行試験

（日本循環器学会/日本心臓リハビリテーション学会．2021年改訂版心血管疾患におけるリハビリテーションに関するガイドラインより）

図4-2-12 心不全患者における48時間以内の呼吸困難（A）およびうっ血（B）の変化

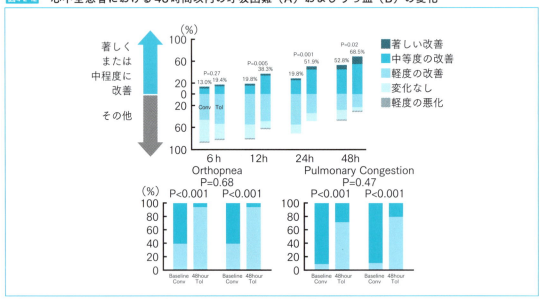

入院24時間以内に50％，48時間以内に70％の患者は呼吸困難が改善．
（Matsue Y, et al. Clinical Effectiveness of Tolvaptan in Patients With Acute Heart Failure and Renal Dysfunction. J Card Fail 2016; 22: 423-432 を参考に作成）

図4-2-13 バランスボールを用いた足底に対する感覚刺激入力の一例

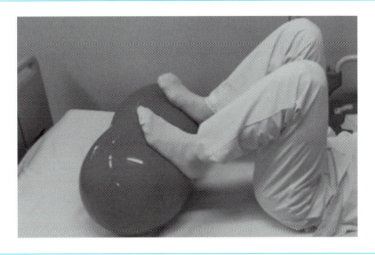

適応およびリスク管理

早期介入が標準化されることで，静注強心薬投与中の介入場面も少なくない．静注強心薬投与中の心臓リハビリに関する先行研究を示す（表4-2-4：A, B）[27]．入院中に静注強心薬治療を受けた119例において，離床は37.5%（139/371日）に実施され，1日あたりの離床状況は，低レベル31%，中レベル51%，高レベル18%であった．また，全投与日数あたりの離床日数（用量別）は低用量44%，中用量22%，高用量6%であった．表4-2-4（C）は静注強心薬投与中に運動療法[27]を進める際の段階的な運動であり，血行動態および心不全増悪の徴候を確認しながら慎重に進める．離床プログラム完了後は，禁忌事項（表4-2-5）[5]がないことを確認し，運動療法に進む．

運動療法

これまで，心不全患者における運動療法の有効性は，HF-ACTION[28]（慢性心不全患者，平均59歳）によるところが大きい．しかし，本試験は，HFpEF，フレイルが考慮されていないことに加えて，具体的な運動療法の検討がない等，我々がターゲットとしているフレイルな高齢患者に適用することが困難であった．そのギャップを埋めたRCTであるRehab-HF trial[29]が大きな注目を集めている．急性非代償性心不全の高齢患者を対象に，4つの身体領域を含む早期の個別的な漸進的リハビリ群（平均73歳）は，通常治療単独群（72歳）に比して，有意に身体機能が改善した．介入群のプロトコル[30,31]は，入院中平均2回（45分/回/日），退院後12週間（60分/回，3日/週）に評価（表4-2-6）[29]および運動療法（表4-2-7）[31]が行われており，身体機能別に各運動療法時間の割合が考慮されており，臨床現場に反映しやすい（図4-2-14）．

また，表4-2-8に，わが国のガイドライン[5]における心不全患者の運動プログラム（抜粋）を示す．効果と安全性の両者を鑑み，日々の心不全徴候の変化や血行動態指標をモニタリングしながら段階的に進めていく．

表4-2-4 静注強心薬投与と離床状況の関係

A

分類	薬品	低用量	中等量	高用量
バゾプレッサー	ノルアドレナリン	<15 μg/min	15 – 30 μg/min	>30 μg/min
	メタラミノール	0.5 μg/kg/min	1 〜 5 μg/kg/min	>5 μg/kg/min
	バソプレシン	<0.03 units/min	0.03 units/min	>0.03 units/min
	アドレナリン	<15 μg/min	15 〜 30 μg/min	>30 μg/min
イノトロープ	ドブタミン	<5 μg/kg/min	5 〜 10 μg/kg/min	>10 μg/kg/min
	ミルリノン	0.5 μg/kg/min	2.5 μg/kg/min	5 μg/kg/min
	アドレナリン	<15 μg/min	15〜30 μg/min	>0.5 μg/min
	レボシメンダン	0.05 μg/kg/min	0.1 μg/kg/min	0.2 μg/kg/min

(Rebel A, et al. Mobilisation is feasible in intensive care patients receiving vasoactive therapy: An observational study. Aust Crit Care 2019; 32: 139-146 を参考に作成)

B

血管作動薬の累積投与日数	371		
入院中に血管作動薬が投与された日数，中央値	3 [1, 5]		
	全日数（n = 371）	離床した日数（n = 139）	離床しなかった日数（n = 232）
総使用日数当たりの血管作動薬の用量			
低用量	285 (77)	126 (44)	159 (58)
中用量	51 (14)	11 (22)	40 (78)
高用量	35 (9)	2 (6)	33 (94)
総使用日数当たりの血管作動薬の割合			
ノルアドレナリン	276 (74.4)	117 (42)	159 (58)
ドブタミン	4 (1.1)	2 (50)	2 (50)
メタラミノール	45 (12.1)	16 (36)	29 (64)
その他	1 (0.3)	0 (0)	1 (100)
2 剤併用	30 (8.1)	3 (10)	27 (90)
3 剤併用	15 (4.0)	1 (67)	14 (33)

(Rebel A, et al. Mobilisation is feasible in intensive care patients receiving vasoactive therapy: An observational study. Aust Crit Care 2019; 32: 139-146 を参考に作成)

C

場所	運動内容	回数，時間，距離，強度
ベッド上	受動座位	5 〜 10 分
	臥位での下肢屈曲伸展運動	5 〜 10 回 × 3 セット
	端座位	5 〜 10 分
	座位での踵上げ	5 〜 10 回 × 3 セット
	座位での膝関節伸展運動	5 〜 10 回 × 3 セット
病室内	立位保持	10 秒〜 1 分
	立位での踵上げ	5 〜 10 回 × 3 セット
	立ち上がり運動	5 〜 10 回 × 3 セット
	足踏み運動	10 秒〜 1 分
病棟内	立位での踵上げ	5 〜 10 回 × 3 セット
	ハーフスクワット	5 〜 10 回 × 3 セット
	歩行	10 〜 200m
心臓リハビリテーション室	自転車エルゴメータ	10 〜 20W × 5 〜 20 分
	各種低強度レジスタンストレーニング	

静注強心薬投与の種類と用量（A），離床状況（B），段階的リハビリプログラム（C）

表4-2-5　心不全患者で運動療法が禁忌となる病態・症状

絶対禁忌

1. 過去3日以内における自覚症状の増悪
2. 不安定狭心症または閾値の低い心筋虚血
3. 手術適応のある重症弁膜症，特に症候性大動脈弁狭窄症
4. 重症の左室流出路狭窄
5. 血行動態異常の原因となるコントロール不良の不整脈（心室細動 持続性心室頻拍）
6. 活動性の心筋炎，心膜炎 心内膜炎
7. 急性全身性疾患または発熱
8. 運動療法が禁忌となるその他の疾患（急性大動脈解離 中等度以上の大動脈瘤，重症高血圧，血栓性静脈炎 2週間以内の塞栓症，重篤な他臓器障害など）

相対禁忌

1. NYHA心機能分類 IV度
2. 過去1週間以内における自覚症状増悪や体重の2kg以上の増加
3. 中等症の左室流出路狭窄
4. 血行動態が保持された心拍数コントロール不良の頻脈性または徐脈性不整脈（非持続性心室頻拍 頻脈性心房細動頻脈性心房粗動など）
5. 高度房室ブロック
6. 運動による自覚症状の悪化（疲労 めまい 発汗多量，呼吸困難など）

（日本循環器学会/日本心臓リハビリテーション学会．2021年改訂版心血管疾患におけるリハビリテーションに関するガイドラインより）

表4-2-6　4指標評価における4段階の機能レベル

	評価指標	レベル1	レベル2	レベル3	レベル4
筋力	立ち上がり（椅子，上肢支持なし）	不可能	可能（一度でも）	5回可能（15〜60秒）	5回可能（15秒以内）
バランス	立位	閉脚立位保持不可能（10秒）	閉脚立位保持可能（10秒）	25cm前方リーチ可能（介助なし）	片脚立位保持可能（10秒）
持久力	連続歩行時間	2分未満	2分以上10分未満	10分以上20分未満	20分以上
移動能力	歩行速度	0.4m/秒以下	0.40m/秒かつ0.6m/秒	0.60m/秒かつ0.8m/秒	0.80m/秒以上

(Kitzman DW, et al. Physical Rehabilitation for Older Patients Hospitalized for Heart Failure. N Engl J Med 2021; 15; 385: 203-216 より)

図4-2-14　運動種目毎の運動時間の割合（身体機能レベル別）

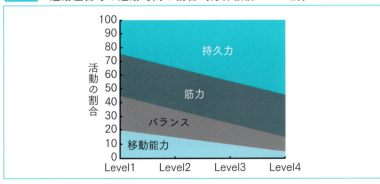

(Reeves GR, et al. A Novel Rehabilitation Intervention for Older Patients With Acute Decompensated Heart Failure: The REHAB-HF Pilot Study. JACC Heart Fail 2017; 5: 359-366 を参考に作成)

表4-2-7 心臓リハビリの内容

	運動メニュー	レベル1	レベル2	レベル3	レベル4
筋力	立ち座り運動 5回（椅子座高：40〜43cm）	椅子の端に座り上肢支持，前屈みの状態で立つ	椅子の端に座り手を用いず前屈みの状態で立つ	椅子に深く座り胸の前で手をクロスした状態で立つ	レベル3を速く，または低い座高の椅子で実施
	前・側方ステップ運動 10回（手摺は必要に応じ使用可）	10cm	15cm	20cm	25cm かつまたは抵抗運動
	カーフレイズ 10回	a：座位で b：立位で両手脚支持	開脚立位で a：両脚，片手支持で b：両脚，手放しで	A：閉脚，手放し B：片脚，両手支持 C：片脚，片手支持	片脚，手放し
	スクワット 10回 A：両手支持 B：片手支持 C：手放し	屈曲角度 0〜15度	屈曲角度 15〜30度	屈曲角度 30〜45度	屈曲角度 30〜45度
バランス ●毎回，前回の完遂レベルから開始 ●2set目から次レベルを実施	立位バランス	開脚30秒 開眼が可能なら閉眼	2a：閉脚30秒 開眼が可能なら閉眼 2b：セミタンデム，開眼で30秒	3a：タンデム30秒，開眼が可能なら閉眼へ 3b：上肢支持で真っ直ぐ前を見て片脚立位。10〜30秒両側実施	支持なしで真っ直ぐ前を見て，片脚立ち。10〜30秒両側実施
	立位，リーチ	a：座位で b：立位で両手両脚支持	開脚立位で a：両脚，片手支持で b：脚，手放しで	A：閉脚，手放し B：片脚，両手支持 C：片脚，片手支持	セミタンデム位にて 15〜25秒リーチし 10〜30秒保持
持久力	連続またはインターバル歩行 Borg13（12〜14）歩行を中心とし，合計時間に満たない場合は機器使用	5〜9分	10〜19分	20〜29分	30〜35分
移動能力	歩行練習	●歩行速度の意図的変化（快適歩行から安全に歩ける範囲で速度を上げる．3〜10m程度の距離またはそれ以上） ●動的なスタートとストップ：参加者ができるだけ速く歩き，セラピストの指示で急に停止．バランスの安定後，再び歩き始める．これを予測できない間隔で反復． ●安全な速度で方向転換の練習（左右に90度，180度の方向転換，8の字歩き）			

(Pastva AM, et al. Strategies for supporting intervention fidelity in the rehabilitation therapy in older acute heart failure patients (REHAB-HF) trial. Contemp Clin Trials 2018; 64: 118-127 を参考に作成)

表4-2-8 わが国のガイドラインにおける心不全患者の運動プログラムと注意点（抜粋）

有酸素運動

心肺運動負荷試験の結果に基づき有酸素運動の頻度，強度，持続時間，様式を処方し実施
- 様式：歩行，自転車エルゴメータ，トレッドミル等
- 頻度：3〜5回/週（重症例は3回/週程度）
- 強度：最高酸素摂取量の40〜60%，HR予備能の30〜50%，最大HRの50〜70%，ATレベルのHR
- 持続時間：5〜10分/回×2回/日程度から開始し，20〜30分/日へ徐々に増加させる．

心肺運動負荷試験が実施できない場合
- 強度：Borg指数11-13，HRが安静座位時+20-30bpm程度でかつ運動時HRが120bpm以下
- 様式，頻度，持続時間は心肺運動負荷試験の結果に基づいて運動処方する場合と同じ

レジスタンストレーニング

- 様式：ゴムバンド，足首や手首への重錘，ダンベル，フリーウエイト，ウエイトマシーン
- 頻度：2-3回/週
- 強度：低強度-中強度　1セット10-15回反復できる負荷量でBorg指数13以下
　　　　上肢運動は1RMの30-40%，下肢運動は50-60%，
- 持続時間：10-15回×1-3セット

運動負荷量が課題であることを示唆する指標

- 体重増加：体液貯留を疑う3日間（直ちに対応）および7日間（監視強化）で2kg以上の体重増加
- 低心拍出量：運動強度の漸増に伴いSBP20mmHg以上の低下，末梢冷感等の末梢循環不良の徴候を伴う
- 自覚症状およびHR：同一運動強度での胸部自覚症状の増悪，
　　　　　　　　　　同一運動強度での10/min以上のHR上昇または2段階以上のBorg指数の上昇
- 酸素化低下：SpO_2が90%未満へ低下，または安静時から5%以上の低下
- 心電図所見：新たな不整脈の出現や1mm以上のST低下
- 経過中は常に自覚症状，体重，血中BNPまたはNT-proBNPの変化に留意する
- 運動に影響する併存疾患（整形疾患，末梢動脈疾患，脳血管・神経疾患，肺疾患，腎疾患，精神疾患等）の新規出現の有無，治療内容の変更の有無を確認する

構成：運動前のwarm upと運動後のcool downを含み，有酸素運動とレジスタンス運動からなるプログラム
（日本循環器学会/日本心臓リハビリテーション学会：2021年改訂版心血管疾患におけるリハビリテーションに関するガイドラインより）

文献

1) 脳卒中と循環器病克服第二次5ヵ年計画 ストップCVD（脳心血管病）健康長寿を達成するために．
[https://www.j-circ.or.jp/cms/wp-content/uploads/2021/08/JCS_five_year_plan_2nd_20210817.pdf]
（2024年10月閲覧）

2) Shimokawa H, et al. Heart failure as a general pandemic in Asia. Eur J Heart Fail 2015; 17: 884-892.

3) Matsue Y, et al. Prevalence and prognostic impact of the coexistence of multiple frailty domains in elderly patients with heart failure: the FRAGILE-HF cohort study. Eur J Heart Fail 2020; 22: 2112-2119.

4) 後藤葉一．心臓リハビリによる冠疾患二次予防効果の最大化．冠疾患誌 2017；23：174-181．

5) 日本循環器学会/日本心臓リハビリテーション学会．2021年改訂版心血管疾患におけるリハビリテーションに関するガイドライン．
[https://www.j-circ.or.jp/cms/wp-content/uploads/2021/03/JCS2021_Makita.pdf]
（2024年10月閲覧）

6) 日本循環器学会/日本心不全学会．2017年改訂版急性・慢性心不全診療ガイドライン．
[https://www.j-circ.or.jp/cms/wp-content/uploads/2017/06/JCS2017_tsutsui_h.pdf]
（2024年10月閲覧）

7) Tsao CW, et al. Heart Disease and Stroke Statistics-2022 Update: A Report From the American Heart Association. Circulation 2022; 145: e153-e639.

8) Ide T, et al. Clinical Characteristics and Outcomes of Hospitalized Patients With Heart Failure From the Large-Scale

Japanese Registry Of Acute Decompensated Heart Failure (JROADHF). Circ J 2021; 85: 1438-1450.

9) 日本循環器学会 / 日本心不全学会. 2021 年 JCS/JHFS ガイドライン フォーカスアップデート版　急性・慢性心不全診療.
［https://www.j-circ.or.jp/cms/wp-content/uploads/2021/03/JCS2021_Tsutsui.pdf］
（2024 年 10 月閲覧）

10) McDonagh TA, et al. 2021 ESC Guidelines for the diagnosis and treatment of acute and chronic heart failure: Developed by the Task Force for the diagnosis and treatment of acute and chronic heart failure of the European Society of Cardiology (ESC). With the special contribution of the Heart Failure Association (HFA) of the ESC. Eur J Heart Fail 2022; 24: 4-131.

11) Aktaa S, et al. European Society of Cardiology quality indicators for the care and outcomes of adults with heart failure. Developed by the Working Group for Heart Failure Quality Indicators in collaboration with the Heart Failure Association of the European Society of Cardiology. Eur J Heart Fail 2022; 24: 132-142.

12) Dharmarajan K, et al. Epidemiology, Pathophysiology, and Prognosis of Heart Failure in Older Adults. Heart Fail Clin 2017; 13: 417-426.

13) Schiff GD, et al. Decompensated heart failure: symptoms, patterns of onset, and contributing factors. Am J Med 2003; 114: 625-630.

14) Dunlay SM, et al. Activities of daily living and outcomes in heart failure. Circ Heart Fail 2015; 8: 261-267.

15) Young DR, et al. Sedentary Behavior and Cardiovascular Morbidity and Mortality: A Science Advisory From the American Heart Association. Circulation 2016; 134: e262-e279.

16) Tremblay MS, et al. Sedentary Behavior Research Network (SBRN) - Terminology Consensus Project process and outcome. Int J Behav Nutr Phys Act 2017; 14: 75.

17) Bauman A, et al. The descriptive epidemiology of sitting. A 20-country comparison using the International Physical Activity Questionnaire (IPAQ). Am J Prev Med 2011; 41: 228-235.

18) Dunstan DW, et al. Sit less and move more for cardiovascular health: emerging insights and opportunities. Nat Rev Cardiol 2021; 18: 637-648.

19) McCann M, et al. Cardiac Prehabilitation. J Cardiothorac Vasc Anesth 2019; 33: 2255-2265.

20) Lai FY. Identifying research priorities in cardiac surgery: a report from the James Lind Alliance Priority Setting Partnership in adult heart surgery. BMJ Open 2020; 10: e038001.

21) Tew GA, et al. Preoperative exercise training for adults undergoing elective major vascular surgery: A systematic review. PLoS One 2022; 17: e0263090.

22) Arora RC, et al. "NEW" Prehabilitation: A 3-Way Approach to Improve Postoperative Survival and Health-Related Quality of Life in Cardiac Surgery Patients. Can J Cardiol 2018; 34: 839-849.

23) Rouleau CR, et al. An observational study examining utilization of prehabilitation and its association with postoperative cardiac rehabilitation participation and risk factors following coronary artery bypass grafting. Int J Cardiol 2022; 362: 28-34.

24) Aili SR, et al. Prevention and Reversal of Frailty in Heart Failure- A Systematic Review. Circ J 2021; 86: 14-22.

25) Matsue Y, et al. Clinical Effectiveness of Tolvaptan in Patients With Acute Heart Failure and Renal Dysfunction. J Card Fail 2016; 22: 423-432.

26) Kono Y, et al. Predictive impact of early mobilization on rehospitalization for elderly Japanese heart failure patients. Heart Vessels 2020; 35: 531-536.

27) Rebel A, et al. Mobilisation is feasible in intensive care patients receiving vasoactive therapy: An observational study. Aust Crit Care 2019; 32: 139-146.

28) O'Connor CM, et al. Efficacy and safety of exercise training in patients with chronic heart failure: HF-ACTION randomized controlled trial. JAMA 2009; 301: 1439-1450.

29) Kitzman DW, et al. Physical Rehabilitation for Older Patients Hospitalized for Heart Failure. N Engl J Med 2021; 385: 203-216.

30) Reeves GR, et al. A Novel Rehabilitation Intervention for Older Patients With Acute Decompensated Heart Failure: The REHAB-HF Pilot Study. JACC Heart Fail 2017; 5: 359-366.

31) Pastva AM, et al. Strategies for supporting intervention fidelity in the rehabilitation therapy in older acute heart failure patients (REHAB-HF) trial. Contemp Clin Trials 2018; 64: 118-127.

各論5　呼吸器

1　身体不活動症候群（PIS）への影響

海老原覚，中澤ちひろ

POINT

● 慢性閉塞性肺疾患（COPD）などの慢性呼吸器疾患においては労作時の息切れから不活動になり，廃用が進むことにより，ますます労作時の息切れが進行する負のスパイラルが存在する．

1. 廃用と身体活動性

　安静の害は，筋肉量・筋力への悪影響だけではない．安静，すなわち身体の不活動状態が原因で生じる影響は全身に及び，それを「廃用症候群（DS）」という．DSでは，筋肉量・筋力が低下するだけでなく，骨が脆弱になり，関節や腱が固くなって手足や肩が十分動かせなくなり，姿勢やバランスが悪くなって転倒や骨折の原因になる．心臓や肺の働きが低下し，痰も喀出しづらくなり，心不全や肺炎・呼吸不全になりやすくなる．さらに，認知症が発症・重症化し，幻覚や不眠症も起きやすくなる．DSは，呼吸器疾患に限らず，あらゆる疾患で安静にする結果生じる．すなわち，安静の害は全身に及び寿命も短くなることから，以前であれば安静にしてきた呼吸器疾患・心不全，腎不全のような患者に対しても，現在は適切な運動を推奨する時代になった．

　主に喫煙による肺の慢性炎症により，正常に復することのない気流閉塞，エアートラッピング，動的肺過膨張がみられる慢性閉塞性肺疾患（COPD）では，その結果生じた労作時呼吸困難は，様々な日常身体活動の低下をもたらす．身体活動性の低下は，骨格筋廃用をもたらしさらなる呼吸困難を生じるという悪循環・負のスパイラルを導き，結果的に予後の悪化につながると考えられるのである（図5-1-1）．

　実際，身体活動性の低いCOPD患者では，高い患者に比べ生存率は有意に低く，しかも，身体活動レベルがCOPD死亡の最大の危険因子であると報告されている（図5-1-2）[1]．その結果，COPDにおける身体活動性研究は世界的に注目され，近年この方面の研究が急速に増加している．

161

図5-1-1 慢性閉塞性肺疾患（COPD）の悪循環・負のスパイラル

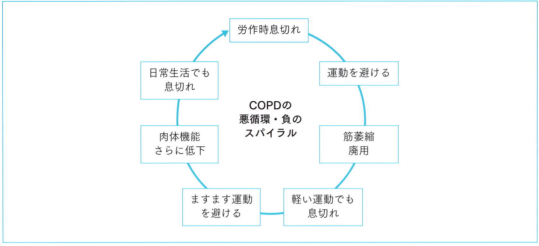

これは多くの慢性呼吸器疾患で共通である．

図5-1-2 COPDの予後予測因子

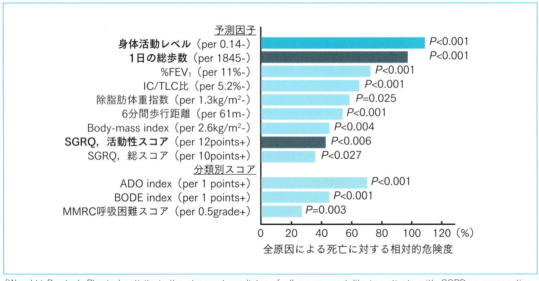

(Waschki B, et al. Physical activity is the strongest predictor of all-cause mortality in patients with COPD: a prospective cohort study. Chest 2011; 140: 331-342 を参考に作成)

2. COPDの身体活動性

　Pittaらは，COPD患者の身体活動性低下を初めて3dimension加速度計を用いて評価し，健常者に比べ歩行，立位の時間の割合が有意に低下していることを示した[2]．南方らは，日本人COPD患者に対し3dimension加速度計を用いて評価し，metabolic equivalents（METs）以上のあらゆる強度において COPD患者では健常者に比較し有意に活動性が低下しており，中等度の強度（3.0 METs）以上

の活動時間は健常者に比べると，半分に低下していることを示した[3]．さらにこの論文では，身体活動性に影響を及ぼす因子として，呼吸機能検査での努力肺活量，一秒量，肺拡散能や，呼吸困難の程度，運動耐容能などが挙げられた[4]．

以上の報告より身体活動性向上・維持が重要であることが因果論的に推測されるが，身体活動性を維持・向上することが予後の改善に本当につながるかどうかは当初，明らかではなかった．これに対しVaesらは，COPD患者を40年間追跡したコホートデータから，10年毎に質問票で評価された身体活動性が，当初中強度や高強度であった患者が経過中に低強度になった場合には，維持できた患者に比べ有意に予後不良であることを示した[4]．すなわち，身体活動性が維持されれば予後が良好であることを初めて証明した．さらに，身体活動性の低下程度が大きい患者ほど1秒量の経年低下程度も早いことが示されていることより，身体活動性を維持できればCOPDの進行抑制につながりうる可能性も期待される．

身体活動性向上のため，これまでは中等度以上（3.0METs以上）の活動時間，活動レベル，歩数や歩行時間などの増加が推奨されてきた．これに対し近年，覚醒時のエネルギー消費量が1.5METs以下の活動時間すなわち座りっぱなしの時間の短縮が注目されてきている．年齢，呼吸機能，運動耐容能，中等度以上の強度の活動時間にかかわらず，座りっぱなしの時間の長い患者では有意に予後が不良であることが報告され，座りっぱなしの時間は中等度以上の活動時間とは独立したCOPD死亡の危険因子であることが示唆されている[5]．また，軽症・中等症のCOPD患者では強度にかかわらず歩数増加が入院リスクを低減するが，重症・最重症の患者では低強度活動での歩数増加は入院リスクを低減するが，高強度活動での歩数増加はむしろ入院リスクを上昇させることなどもわかってきて，座りっぱなしの時間を短縮させ，立位や緩徐歩行などの低強度活動を積極的に行うことの重要性が示唆されている．

COPDは「正常に復することはない」ものの，部分的には改善がみられうることが明らかになり，さらに近年，より強力な新規気管支拡張薬が一般臨床現場で使用可能となったことで，積極的な医療介入が推奨されるようになっている．COPDの身体活動性の向上の問題点として，従来，COPDでは病理学的組織破壊が認められ，改善が困難と考えられていたため，患者・医療者ともに診断・治療に積極的ではなかったという点があるかもしれない．

文献

1) Waschki B, et al. Physical activity is the strongest predictor of all-cause mortality in patients with COPD: a prospective cohort study. Chest 2011; 140: 331-342.

2) Pitta F, et al. Characteristics of physical activities in daily life in chronic obstructive pulmonary disease. Am J Respir Crit Care Med 2005; 171: 972-977.

3) Minakata Y, et al. Reduced level of physical activity in Japanese patients with chronic obstructive pulmonary disease. Respir Investig 2014; 52: 41-48.

4) Vaes AW, et al. Changes in physical activity and all-cause mortality in COPD. Eur Respir J 2014; 44: 1199-1209.

5) Furlanetto KC, et al. Sedentary Behavior Is an Independent Predictor of Mortality in Subjects With COPD. Respir Care 2017; 62: 579-587.

各論5　呼吸器

2 予防法，リハビリ・運動療法の実際と効果

海老原覚，中澤ちひろ

POINT

● 慢性呼吸器疾患の負のスパイラルに対しては，呼吸リハビリを行うことで阻止できる．

● 呼吸リハビリは運動療法を中核とした，様々な病期に対応した多職種連携による包括的なものであることが重要である．

1. 呼吸筋力の評価について

1）呼吸筋力の評価

　今まであまりなされてこなかったが，呼吸器疾患の不活動予防には実は，呼吸筋力を測定することが重要かもしれない．呼吸筋は吸気筋と呼気筋に分けられ，主な吸気筋は横隔膜，斜角筋，胸鎖乳突筋，外肋間筋，内肋間筋などで，呼気筋は腹直筋，内外腹斜筋，腹横筋などが重要とされる．呼吸筋力とは，横隔膜およびその他の呼吸筋を含む総合的な筋力である．

　呼吸筋力の測定には，最大経横隔膜圧（Pdimax）の測定があるが，侵襲を伴うため臨床的（特に理学療法分野）では随意努力下での口腔内圧測定値を用いる．呼吸運動により胸腔や口腔で発生する陽圧および陰圧の最大値が筋力の指標として用いられ，最大吸気口腔内圧（PImax），最大呼気口腔内圧（PEmax）と定義される．口腔内圧の測定は Black と Hyatt によって考案され，最大吸気内圧は残気量位から最大吸気を，最大呼気内圧は全肺気量位から最大呼気を行い測定する[1]．最大口腔内圧の値には，直径 3cm 程度の一方が閉じられた管に圧トランスデューサーまたはアネロイド型圧力計を接続し，吸気時および呼気時の圧を測定したものを用いる．最大呼気努力のときはマウスピース周囲の唇と頬部を指でしっかりと保持し，空気の漏れに注意する．声を出して被験者を励まし，少なくとも 1.5 秒間保持させ 1 秒間の圧を 3 回測定し，最大値を採用する．PImax が RV（残気量位），PEmax が TLC（全肺気量位）で最も高値を示すため，これらの肺気量での測定が臨床的に用いられる．FRC（機能的残気量）での測定は肺の弾性収縮圧と胸郭の拡張圧が釣り合う点であり肺と胸郭の弾性に影響されにくい．そのため，この肺気量での測定が用いられることも多いが，真の最大値とはならない．最大口腔内圧は肺気量に影響を受けることが知られており，呼吸筋力測定時には十分考慮する必要がある．

164

2）呼吸筋のトレーニング

呼吸筋トレーニングは，器具を使用して吸気時に抵抗をかけるトレーニングである．かつて，呼吸筋トレーニングは COPD など呼吸器疾患患者にも行われたが，呼吸筋力は増大するものの，運動耐容能・呼吸困難・QOL に及ぼす有効性は明らかでなく，現在では積極的には実施されない．呼吸筋トレーニングと呼吸介助は，主に手術前後に実施する．手術後に肺の合併症として「無気肺」がみられやすい．疼痛のために深呼吸ができないこと，粘性の高い痰が増えるのに排出できないこと，同じ姿勢をとっていること，などが原因である．呼吸介助は，呼気にあわせて介助者が胸郭運動に合致した方向に軽く圧迫し，吸気の直前に開放することを繰り返す方法である．呼吸介助では 1 回換気量が増加し，マッサージのため心地良いが，効果は持続せず，肋骨骨折の危険もあり，今ではあまり実施されなくなった．

2. 持久力運動について

1）運動耐容能の評価

呼吸器疾患患者の体力低下は換気・拡散障害などによって生じ，そのために動作時の呼吸困難が増強し日常生活が制限される．さらに二次障害として下肢筋などが廃用症候群（DS）に陥り，骨格筋の機能不全を生じて著しく運動能力や体力を低下させるというのが特徴とされている．これらより，運動耐容能の評価をすることは呼吸リハビリの運動処方には欠かせないと言える．また，呼吸困難を客観的に評価するためには運動負荷検査は極めて有用であると言われている．運動負荷試験は，定量負荷が可能なトレッドミルや自転車エルゴメータを用いた漸増負荷試験が優れているとされている．また最初から最後まで一定の負荷量で運動を負荷する定量負荷試験の有用性が報告されており，特に治療の有効性の評価に有用で，呼吸リハビリ，気管支拡張薬，容量減少手術などの効果判定に有用であるとされている．トレッドミルなら最大 3.0mph，エルゴメータであれば最大 50watt の負荷で最低 6 分間行うのが推奨されている．

それとは別にフィールド歩行試験があり，特別な道具が要らないことより頻用される．呼吸器疾患患者の運動耐容能の評価として，現在最も広く用いられている評価方法はフィールド歩行試験である．これは，呼吸リハビリマニュアルでも示されているように運動療法を行う上で必須の項目とされており，時間内歩行は簡便性，患者の負担度，日常生活での活動性の評価において最も優れている．そのうち最もよく行われるのが 6 分間歩行試験（6MWT）である．これは 30m の直線コースを最大限の力で歩行させ，往復させるものである．患者への説明については，「この試験の目的は，6 分間できるだけ距離を長く歩くこと」というように伝える．試験前は安静にし，検者は禁忌となる項目がないか，脈拍数・血圧等を測定する．パルスオキシメトリーは必須ではなく，運動中の継続的な SpO_2 のモニタリングは ATS のガイドラインには義務付けられていないが，わが国では評価とリスク管理

のため多くの施設で SpO_2 の連続モニターが行われている．開始前に，ベースラインの呼吸困難と全体的な疲労感を Borg scale で測定しておく．また，酸素療法を継続している患者は労作時の処方流量で試験を行う．中止基準としては，胸痛・耐えられない呼吸困難・下肢の痙攣・ふらつき・多量の発汗・顔面の蒼白あるいはチアノーゼの出現があげられ，6MWT は緊急時に素早く適切な対応ができる場所で行うことが好ましく，施設の責任管理者（医師）が適切な緊急カートの設置場所を決める．6MWT は最大酸素摂取量を決定したり，運動制限因子を解明するものではなく，日常生活においての機能障害の重症度を評価することに適しているとされている．

　もう一つのフィールド歩行試験としてシャトルウォーキングテスト（SWT）がある．これは 10 m のコースを 1 分毎に歩行速度を増加させ，往復歩行して歩行距離を測定する漸増負荷試験である．設備と備品は，10 m 以上の平らで滑らない床，CD プレーヤー，SWT の CD，運動ができる適切な履物，10m を測定できるメジャー，コーンである．被験者は CD からの発信音に歩行速度を合わせ，9m 間隔の標識の間を往復歩行する．終了基準としては，呼吸困難がひどく歩行維持が困難あるいは他の理由で歩くのを止めたとき，歩行速度の維持ができなくなったとき（信号音が鳴ったとき，標識から50cm 以上離れているとき），測定者が被験者の SpO_2 85% 以下，あるいは年齢別予測心拍数 85% 以上など他の歩行継続危険因子を発見した時とされている．

2）運動耐容能のトレーニング

　実はこの運動耐容能のトレーニングは，呼吸リハビリの運動療法そのものである．ついては別項をたてて説明する．

3. 呼吸リハビリについて

1）呼吸リハビリとは

　呼吸リハビリの定義として米欧の呼吸器学会ステートメントで，「呼吸リハビリは，徹底した患者評価に基づいた包括的な介入である．次に，患者個々に合わせたテーラーメードの治療を含む，慢性呼吸器疾患患者の身体機能および心理状態の改善をデザインした運動療法，患者教育，行動変容のみならず，健康増進および長期間のアドヒアランスを促進するものである．」と記されている．つまり，呼吸リハビリは，患者評価に始まり，患者教育，薬物療法，栄養指導，酸素療法，理学療法，作業療法，運動療法，社交活動などの種目をすべて含む包括的医療プログラムなのであり，物療法と並んで治療の一環であると認識されている．

2）呼吸リハビリのプロセス

まず，呼吸リハビリを実施していくためには以下の項目を含むことが望ましいとされている．

① 患者およびその家族に継続して行う

② 必要とされる，多様な医療サービスを徹底的に提供していく

③ チーム医療として行う

④ 地域において医療連携を図りながら行う

⑤ 呼吸障害を全身的な機能障害と位置づけ，全人的な治療として展開する

⑥ 多種の合理的な機能評価に基づきゴール設定し，効果と問題点を個別的，かつ継続的に評価し実施する

⑦ 期待される効果として QOL の向上を重視し，地域で可能な限りの自立を目標とする

⑧ 医療費およびそれに見合った効果（cost-effectiveness）を常に意識して行うものである

⑨ 内容は包括的プログラムとし，セルフマネージメントを強化するという考え方に立つ

⑩ 患者の意欲を重視し，インフォームド・コンセントに基づいて行う

⑪ 科学的根拠に基づいて実施する

そしてプロセスとしては，適切な患者選択を行い初期評価を実施する．評価結果に基づき，個々に応じた目標設定やリハビリプログラムを立案する．プログラムでは個別性を重視し，行動変容を促すことが重要である．プログラム終了時または一定期間経過時に再評価を実施，評価結果を患者にフィードバックし，プログラムの見直しや目標の再設定を行う．その後は，アクションプランの継続，身体活動の増進など運動に対するアドヒアランスを向上させる介入を実施することとなる．

患者選択基準としては，

① 症状のある慢性呼吸器疾患

② 標準的治療により病態が安定している

③ 呼吸器疾患による機能的制限がある

④ 呼吸リハビリの施行を妨げる因子や不安定な合併症がない

⑤ 患者自身に積極的な意思があることを確認する

⑥ 年齢制限や肺機能の数値による基準は定めない

などがある．また外来診療時に日常生活での身体活動の向上，疾患管理や禁煙指導などの指導をしっかりと実施していくべきである．

3）呼吸リハビリのプログラム

　まず，呼吸リハビリを実施するにあたり，患者の病態を把握し，問題点を抽出するために適切な評価を行うことが重要となる．また，効果判定のためにもプログラム終了時または定期的に評価を実施することが望ましい．フィジカルアセスメントでは，まずは問診にて主訴や咳や痰，呼吸困難などの呼吸器系の症状，既往歴，喫煙歴，職業歴，運動習慣の有無，家屋環境，趣味などの基本情報を聴取する．身体所見として，体格，姿勢，動作要領，運動機能（四肢の粗大筋力，関節可動域），呼吸状態（呼吸パターン，胸郭運動，呼吸補助筋の肥厚や活動性の増加，努力呼吸の有無など）を評価する．呼吸困難や呼吸状態に関しては，姿勢による変化やADL動作ごとに評価することが重要である．

　スパイロメトリーなどの生理検査や胸部単純X線写真などは障害の程度や病態を把握する上で重要となる．身体機能，ADL，運動耐容能，QOLは効果判定にも重要な指標となるため評価しておきたい．

　運動耐容能の評価は，心肺運動負荷試験が行えるのが望ましいが，施設の設備の問題等で日常診療では施設によっては難しいことが多いため，前述の6分間歩行試験やシャトルウォーキングテストなどのフィールド歩行試験が良く用いられる．6分間歩行試験はバランス能力や下肢筋力などに影響されるため最高酸素摂取量を決定したり，運動制限因子を解明するものではなく，日常生活での機能障害の重症度を評価することに適している．

　前述したプロセスに従って，この患者評価に基づき個別プログラムを作成し実践する．プログラム構成は対象や重症度によって異なる．　図5-2-1 [2] は，縦軸に重症度を示し，横軸に1セッションにおけるプログラムの割合を示している．重症例では後述するコンディショニングや基礎的なADLトレーニングを中心とした低強度負荷の運動療法から進めていき，軽症例では，全身持久力や筋力トレーニングを中心とした高強度負荷の運動療法を実施していく．急性期や周術期では，状態が不安定なことが多いためコンディショニングが中心となる．また，呼吸リハビリは入院，外来，在宅や地域など様々な場面で可能であるため施設の設備に合わせてプログラムの工夫が必要である．

　1回の訓練室におけるリハビリの流れを 図5-2-2 [3] に示す．来室したら安静にしてもらい，その間にバイタルサインなどのチェックを行う．その後，非常に低負荷のウォームアップを行ってから，主運動に入る．主運動終了後は，再び低負荷のクールダウン運動を行い，最後にもう一度バイタルを確認して終了となる．

4）呼吸リハビリにおけるコンディショニング

≫ リラクセーション

　重症患者になると胸鎖乳突筋や斜角筋，僧帽筋などといった頸・肩の呼吸補助筋を用いた浅くて速い努力性の呼吸を呈していることが多い．これらの筋肉の過剰な活動を抑制し，余計な酸素消費を抑えることが呼吸困難の軽減につながる．一口にリラクセーションといっても楽な姿勢をとるポジショニングや呼吸補助筋のストレッチやマッサージ，呼吸介助法などその方法は多岐にわたる．

図5-2-1 呼吸リハビリテーションの1セッションあたりのプログラム構成

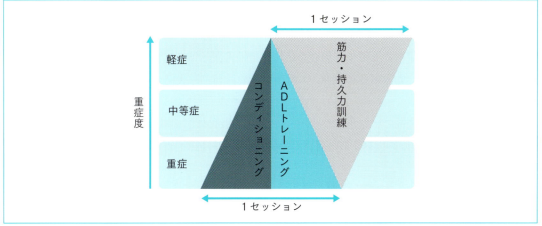

(日本呼吸ケア・リハビリテーション学会,ほか.呼吸リハビリテーションマニュアル―運動療法―第2版:照林社;2012を参考に作成)

図5-2-2 呼吸リハビリテーション1回のメニューの流れ

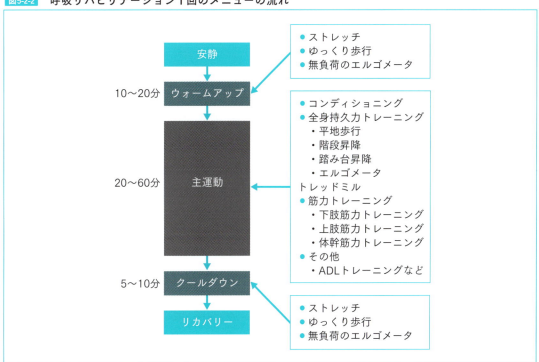

(日本リハビリテーション医学教育推進機構/日本リハビリテーション医学会.内部障害のリハビリテーション医学・医療テキスト:医学書院;2022を参考に作成)

▶ 呼吸法訓練

　呼吸法として習得するのは，口すぼめ呼吸と横隔膜呼吸である．口すぼめ呼吸は，鼻から息を吸い，口をすぼめて，「フー」とゆっくり時間をかけて息を吐く呼吸方法である．呼気は吸気の2倍以上の時間をかけ，呼吸回数20回/分を目指すとされている．気道内圧を高め末梢気道の虚脱を防ぎ，動

的過膨張を抑制し呼吸困難を軽減するなどの効果が期待できる．また，パニックコントロールにも用いられ呼吸リハビリでは必須の呼吸方法である．

横隔膜呼吸（腹式呼吸）は，横隔膜の可動性がある患者に適応であり，重症なCOPDで横隔膜が平坦化しているような症例では効果が望めない．有効性に関してのエビデンスは十分ではないが，呼吸補助筋活動の抑制，呼吸困難の軽減，1回換気量の増加，呼吸回数の減少などの効果が報告されている．

方法は，ファーラー位やセミファーラー位などの安楽な肢位で腹部に手を置き，吸気時に腹壁の膨隆を自己にて確認させながら実施すると習得しやすい．一般的には口すぼめ呼吸との併用がより効果的である．

これらの呼吸方法は，日常生活動作時に応用できなくては自立したADLを促すことは難しく，まずは安楽な姿勢で練習し，習得できれば，徐々に座位→立位→歩行・階段，各種ADL動作などと段階を踏んで動作に合わせてできるように練習していく．

▶ 胸郭可動域練習

胸郭は，胸骨柄軟骨結合，胸肋関節，肋軟骨間関節，肋横突関節，肋椎関節といった5つの関節で構成されている．胸郭運動は，吸気時に上部と下部で異なる方向へ拡張し，上部胸郭はポンプハンドルモーションと呼ばれ前上方へ，下部胸郭はバケツハンドルモーションと呼ばれ横方向へ拡張する．胸郭の各関節の可動性低下，動的過膨張や努力性呼吸による呼吸筋群の短縮や筋緊張の亢進により胸郭運動の制限が生じ，呼吸仕事量の増大を惹起し呼吸困難の増悪や呼吸筋疲労を起こすため胸郭の柔軟性向上は，これらの軽減につながることが考えられる．胸郭の可動域練習では，呼吸介助法，徒手胸郭伸張法，関節モビライゼーション，肋間筋ストレッチなどの方法がある．

▶ 呼吸体操，ストレッチング

胸郭周囲のみならず上下肢の筋群など全身のストレッチを行うことで柔軟性が高まり，動作の円滑性が生まれる．また，運動療法前にはウォーミングアップやクールダウンに組み込まれることが多く運動による骨・関節，筋の損傷予防や疲労を残さないなどの効果もある．呼吸体操は，呼吸運動や身体運動を組み合わせた体操であり，呼吸運動の補助，呼吸と動作の協調性の改善，胸郭の柔軟性改善などを目的に行われる．いくつかの体操（呼吸筋ストレッチ体操，ながいき呼吸体操など）が考案されているが，どれもシンプルで覚えやすく在宅で継続しやすいものが多い．

▶ 排痰法

COPD，気管支拡張症，結核後遺症など慢性呼吸器疾患では気道分泌物の産生が過剰となり，気道分泌物が貯留しやすい．排痰困難な患者では，痰の喀出に多大な労力を要することが多々あり，日常生活や運動療法の妨げになることがある．また，急性期や周術期では，痰の喀出が困難な場合，無気肺や肺炎などの合併症を引き起こす可能性があるため必要に応じ痰の喀出を促す必要がある．排痰の各手技は，重力，線毛輸送系，エアーエントリーなどといった排痰の機序を利用し痰の喀出を促すもの

である．方法には，咳嗽，強制呼出手技/ハフィング，アクティブサイクル呼吸法，体位ドレナージ/体位排痰法，軽打法，振動法，スクイージング，振動呼気陽圧療法などがある．

5）呼吸リハビリの主運動

重症度が同一でも，個々人によって呼吸困難，身体能力，ADL能力，家屋環境などは異なるため，評価結果をもとに各々に合わせた運動療法を処方する必要がある．処方内容は，基本概念としてFITT：Frequency（頻度），Intensity（強度），Time（持続時間），Type（種類）に沿って作成する．

» 全身持久力トレーニング

全身持久力トレーニングは，全身の大きな筋群を使用して一定のリズムを保った動的運動を一定時間以上行うトレーニングであり，全身持久力の指標は$\dot{V}O_2peak$や$\dot{V}O_2max$がある．上肢・下肢の運動に分類され，下肢では，平地歩行，階段昇降，踏み台昇降，自転車エルゴメータ，トレッドミルなどがある．特別な機器を使用しない平地歩行は，在宅での運動にも応用でき，汎用性および継続性も高い．病院等では，先進持久力トレーニングとして一般的にトレッドミルや自転車エルゴメータが使用されることが多い．両者とも定量的な負荷が可能であるが，それぞれ利点・欠点があり，施設の設備や患者に応じて選択する必要がある．

運動強度の設定は，大きく分け高強度と低強度に分かれる．高強度であれば，生理学的効果は得られやすいが，重症な患者や自覚症状が強い患者には適応しにくいといった欠点がある．また，設定方法には自覚症状，心拍数，フィールド歩行試験などを用いる方法があるが詳細は成書を参考にしていただきたい．

＜FITTの例＞

F (frequency)：週1〜2回外来時

I (intensity)：6分間歩行で算出した歩行速度の50%の歩行速度

T (time)：20分

T (type)：トレッドミル

» 四肢・体幹筋力トレーニング

筋力トレーニングの効果として，筋力，筋持久力の増大，筋断面積の拡大，筋肉内の代謝機能の改善（酸化酵素活性の増大）などが報告されている．全身持久力トレーニングとの併用が推奨されており，筋力トレーニング単独での運動能力やADL，QOLの改善効果は実証されていない．四肢体幹筋力トレーニングは，自重やフリーウェイト（重錘バンド，ダンベル等），弾性ゴムバンドを用いる方法があるが，患者の状態に合わせ選択する必要がある．呼吸器疾患患者における至適強度は明らかになっておらず，一般的な筋力トレーニングの強度を用いている．呼吸補助筋は肩甲帯周囲にも付着しているため慢性呼吸器疾患患者では上肢を使用する動作で息切れを感じることが多い．

呼吸筋トレーニングは，主に吸気筋のトレーニングをさし，機器を使用するなどして呼吸筋に負荷

をかけることで呼吸筋を強化する方法である．慢性呼吸器患者の呼吸筋力・持久力の向上は報告されているが，呼吸筋力の向上が身体機能や呼吸困難，健康関連 QOL の改善との関連は議論の余地がある．呼吸筋トレーニングは吸気抵抗負荷法や腹部重錘負荷法があり，前者では市販されている器具を使用する．後者では，背臥位の状態で腹部に重錘などを乗せ横隔膜呼吸をする方法が一般的である．

▶ 維持のための運動療法，身体活動増進へのアプローチ

呼吸リハビリプログラムは，非監視下である在宅での継続を視野にいれ組み立てる必要がある．運動療法は継続しなくては効果の持続は望めず，在宅での継続は必須である．そのため，在宅でのプログラムは安全かつ継続しやすい低強度のプログラムが推奨される．また，同時に日誌に日々の症状や活動量の指標として万歩計での歩数，運動の実施の有無などを記載することで医療者側が患者状況を把握したり，運動プログラムの達成度の評価が可能であり，患者自身のモチベーションの向上や継続にもつながる．自己管理の能力も身につき，増悪の予防にもつながる．

また，呼吸リハビリの目標に身体活動量の増進が挙げられる．COPD 患者は呼吸困難により低活動になりやすく，低活動患者は高活動患者に比べ増悪の可能性が高いことや生命予後が悪いと報告されている．呼吸リハビリは，最終的に身体活動量向上へつながるようなアプローチが必要であり，運動習慣を日常生活の中に組み込み，日常生活の中で身体活動を高めることが重要である．

6）呼吸リハビリ運動療法の禁忌とリスク管理

未治療の虚血性病変や心不全，重篤な不整脈，急性増悪時など呼吸・循環動態が不安定な患者や原疾患のコントロールが不十分な状態は禁忌となる．参考までに運動負荷試験の禁忌事項（絶対的禁忌・相対的禁忌）および運動負荷試験の中止基準を記載しておく．

運動療法施行中のリスク管理として気を付けるのは，運動時の低酸素血症（exercise induced hypoxemia：EIH）である．これは，安静時は認められないが，運動に伴って生じる低酸素血症で，通常は SpO_2 が 4％以上の低下が有意とされる．EIH は右心不全を引き起こす可能性があるため，EIH を認めた場合，医師の指示のもと酸素投与下で運動療法を実施することも考慮する．

運動療法に伴う呼吸困難の増大は，苦しさのあまり強い不安や恐怖感が生まれ過剰な吸気努力や頻呼吸を呈し，パニック状態またはそれに近い状態を招く場合がある．そのような状態が生じた際には，落ち着いて呼吸をできるように安楽な姿勢をとり，慌てず口すぼめ呼吸を行いゆっくりとした呼気をとり，呼吸を調整することが必要である（パニックコントロール）．運動療法前には，パニックコントロールをしっかりと指導する必要がある．パニックコントロールは日常生活でも必要なため患者教育としてプログラムに組み込んでおくことが必要である．

また，心血管疾患領域のリスク管理も重要である．慢性呼吸器疾患患者では，心血管疾患を合併しているものが多く，運動療法中の循環動態には注意する．場合によっては，血圧や心電図をモニタリングしながら実施する．さらに運動器疾患領域のリスクにも留意する．呼吸リハビリの対象者は高齢者が多く，急激な運動は骨・関節の損傷を招かねないため十分にウォームアップをすることで傷害予

防に努める．また，トレッドミルなどの機器は慣れない患者が多いため転倒には十分に留意し，場合によってはエルゴメータへ変更する．その他，運動時の息こらえや等尺性収縮の運動は原則的に実施しないことが望ましい．

運動療法施行中のモニタリングとしては，まず開始前にフィジカルアセスメントを十分に行い，その日の体調や食欲，睡眠，呼吸困難などを問診にて確認する．体調不良の訴えが聞かれる場合は，負荷量を下げて実施するか，中止する．

Borg CR-10 で自覚症状（呼吸困難，下肢疲労），パルスオキシメーターで動脈血酸素飽和度（SpO_2）は可能な限り実施する．心電図や血圧などの循環動態のモニタリングも必要に応じて行う．チアノーゼ，冷汗，末梢冷感などの身体所見や疲労感，動悸，めまいなどの自覚症状を確認しながら実施する．

7）病期ごとの包括的対応

間質性肺疾患など多くの慢性呼吸器疾患は，難治性で予後不良であり，予測できない経過や重い症状等，患者やその家族の QOL に与える影響は大きい．残念ながら，そのような慢性呼吸器疾患における症状の改善や健康関連 QOL の評価，最適化に関する研究は十分ではない．また，慢性呼吸器疾患は時として癌種よりも予後不良でありながら，終末期医療の展開は癌領域と比べて遅れているのが現状である．このような患者には，disease-modifying treatment としての薬物治療だけでなく，多職種による患者中心の病期別の系統的包括的なアプローチが必要である（図5-2-3）．

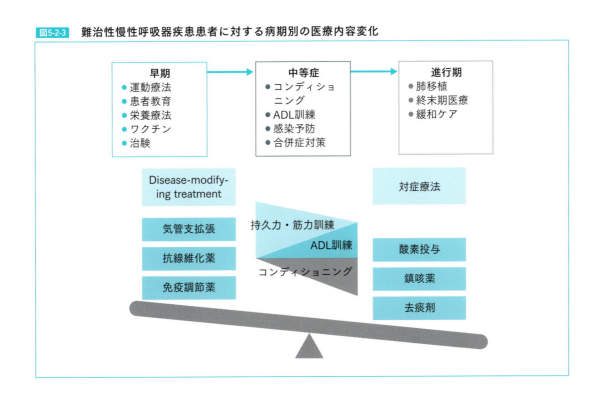

図5-2-3 難治性慢性呼吸器疾患患者に対する病期別の医療内容変化

文献

1) Vaes AW, et al. Changes in physical activity and all-cause mortality in COPD. Eur Respir J 2014; 44: 1199-1209.
2) 日本呼吸ケア・リハビリテーション学会，ほか．呼吸リハビリテーションマニュアル—運動療法—第 2 版：照林社；2012.
3) 日本リハビリテーション医学教育推進機構 / 日本リハビリテーション医学会．内部障害のリハビリテーション医学・医療テキスト：医学書院；2022.

各論6　内分泌・代謝

身体不活動症候群（PIS）への影響

千葉　拓，石垣　泰

POINT

● 身体活動は糖尿病，脂質異常症など生活習慣病の病態やホルモン分泌に影響を与える．

● 内分泌・代謝疾患自体が身体活動の低下の誘因となることもあり，リハビリや運動療法を実施する上で各疾患の筋肉や身体活動に与える影響を理解する．

はじめに

　現代生活では，近代化に伴い身体運動の必要性が大幅に減少し，最小限の身体活動でも生活できる時代へと変化している．また，COVID-19 の流行に伴い社会的活動が制限され，「身体不活動（PI）」がより拡大している．さらに，超高齢社会に突入した日本ではサルコペニア・フレイルといった老年症候群の管理や対策が重要視されており，糖尿病をはじめとする代謝疾患における高齢者での身体活動の重要性も強調されている．

　運動不足は 2 型糖尿病，脳心血管疾患，認知症，一部の癌などの危険因子になりうると報告されており，運動療法や身体活動低下の対策はますます重要視されている．また，運動療法は糖尿病・脂質異常症といった生活習慣病をはじめとする多くの慢性疾患の予防や治療に有効な手段である．そこで本項では，内分泌・代謝疾患における運動療法への理解を深めるため，サルコペニアやフレイル，PI と内分泌・代謝疾患の関係性について概説する．

1. 肥満

　慢性的な過栄養や運動不足により，余剰エネルギーが脂肪細胞に蓄積し肥大化をもたらし肥満を誘導する．肥満でみられる脂肪組織では，脂肪細胞数の増加ではなく個々の脂肪細胞の肥大化が特徴的である．肥満状態にある脂肪組織では，同時に血管新生と様々な免疫担当細胞の浸潤，細胞外マトリックスの過剰産生などを生じ，動脈硬化の「血管壁リモデリング」と酷似した「脂肪組織リモデリング」を呈する．その結果，脂肪細胞から分泌されるアディポカイン産生の調節の破綻や脂肪蓄積能

の適応不全から生じる異所性脂肪蓄積につながり，肥満症の病態を形成する．特に，内臓脂肪蓄積型の肥満ではインスリン抵抗性を伴うリスクが高く，インスリン抵抗性を生じることが代謝疾患の病態基盤となる．

　PIは肥満の原因として重要であるが，いわゆる運動と称される余暇身体活動は，総エネルギー消費量の一部を占めるに過ぎない．実際に身体活動による個人の総エネルギー消費量には，仕事や家事，移動，座位や睡眠時間など生活活動による活動量も大きな比重を占める．座位時間の増加に代表されるPIは肥満者の増加と相関関係が知られている．座位時間のなかでも，テレビ視聴時間は男女問わず，肥満度と関連している．体重が増加したことに伴い座位時間が増加する可能性も考えられるが，テレビ視聴時間と体重やウエスト周囲長との関連をみたコホート研究では，テレビ視聴時間は体重増加に先行することが報告されている．身体活動習慣の少ないことが肥満をもたらすことは明らかであるが，一方で肥満状態では整形外科的な問題から身体活動に負担が生じるため，ますますPIが進行することにも留意して患者とコミュニケーションをとるよう心がけたい．脂肪蓄積は様々な経路を介して筋力や筋量の低下をもたらす一方で，加齢も肥満と一部共通する経路を介してインスリン抵抗性や筋肉に影響を及ぼす[1]（図6-1-1）．

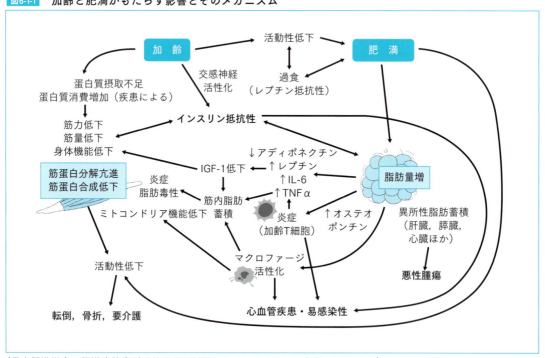

図6-1-1　加齢と肥満がもたらす影響とそのメカニズム

（日本肥満学会．肥満症診療ガイドライン2022：ライフサイエンス出版；2022 より）

2. 糖尿病

　PIからインスリン抵抗性が誘導され，糖尿病の発症や血糖コントロール不良につながる[2]．PIや骨格筋が減少すると，筋自体に蓄えられているグリコーゲンの消費や糖輸送担体（glucose transporter：GLUT）4を介した血液中のグルコース処理能力が低下し，糖尿病の発症や血糖上昇の誘因となる．運動不足はβ細胞の機能不全にも関連し，酸化ストレスやミトコンドリア機能不全，炎症といったさまざまな経路を通じて膵島に負荷がかかることでβ細胞のアポトーシスが促進する考えられている[3]．また，糖尿病患者の場合，インスリン分泌低下，インスリン抵抗性，血糖コントロール不良に伴う炎症や酸化ストレス亢進は筋蛋白合成の低下と筋蛋白分解の亢進を誘導するため，筋量や筋力を低下させる．このようにPIと糖尿病は相加相乗的に悪循環を来し，特に高齢者糖尿病患者ではサルコペニアやフレイル，身体活動の低下を来しやすい[4]（図6-1-2）．

図6-1-2　糖尿病における筋力低下の機序

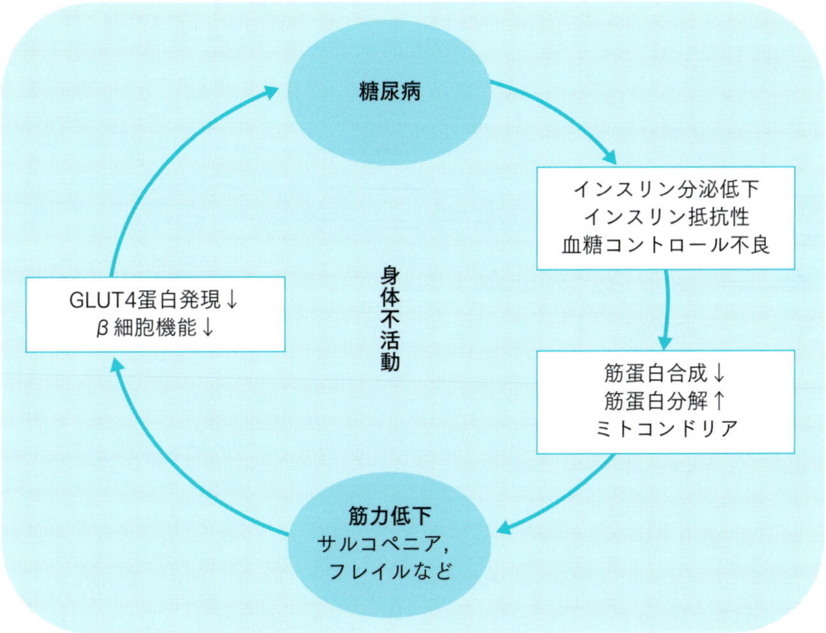

3. 脂質異常症

　肥満やインスリン抵抗性状態では，VLDLとLDLの増加および低HDL-C（コレステロール）血症を伴う場合が多い．脂肪細胞に蓄積したTG（トリグリセリド）が加水分解を受け遊離脂肪酸（free fatty acid：FFA）として血中に放出され，肝臓に達して再びエステル化を受けてTGとなりVLDL

の生成に利用される。TG を多量に含んだ VLDL が加水分解を受けると sd-LDL が産生される。インスリン抵抗性状態では LPL 活性も低下するため，TG やレムナントリポ蛋白が増加する。このように運動不足に加え，糖代謝異常，肥満などさまざまな誘因により続発性脂質異常症を来す。

4. クッシング症候群，サブクリニカルクッシング症候群

PI や廃用症候群（DS）がクッシング症候群の病態悪化の誘因となるわけではないが，クッシング症候群による筋力低下が身体活動の低下を助長する可能性がある。筋量低下や筋力低下はクッシング症候群の臨床的特徴の一つであり，四肢の近位筋優位に筋力低下をきたし，階段昇降などしゃがむ動作などに影響を与える。

コルチゾールは筋線維の組成と強度を変化させ，骨格筋線維のタイプⅡ線維（速筋線維）を減少させることが知られている。過剰なコルチゾールは 11β-hydroxysteroid dehydrogenase type 1（11β HSD1）を介して，筋タンパク質の合成の鈍化，筋タンパク質分解の活性化，ミトコンドリア機能の障害および筋細胞膜の興奮性を低下させるなど筋肉に悪影響を与える。さらに，コルチゾール自体も筋肉異化やインスリン抵抗性を引き起こし，筋力低下を誘導するメカニズムに関与する。インスリン抵抗性と過剰なコルチゾールは筋肉への脂肪沈着，筋肉の酸化能力の低下そして筋線維の損失につながる。コルチゾールが過剰な状態での長時間の PI 状態は，コルチゾールの異化作用に対する骨格筋の感受性を高めると報告されている[5]。したがって，クッシング症候群とサブクリニカルクッシング症候群といったコルチゾール過剰状態は身体活動に負の影響を与える可能性があり，特にサブクリニカルクッシング症候群の場合は手術に至らない症例もあるため，長期間にわたる PI によるサルコペニアなどの進展に注意すべきである。

5. 成長ホルモン欠乏

成長ホルモン（growth hormone：GH）には同化作用があり，GH 受容体を介した直接的効果，インスリン様成長因子Ⅰ（insulin-like growth factor 1：IGF-1）の産生を介した間接的効果によって，骨や筋肉の同化作用を刺激する[6]。IGF-1 は，骨格筋における細胞増殖，分化や再生に中心的役割を果たす多くの同化経路に関与していることから，GH や IGF-1 の低下が筋肉量減少を招くとされている[7]。加齢に伴って GH と IGF-1 は進行性に低下する。GH の補充により脂肪量を減少させ，筋肉量を増加させる効果があるが[8]，GH 非欠乏の高齢者に対する GH の補充はサルコペニアの適切な治療法ではないと考えられている[9]。

6. その他の内分泌疾患

男性の性腺機能低下症，甲状腺機能亢進症および低下症，副腎皮質機能低下などは筋力低下をもたらし，二次性サルコペニアの原因となる．

加齢に伴う Leydig 細胞数の減少や機能低下，および間脳－下垂体系の機能低下，脂肪量の増加などにより，アンドロゲンが低下する．加齢男性においては血清テストステロンの減少により，筋肉量の減少，骨量低下，性腺機能障害，体脂肪の増加が見られる[10]．テストステロンは運動不足により低下し，有酸素運動により上昇することが知られている．

甲状腺ホルモンは筋肉組織のエネルギー代謝に関わる多くの遺伝子発現を調節している．甲状腺機能亢進症では，程度は軽いものの高頻度に筋萎縮と近位筋優位の筋力低下が見られる．甲状腺機能亢進症患者において，最大で筋肉量が 20%，筋力が 40% 低下するが，治療後は筋力低下が改善するとされている[11]．高齢者であれば，治療後であってもサルコペニアや PI の誘因となるため，リハビリなどの運動療法が重要である．

おわりに

以上，内分泌代謝疾患と PI の関係性について述べたが，老化によるホルモン分泌の変化は，身体活動低下の影響を分けて考えることが難しく，詳説は控えさせていただいた．

文献

1) 日本肥満学会．肥満症診療ガイドライン 2022：ライフサイエンス出版；2022.

2) Yaribeygi H, et al. Pathophysiology of Physical Inactivity-Dependent Insulin Resistance: A Theoretical Mechanistic Review Emphasizing Clinical Evidence. J Diabetes Res 2021; 7796727.

3) Hudish LI, et al. β Cell dysfunction during progression of metabolic syndrome to type 2 diabetes. Clin Invest 2019; 129: 4001-4008.

4) Sugimoto K, et al. Hyperglycemia in non-obese patients with type 2 diabetes is associated with low muscle mass: The Multicenter Study for Clarifying Evidence for Sarcopenia in Patients with Diabetes Mellitus. J Diabetes Investing 2019; 10: 1471-1479.

5) Ferrando AA, et al. Inactivity amplifies the catabolic response of skeletal muscle to cortisol. J Clin Endocrinol Metab 1999; 84: 3515-3521.

6) Giustina A, et al. Growth hormone, insulin-like growth factors, and the skeleton. Endocr Rev 2008; 29: 535-559.

7) Papaconstantinou J. Insulin/IGF-1 and ROS signaling pathway cross-talk in aging and longevity determination. Mol Cell Endocrinol 2009; 299: 89-100.

8) Götherström G, et al. Muscle strength in elderly adults with GH deficiency after 10 years of GH replacement. Eur J Endocrinol 2010; 163: 207-215.

9) Spiegeleer AD, et al. Pharmacological interventions to improve muscle mass, muscle strength and physical performance in older people: an umbrella review of systematic reviews and meta-analyses. Drugs Aging 2018; 35: 719-734.

10) Gruenewald DA, et al. Testosterone supplementation therapy for older men: Potential benefits and risks. J Am Geriatr Soc 2003; 51: 101-115.

11) Carceller DB, et al. Treatment of subclinical hyperthyroidism: effect on body composition. Nutr Hosp 2015; 32: 2331-2337.

各論6　内分泌・代謝

2 予防法，リハビリ・運動療法の実際と効果

千葉　拓，石垣　泰

POINT

- 運動療法による代謝改善作用のメカニズムを理解する．
- 運動療法による血糖改善作用には急性効果と慢性効果があり，定期的に運動を継続することが重要である．
- 運動による事故や合併症の悪化を予防するために，運動開始前にメディカルチェックを施行し，糖尿病の病状や合併症の重症度，年齢，体力などを総合的に評価する．
- 有酸素運動とレジスタンス運動を組み合わせて実施する．

はじめに

運動は肥満・インスリン抵抗性の改善をはじめ，高血糖・高血圧・脂質異常の是正，筋萎縮や骨粗鬆症の予防，心肺機能の維持といった内科疾患に対する有効性とともに，精神状態の安定や日常生活のQOL改善に役立つことが期待できる．しかし，運動療法は口頭で説明するだけで実行に導くことは難しく，指導した身体活動を達成し継続することは難しい．説明に具体性を持たせ，患者の意識を高めるには，医療者は運動療法が効果を及ぼす機序を理解したうえで指導することが重要である．

本項では，糖尿病を中心に生活習慣病に対する運動療法の効果や実際の方法および適応についてエビデンスを踏まえて概説する．

1. 運動と糖代謝

健常者では血糖値は一定の範囲内に調節されている．運動時に骨格筋は，グリコーゲンやグルコースを消費してアデノシン三リン酸（adenosine triphosphate：ATP）を産生し，ATPからアデノシン二リン酸（adenosine diphosphate：ADP）になる際のエネルギーを用いて収縮する．筋収縮と同時に活性化されたAMPK（adenosine monophosphate-activated protein kinase）によって，GLUT4が筋細胞膜上へ移動しブドウ糖が取り込まれる．この経路は，インスリン作用によるGLUT4の移動とは

独立して糖の取り込みを促進する．その一方で，肝臓ではグリコーゲン分解や糖新生による糖放出を増加させ，血糖低下を防ぐように働いている．これらの生理学的反応は，運動強度や運動する時間の長さにより異なる．低強度〜中強度の運動中は血糖値の低下により，グルカゴン分泌が亢進し，インスリン分泌が低下する．高い強度の運動では，交感神経系が活性化され，インスリン拮抗ホルモンの分泌が亢進する．健常者では，筋肉での糖取り込み亢進とインスリン拮抗ホルモンによる血糖上昇のバランスが保たれることで，運動中であっても著しい血糖値の変化はみられない．

一方糖尿病患者の場合，ある程度までの高血糖状態であれば，低血糖回避のためのインスリン拮抗ホルモン分泌亢進が生じにくく，運動による血糖低下作用が期待できる．しかし，コントロール不良な糖尿病患者が高強度の運動を行うと，インスリン分泌不全および作用不全とインスリン拮抗ホルモンの影響により血糖値の上昇がみられる．また，カテコラミン分泌に伴う脂肪分解によってFFAの供給が増大し，肝臓におけるケトン体合成の亢進がみられやすくなる．糖尿病患者で著しい高血糖（空腹時血糖値 250 mg/dL 以上）の場合は，運動療法を禁止する理由の一つである．

2. 運動時のエネルギー消費

運動筋は，他臓器と同様にATPがADPと無機二リン酸に分解されて生じる化学的エネルギーを利用する．非運動時には，脂肪組織より動員されたFFAが筋肉の主なエネルギー源となる．運動中の筋収縮に伴うエネルギー需要の増大には，主に骨格筋内のグリコーゲン，血中グルコース，肝での糖新生，脂肪分解により得られるFFAなどが利用される．運動に際してのエネルギー源は，強度や持続時間，個々の体力レベル，栄養状態によって選択される[1]．

最大努力で数秒間しか持続できない高強度の瞬発的な運動（重量挙げなど）では，消費されたATPの再補充にクレアチンリン酸を基質として再合成されたATPが利用される．数十秒間程度継続可能な運動（400m以下の短距離走など）では，筋肉内に貯蔵されているグリコーゲンがピルビン酸となり乳酸へ転換される，いわゆる解糖系を介してATPが合成される．低から中強度の長時間持続する運動の場合，グリコーゲン，血中グルコース，FFAなどを基質として，有酸素的エネルギー代謝を経てATPは再合成される．

3. 糖尿病における運動療法の効果

骨格筋での糖取り込みの増加が，運動に伴う血糖降下作用に重要である．単回の運動中から血糖値が低下する急性効果と，運動の継続がもたらすインスリン抵抗性改善に伴って非運動時でも糖代謝の改善がみられる慢性効果に分けられる[2]（図6-2-1）．

図6-2-1 血糖低下における運動の急性効果と慢性効果

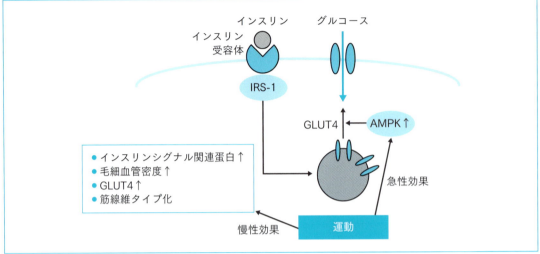

(日本糖尿病学会．糖尿病専門研修医ガイドブック　改訂第8版：診断と治療社；2022 を参考に作成)

1）運動療法の急性効果

　単回の運動であっても血糖値，特に食後高血糖が改善することは運動の急性効果と呼ばれている．健常者と2型糖尿病患者を対象に，朝食後に安静にした場合と食後30～40分間の運動を実施した場合の血糖推移をモニタリングした研究では，2型糖尿病患者と健常者の両者で運動した場合に食後65～90分での血糖低下を認めた（図6-2-2）[3]．この急性効果のメカニズムとして，前述したインスリン非依存的な糖取り込みが増加するためと考えられ，運動筋へのエネルギー源としてグルコースが供給されたことを意味する．肥満2型糖尿病では，血管内皮細胞におけるインスリン抵抗性が骨格筋へのグルコースの運搬を障害し，骨格筋のインスリン抵抗性の原因となる可能性も報告されている[4]．運動による骨格筋の血流増加に伴ってグルコースとインスリンの運搬が増加することも，骨格筋細胞への糖取り込み増加に寄与すると考えられる．

2）運動療法の慢性効果

　運動の継続によって徐々に得られる健康に寄与する様々な効果は，運動の慢性効果といわれる．歩行やジョギングといった有酸素運動の継続はインスリン抵抗性を改善し，非運動時においても血糖値が上昇しにくくなる．その機序としては，有酸素運動によって骨格筋線維が好気的に変化し，また毛細血管密度を増加させるとともに，骨格筋細胞内のインスリンシグナル伝達に関わる蛋白やGLUT4の発現が増加しシグナル伝達が改善するためと考えられている．

　運動の慢性効果として骨格筋細胞内脂質量の減少も重要である．2型糖尿病入院患者14名を食事療法単独，食事＋運動療法（最大酸素摂取量50～60％）の2群に分けて2週間治療を行い，入院前後に1H-MRS（proton magnetic resonance spectroscopy）により，骨格筋細胞内脂質，脂肪肝を定量評

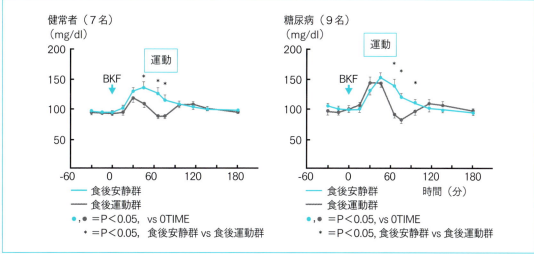

図6-2-2 食後の運動と食後高血糖の低下

(Nelson JD, et al. Metabolic response of normal man and insulin-infused diabetics to postprandial excise. Am J Physiol 1982; 242: E309-316を参考に作成)

価し,同時に高インスリン正常血糖クランプによって,末梢インスリン感受性,肝糖取り込み率を測定した研究では,両群とも脂肪肝の改善に伴い肝糖取り込みは増加した[5]．一方で,骨格筋に関しては食事療法単独では変化がみられなかったが,食事＋運動療法群では骨格筋細胞内脂質が19％減少し,インスリン感受性は57％増加した（図6-2-3）．この研究における運動療法は,週5〜6回の頻度,最大酸素摂取量50〜60％の強度,1セッション30分を2〜3セッションのウォーキングの運動条件で実施された．これらの結果より,2型糖尿病において,運動は骨格筋細胞内脂質蓄積と骨格筋のインスリン抵抗性を改善させることが示唆された．また,有酸素運動の継続により最大酸素摂取量も増加し,骨格筋のインスリン感受性は最大酸素摂取量や身体活動量と正に相関することが報告されている[6]．

運動の長期間継続による体脂肪量減少も,インスリン抵抗性改善に大きな役割を果たしている．内臓脂肪は皮下脂肪に比べ,βアドレナリン作用によって分解されやすく[7],運動により減少しやすい．体脂肪量の減少に伴い,脂肪細胞から分泌・放出されるFFAや炎症性アディポカインであるTNF-αなどの分泌低下,およびインスリン抵抗性改善効果を持つアディポネクチン分泌の回復がインスリン抵抗性改善に関与していると考えられる．

4. 運動療法の意義

1）糖尿病発症に対する運動療法の効果

非糖尿病者を対象とした前向き観察研究では,身体活動量が多いほど糖尿病発症リスクが有意に低下することが示されている．非糖尿病の女性を対象に糖尿病の発症を追跡した米国の研究では,1週

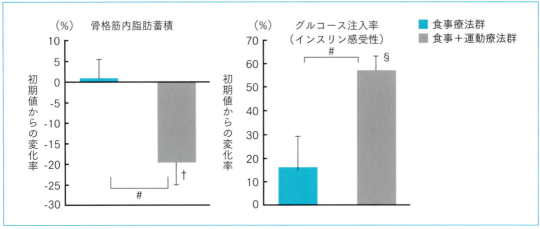

図6-2-3 2週間の食事・運動療法による骨格筋細胞内脂質蓄積とインスリン感受性の変化

(Tamura Y, et al. Effects of diet and exercise on muscle and liver intracellular lipid contents and insulin sensitivity in type 2 diabetic patients. J Clin Endocrinol Metab 2005; 90: 3191-3196を参考に作成)

間に1回以上運動している群で発症率が有意に低下した．なお，週1回以上であれば運動回数による発症に差は認められず，肥満，非肥満女性のどちらにおいても運動による糖尿病発症リスクの低下が示された[8]．

介入研究の多くは食事療法に運動療法を組み合わせることによって，糖尿病発症が予防できることを示している．米国糖尿病発症予防プログラム（diabetes prevention program：DPP）では3,234名の耐糖能異常者を対照群，薬物介入（メトホルミン）群，生活習慣介入群の3群に分けて，糖尿病発症を追跡調査した．対照群や薬物介入群にも基本的な生活習慣の指導は実施されたが，生活習慣介入群は7％の体重減少を目標とし，中等度の身体活動を150分/週行った．平均追跡期間2.8年間後，対照群に比べ薬物介入群では31％，生活習慣介入群では58％糖尿病発症率は抑制された[9]．介入終了後の10年間にわたる観察でも糖尿病発症率は同様の差で維持された．

いずれの研究でも，運動が糖尿病発症の予防に有効であることが示されており，特に糖尿病発症リスクの高い例に対しては運動療法が有効である．

2）血糖管理に対する効果

2型糖尿病における運動療法の血糖改善効果は，その介入期間や頻度（F），強度（I），時間（T），運動の種類（T）により異なるが，8週間以上の運動療法（運動頻度：3.4±0.9回/週，介入期間：18±15週間）を対象にしたメタ解析では，運動実施による有意な体重減少は認められないものの，HbA1cは0.66％有意に改善したと報告されている[10]．また，最大酸素摂取量の約75％までの強度の有酸素運動を持続的に実施した場合，運動強度が強いほど最大酸素摂取量の増加やHbA1cの改善との相関が強いほか，その頻度や量の増加とHbA1c改善効果の相関も認められている[11]．

レジスタンス運動は，筋肉量や筋力を増加させるとともにインスリン抵抗性を改善し，血糖コント

ロールを改善するエビデンスが蓄積されている．有酸素運動単独，レジスタンス運動単独，それらの組み合わせを比較した検討では，両者を組み合わせることでHbA1cが良好に低下することが示されている[12]．レジスタンス運動のHbA1c改善効果が有酸素運動に劣らないことも示されており，歩行などの有酸素運動の実施が困難な患者や筋力が低下した高齢者に対して，実施可能なレベルのレジスタンス運動は有用な選択肢となりうる[13]．

3）1型糖尿病に対する効果

1型糖尿病患者に対しても，単回の適切な運動による血糖低下効果は示されているが，長期的な血糖コントロールへの効果については一定の見解が得られていない．メタ解析の結果からは，1型糖尿病患者のHbA1cや空腹時血糖低下に対する運動療法の効果に有意差は認められなかったが，多くの研究では体重やBMI，LDL-Cの低下効果と最大酸素摂取量の増加効果が示されている．また，運動を多く行っている群は行っていない群に比べ，網膜症や尿中微量アルブミンの発症が有意に低率で，糖尿病性ケトアシドーシスや昏睡を伴う重症低血糖が少ないことが示唆されている[14]．以上の報告を総括すると，1型糖尿病に対しても運動療法は推奨され，運動前や運動中の血糖推移に注意し，インスリン療法や補食による調節をこまめに行うことが重要である．

5．運動療法の実際，注意点

1）メディカルチェック

適応でない患者に運動療法を実施することで，本来の意図とは逆に病状を悪化させ，新たな健康障害を引き起こす可能性がある．運動による事故や合併症などの悪化を予防するために，運動開始前にメディカルチェックを施行し，糖尿病の病状や合併症の重症度，年齢，体力などを総合的に評価して，個々に応じた運動療法を提供することが重要である．

運動療法を始める前のメディカルチェックとして「問診」，「身体診察」，「検査」を行う．中でも問診が基本であり，心血管疾患，末梢および自律神経障害，網膜症，腎症，整形外科的疾患などの既往や併存を把握し，必要に応じて検査につなげる．求められるメディカルチェック項目を表6-2-1に示す[2]．

米国糖尿病学会の指針では，無症状の糖尿病患者が軽度〜中等度（速歩など日常生活活動の範囲内）の運動を開始する前のメディカルチェックとして，心血管疾患スクリーニングを目的とした運動負荷試験は不要であると記載されている．しかし，高強度の運動を行う場合や心血管リスクの高い患者に対しては，運動負荷試験の実施が患者の利益となる可能性があるとしている．他にも，関節疾患の有無の確認は重要であり，特に膝痛がある場合は，関節に過重のかかるウォーキングやジョギングではなく自転車や水中歩行などを勧め，同時に膝関節に負担がかからないように大腿四頭筋のレジスタンス運動やマッサージ，ストレッチなどを優先して行うよう指導する．

表6-2-1	運動療法前のメディカルチェック項目

<table>
<tr><td>

1. 問診

- 自覚症状（胸痛，息切れ，失神，めまいなど）
- 既往歴
- 家族歴（原因不明の突然死など）
- 運動歴，運動習慣，生活活動調査（通勤の歩行時間など）
- 内服歴（糖尿病薬，降圧剤，β遮断薬など）

2. 身体所見

- 起立性低血圧の有無
- 不整脈の有無
- 心雑音
- 下肢腱反射
- 振動覚検査
- 足背，後脛骨動脈の触知
- 足の観察（外反母趾，鶏眼，白癬，爪の状態など）

3. 胸部 X 線，安静時心電図

4. 一般血液検査，検尿（ケトン体，タンパク），肝・腎スクリーニング検査

</td><td>

5. 運動負荷検査（心拍，血圧，心電図，酸素摂取量，乳酸）

6. 合併症に関する検査

- 尿アルブミン，眼底検査
- 心電図 RR 間隔変動
- ホルター心電図（不整脈，狭心症）
- 心エコー（心雑音，心電図異常）
- 心筋シンチグラフィ（心筋虚血の診断）
- 冠動脈 CT（冠動脈石灰化）
- 頸動脈血管エコー（プラークの有無）
- 足関節血圧比 / 上腕血圧比（ABI）
- 脈拍伝播速度（PWB）

7. 体力テスト（筋力，柔軟性，片足立ちテストなど）

</td></tr>
</table>

（日本糖尿病学会．糖尿病専門研医修ガイドブック　改訂第8版：診断と治療社；2022より）

2）運動療法の頻度（F），強度（I），時間（T），運動の種類（T）

　運動は有酸素運動と無酸素運動の二つに分類される．有酸素運動は，酸素の働きでFFAや糖質を基質としてエネルギーを産生する運動で，主要な骨格筋を10分以上持続的かつ反復的に動かす比較的軽い強度の運動である．種目としては，ウォーキング，サイクリング，エアロバイク，バランスボール，他動運動器具，水泳などがある．頻度としては，運動によるインスリン感受性増加は運動後24〜48時間程度持続することから，少なくとも運動をしない日が2日間以上続くかないよう週3回以上行うべきである．運動を行う時間は週150分以上を目標とし，一回の運動時間は少なくとも10分以上，最終的には10〜30分程度かそれ以上が望ましいとされている．運動強度の一般的な指標として，自覚的運動強度（rating of perceived exertion：RPE），心拍数が用いられる．開始時の強度は，あまり強くないもの（最大心拍数の50〜60 %，RPE 11〜12 [楽な程度]）から，慣れてきたらやや強い強度（最大心拍数60〜70%，RPE 12〜13 [ややきつい程度]，4〜6 METs程度）に強度を高めていく．

　一方，無酸素運動は，筋肉内グリコーゲンを基質として解糖系を介してエネルギーを産生する運動で，比較的高い強度の運動に相当し，長時間持続できない．最大努力による短距離走や腹筋運動，腕立て伏せ，スクワットや筋力トレーニングマシンのおもりや抵抗負荷に対して反復動作を行うようなレジスタンス運動があげられる．レジスタンス運動は連続しない日程で週2〜3日，上半身，下半身の筋肉を含んだ8〜10種類を行う．負荷としては，10〜15回繰り返すことができ程度で1セット行う程度から開始する．その後，負荷を徐々に増加し8〜12回繰り返す程度で1〜3セット行うことを目標にする．

3) 運動処方の実際

運動療法は各個人の体力レベル（持久的および筋力），年齢，合併症，生活スタイルなどに合わせて処方する．有酸素運動の中で最も一般的に行われている運動は歩行である．運動強度を簡易的に脈拍数で設定する場合，50歳未満では1分間に100〜120拍，50歳以上では100拍未満が目安となる．自覚強度としては，導入時には「楽である」〜「やや楽である」程度で行い，運動に慣れてきたら「ややきつい」程度の強度まで増加させるかを患者の状態に応じて検討する．運動の前後で5分程度はウォームアップ，クールダウンとして，それぞれ徐々に負荷を上げ下げする．

有酸素運動は，1週間に150分以上を目標に行うことが推奨されているが，時間を目標として指導するよりも，目標歩数を提示し歩数計で自己管理した方が運動療法のアドヒアランスや血糖低下効果が良好なことが示されている[15]．歩数を指標にする場合，1週間に150分の有酸素運動は約15,000歩の歩行と同等であるため，毎日均等に歩数を増やそうと考えると，1日に2,000歩を超える程度を運動として日常活動に上乗せすることが目標となる．有酸素運動の実施タイミングについては，食後に行う場合は食後高血糖の改善が期待できる．インスリンやSU薬などの低血糖リスクを有する薬剤で治療中の患者では，空腹時の運動は低血糖を生じる可能性があるため注意する．例をあげると，インスリン治療中の患者で食後に運動を行う場合には超速効型インスリンの減量や運動前の血糖値が低値の場合の補食を考慮する．また，運動の血糖低下作用は48時間程度続くため基礎インスリンの減量にも配慮を要する．特に1型糖尿病や膵全摘後の患者では，血糖変動が不安定なことも多いため，自己血糖測定の回数増加やCGM（持続血糖測定器）の使用などを推奨することで，運動療法に伴う血糖変動の変化に対応していく．

レジスタンス運動は，週に2〜3日，自重を利用して上半身と下半身の筋肉を含んだ5種類以上の運動，例えば腹筋やダンベル，腕立て伏せ，スクワットなどを行う．高齢者や合併症を有する患者では実施が難しいこともあるが，軽度のレジスタンス運動であっても筋量の維持やADLの改善等の効果があることから，椅子を利用したスクワットや上体起こしの腹筋運動，かかと落としといった負担の少ない運動を勧める．

また，高齢者では片脚立位保持，体幹バランス運動やステップ練習などのバランス運動も転倒予防のために重要である．

4) 糖尿病合併症における運動療法の適応（表6-2-2）[2]

メディカルチェックの項でも記載したが，糖尿病患者に対し運動療法を勧める場合は，細小血管障害の状況を評価することが重要である．

糖尿病前増殖網膜症以上の病期では，強度の高い運動，身体に強い衝撃を与える運動，頭位を下げるような運動，重量挙げなどの呼吸を止めていきむようなバルサルバ型運動では，眼底血圧の急激な上昇により眼底出血を引き起こす可能性があるため推奨されない．眼底所見が安定していない増殖網膜症の場合はADL維持程度の運動処方にとどめる．さらに，眼底出血直後の急性期には安静を保つ

必要がある.

　糖尿病性腎症・微量アルブミン尿期の患者では，運動により尿タンパク量が一時的に増加する可能性があるが，中長期的な腎障害の進行に影響しないと考えられているため，適切な運動療法は糖尿病性腎症患者に対して推奨される．また，顕性蛋白尿期（糖尿病性腎症3期）以上の場合でも，運動による血糖管理の改善や身体機能とQOLの向上が期待できるため，病期を考慮した運動療法の継続が予後の改善に有効と考えられる．しかし，腎機能低下例では低血糖を生じやすく，貧血を合併している可能性もあるため，病期や病態に応じて個々に調整していく必要がある．

　糖尿病性神経障害の中でも，触覚・痛覚・振動覚が低下した感覚神経障害に対しては，基本的に運動量や強度に制限はないが，足潰瘍や壊疽といった足病変の出現に注意しながら，水泳や自転車などの有酸素運動が勧められる．一方で，起立性低血圧や心拍数の呼吸性変動の消失などの自律神経障害が進行した患者では，連携誘発性の有害事象が多いとされており，ADLを維持する以上の運動は行わないよう指導する．

　糖尿病連携手帳には合併症の病期や状態が記載されており，医師のみならずすべての医療従事者が手帳の内容を通して患者の状況を把握することが重要である．

表6-2-2　糖尿病合併症の病期による運動療法の調整

1.　糖尿病性網膜症
単純網膜症：運動制限を行わない． 増殖前網膜症：眼科治療を受け安定した状態であれば運動可 増殖網膜症：ADL能力維持のための運動処方と安全管理が必要（眼底出血後の急性期には安静を保つ） ※いずれの病期もバルサルバ型運動（息をこらえて力む運動）は行わない．眼科治療を受けて安定した状態であれば運動可能だが眼科医との相談が望ましい．
2.　糖尿病性腎症
1期：原則として糖尿病の運動療法を行う． 2期：原則として糖尿病の運動療法を行う． 3期：原則として運動可，ただし病態によりその程度を調節する． 4期：原則として運動可，ただし病態によりその程度を調節する． 5期：原則として運動可，ただし病態によりその程度を調節する．
3.　糖尿病性神経障害
知覚障害（触覚・痛覚・振動覚の低下）：足壊疽に注意，水泳，自転車の運動が良い． 自律神経障害（起立性低血圧，心拍数の呼吸性変動の減少または消失）：ADL能力維持のための運動処方と安全管理が必要 運動障害：転倒予防に関する指導，対応が必要
4.　糖尿病性大血管症
心血管障害（狭心症・心筋梗塞）：心臓リハビリテーションプログラムに従い，監視下で運動を開始する． 末梢動脈疾患（間欠性跛行・安静時疼痛）：軽・中等強度の歩行，水泳，自転車（エルゴメータ），下肢のレジスタンス運動

（日本糖尿病学会，糖尿病専門研医修ガイドブック　改訂第8版：診断と治療社；2022より）

6. 脂質異常症に対する運動療法

システマティックレビューやRCTのメタ解析の結果から運動療法による血清脂質の改善が報告されており，1日合計30分以上を週3回以上（可能であれば毎日），または週に150分以上・中強度以上の有酸素運動を実施することは血清脂質改善のために推奨されている[16]．有酸素運動がHDL-Cを有意に上昇させることは数多く報告されており，またLDL-CやTGも有意に低下させることも示されている．レジスタンス運動もまた有酸素運動と同様に血清脂質を改善する．運動療法の指針や注意点については糖代謝異常での記載とほぼ同様である．

7. 肥満症に対する運動療法

肥満症治療の基本もまた食事療法と運動療法であり，加えて自身の生活習慣と体重管理の関係を意識づける認知行動療法が重視される．肥満症における運動療法は，体重の維持に有用であるのみならず，総死亡や心血管疾患発症・重症化リスクを低下させる．数多くの研究で，運動時間の増加が体重減少に有効であることが示されている[17]．米国スポーツ医学会は，肥満症患者では週150分未満の運動ではごくわずかしか体重減少が期待できないが，週150分超では約2〜3kg，週225〜420分以上では5〜7.5kgの体重減少が得られ，運動時間と体重減少の間には量反応関係があるとの声明を出している．食事療法の併用や運動内容が効果に影響すると思われるが，運動療法には時間と継続が重要であることを指導に際して念頭に置きたい．

しかしながら，肥満症患者では勧められた通りに運動療法を継続することが困難な場合が多く，個々に応じて目標や内容を調整していく必要がある．150分/週未満の運動を行うことで，体重減少は少なくとも，血糖コントロールやTG，HDL-Cの改善が報告されている．通勤の歩行時間を「0〜10分」，「11〜20分」，「21分以上」の10分刻みで3群に分類した日本人のコホート研究では，歩行時間が長いほど高血圧や糖尿病の罹患率が低下することが報告されている．肥満症患者では，体重減少以外にも併存疾患の改善効果も期待して運動療法を進めていくことが重要である．勧められた運動療法に取り組むこと自体にハードルが高い状況を克服するために，運動に対する抵抗感や無関心を軽減することが重要である．アクティブガイド（健康づくりのための身体活動指針）にある「+10（プラステン）：今より10分多く体を動かそう」というメッセージは，肥満症患者への運動療法を指導する導入段階では有用と思われる．

なお，高血圧，脂質異常症，糖尿病といった代謝疾患の改善に向けた運動療法の指針が各学会から示されており，各疾患に特徴的な部分もあるが共通する内容が多く，運動療法が生活習慣病治療の基本であることを改めて認識させられる（表6-2-3）[18]．

| 表6-2-3 | 生活習慣病関連学会における運動療法の推奨 |

	日本動脈硬化学会（動脈硬化性疾患予防ガイドライン2022年版）	日本高血圧学会（高血圧治療ガイドライン2019）	日本糖尿病学会（糖尿病診療ガイドライン2019）	日本老年医学会（高齢者肥満症の診療ガイドライン2018）
種類（T）	有酸素運動を中心に実施（ウォーキング，速歩，水泳，エアロビクスダンス，スロージョギング，サイクリング，ベンチステップ運動など）	有酸素運動（速歩，ステップ運動，スロージョギング，ランニングなど）	有酸素運動	1）有酸素運動が主体となる 2）レジンスタンス運動，バランス運動，コンディショニング，エクササイズ，ストレッチングなどを併用する．特に有酸素運動とレジスタンス運動の併用を行うことが望ましい 3）フレイルがある肥満高齢者では多要素の運動を行うことが望ましい 4）日常生活動作を増やし，座位時間を減らす 5）集団による運動教室は運動のアドヒアランスの向上につながる
強度（I）	中強度（3METsであるが，個々人の体力により異なる．ボルグスケールの11～13の「楽である～ややきつい」）以上を目標にする	軽強度（最大酸素摂取量の40～60%程度，ボルグスケール12～13の「ややきつい」）	中強度（最大酸素摂取量の40～60%程度）導入期は最大心拍数の50～60%，ボルグスケール11～12の「楽である」程度．慣れてきたら最大心拍数60～70%，ボルグスケールの12～13の「ややきつい」程度，4～6METs程度	低～中強度の運動から開始する
時間（T）	1日合計30分以上を目標にする（短時間の運動を数回に分け，合計30分でもよい）	毎日30分，または180分/週以上	1日10分以上，最終的には10～30分程度かそれ以上，週に150分以上（運動をしない日が2日間以上続かないように週に3日以上運動する）	1日30～60分，週150～300分実施する（1日10分未満の中強度の運動を積み重ねるのでもよい）
頻度（F）	毎日続けることが望ましい（少なくとも週3日は実施する）			
その他	運動療法以外の時間もこまめに歩くなど，できるだけ座ったままの生活を避ける．成人では，レジスタンス運動は血清脂質の改善，動脈硬化性疾患の予防効果があり推奨される．	レジンスタンス運動やストレッチングを加えるとさらに有効．運動療法の対象者はII度高血圧以下の血圧値で脳心血管病のない高血圧患者．III度高血圧では十分な降圧後に運動療法を開始する．	レジンスタンス運動は，連続しない日程で週2～3日，上半身，下半身の筋肉を含んだ8～10種類行う．負荷としては，10～15回繰り返すことのできる程度の負荷を1セット行う程度から開始する．その後，負荷を徐々に増加し8～12回繰り返す負荷で1～3セット行うことを目標にする．日常の座位時間が長くならないようにして，軽い運動を合間に行うことが勧められる．	運動療法開始前にメディカルチェックを行う（脳心血管病の既往や徴候，症状，III度高血圧，糖尿病とその合併症，筋骨格系炎症症など）．サルコペニアと骨量減少に注意が必要である．運動の際には水分を補給し，脱水に注意する．レジスタンス運動は週2～3回とする．

（日本肥満学会．肥満症診療ガイドライン2022：ライフサイエンス出版；2022を参考に作成）

おわりに

　生活習慣病に対する運動療法のポイントは，始めるときの動機づけと継続するためのはたらきかけである．医療者は，患者が運動療法を始められない理由を丁寧に問診し，日常生活に根ざした活動量増加を勧めるべきか，あるいは定期的に運動のための時間を作るよう指導すべきかなどを個々の事情や性格をふまえて考えていくことが大切である．また，スマートフォンのアプリなどの身近なデバイスなどを活用することも運動療法のきっかけや継続に有用である．生活習慣病治療において運動療法を継続するためには，体重や検査値の改善をふまえて患者を力づけ，さらに数値にとどまらない健康寿命延伸への有効性が期待できることを織り交ぜながら患者に関わっていくことが重要である．

文献

1) Colberg SR, et al. Exercise and type 2 diabetes: the American College of Sports Medicine and the American Diabetes Association: joint position statement. Diabetes Care 2010; 33: e147-e167.

2) 日本糖尿病学会．糖尿病専門研医修ガイドブック　改訂第 8 版：診断と治療社；2022.

3) Nelson JD, et al. Metabolic response of normal man and insulin-infused diabetics to postprandial excise. Am J Physiol 1982; 242: E309-316.

4) Kubota T, et al. Impaired insulin signaling in endothelial cells reduces insulin-induced glucose uptake by skeletal muscle. Cell Metab 2011; 13: 294-307.

5) Tamura Y, et al. Effects of diet and exercise on muscle and liver intracellular lipid contents and insulin sensitivity in type 2 diabetic patients. J Clin Endocrinol Metab 2005; 90: 3191-3196.

6) Takeno K, et al. Relation between insulin sensitivity and metabolic abnormalities in Japanese men with BMI of 23-25 kg/m². J Clin Endocrinol Metab 2016; 101: 3676-3684.

7) Iwao N, et al. Regional difference in lipolysis caused by a beta-adrenergic agonist as determined by the microdialysis technique. Acta Physiol Scand 1997; 161: 481-487.

8) Manson JE, et al. Physical activity and incidence of non-insulin-dependent diabetes mellitus in women. Lancet 1991; 338: 774-778.

9) Knowler WC, et al. Reduction in the incidence of type 2 diabetes with lifestyle intervention or metformin. N Engl J Med 2002; 346: 393-403.

10) Boulé NG, et al. Effect of exercise on glycemic control and body mass in type 2 diabetes mellitus: a meta-analysis of controlled clinical trials. JAMA 2001; 286: 1218-1227.

11) Liubaoerjijin Y, et al. Effect of aerobic exercise intensity on glycemic control in type 2 diabetes: a meta-analysis of head-to-head randomized trials. Acta Diabetol 2016; 53: 769-781.

12) Schwingshackl L, et al. Impact of different training modalities on glycaemic control and blood lipids in patients with type 2 diabeties: a systematic review and network meta-analysis. Diabetologia 2014; 57: 1789-1797.

13) Nery C, et al. Effectiveness of resistance exercise compared to aerobic exercise without insulin therapy in patients with type 2 diabetes mellitus: a meta-analysis. Braz J Phys Ther 2017; 21: 400-415.

14) Bohn B, et al. Impact of physical activity on glycemic control and prevalence of cardiovascular risk factors in adults with type 1 diabetes: a cross-sectional mulicenter study of 18,028 patients. Diabetes Care 2015; 38: 1536-1543.

15) Dasgupta K, et al. Physician step prescription and monitoring to improve ARTERial health (SMARTER): a randomized controlled trial in patients with type 2 diabetes and hypertension. Diabetes Obes Metab 2017; 19: 695-704.

16) 日本動脈硬化学会．動脈硬化性疾患予防ガイドライン 2022，2022.

17) Mozaffarian D, et al. Changes in diet and lifestyle and long-term weight gain in women and men. N Engl J Med 2011; 364: 2392-2404.

18) 日本肥満学会．肥満症診療ガイドライン 2022：ライフサイエンス出版；2022.

各論7　血液

1

身体不活動症候群（PIS）への影響

佐浦隆一

POINT

● 血液は有形成分と無形成分から構成され，酸素や栄養・物質の輸送，凝固・線溶，免疫，酸塩基平衡/浸透圧調節など，さまざまな機能を有している．

● 身体不活動は血液に直接的，あるいは他臓器を介して間接的に悪影響を及ぼす．

1. 血液の構造と機能

　血液は人体の血管内を流れる液体であり，有形成分（血液細胞：45％）と無形成分（血漿：55％）から構成される．血液量は体重のおよそ1/13，平均70ml/kg（体重）であるが，年齢や性別，運動，季節，妊娠などに影響を受ける（表7-1-1）．安静時の血流分布は肝臓・消化管25％，腎臓20％，脳15％，骨格筋10 〜 15％であるが，運動時には骨格筋への血流分布は80％にまで達する．逆に，出血性ショックなど急激に循環血液量が低下した場合には，脳と心臓に血流が集中し生体を保護する[1]．

　有形成分は主に血小板，白血球，赤血球からなり，赤血球が90％以上を占める．寿命が120日の赤血球の主たる機能はヘモグロビンの運搬であり，ヘモグロビンは内在する鉄により酸素と二酸化炭素の運搬/回収を行う．通常，経血や消化管などからの出血以外にヒトは能動的に鉄を排出することはなく，鉄代謝は体内で閉じている．寿命を終えた赤血球が脾臓で破壊されても，鉄は再利用される[2]．

　白血球は顆粒球（好中球，好酸球，好塩基球），リンパ球，単球に分類されるが，その機能は病原体や異物，がん細胞などに対する防御（アレルギー反応や免疫応答）である．

　血小板の主な役割は一次止血であり，血管内皮細胞下組織の膠原（コラーゲン）線維に接着することにより活性化され，血小板同士が凝集して止血を図る．また，血小板は豊富な成長因子を含有しており，自己多血小板血漿（Platelet-rich plasma：PRP）は糖尿病性足部潰瘍の治癒促進や変形性膝関節症の軟骨再生，外側上顆炎，足底腱膜炎，肩腱板損傷の軟部組織再生や疼痛軽減，難治性骨折部の骨新生に有効であることが報告され[3]，保険適応外ではあるが，再生医療の一環として実施されるようになってきている[4]．

　血漿の91％は水分であり，凝固因子・アルブミン・グロブリン・補体などの血漿蛋白（7％），ナトリウム/カリウムなどの電解質（1％）のほか，ブドウ糖・脂質・酵素・無機質（カルシウム・亜鉛・マグネシウムなど）・ビタミン・ホルモンなどを含んでいる（図7-1-1）．そして，血漿からフィブリノ

192

表7-1-1 血液量の目安と変化

対象	血漿量（mL/kg）	血液細胞量（mL/kg）	血液量（mL/kg）
新生児	50	35	85
乳児	55	25	80
成人女性（年齢問わず）	50	25	65
成人男性（70歳未満）	45	30	75
成人男性（70歳以上）	40	30	70
肥満	減少	減少	減少
短時間の運動	減少	不変	減少
アスリート	増加	増加	増加
短時間の起立	減少	不変	減少
短時間の臥床	増加	不変	増加
長期の臥床	減少	減少	減少
冬	減少	不変	減少
夏	増加	不変	増加
高地順応	不変	増加	増加
妊娠	増加	増加	増加

（日本検査血液学会 編．スタンダード検査血液学 第4版：医歯薬出版；2021 より）

図7-1-1 血漿蛋白の割合

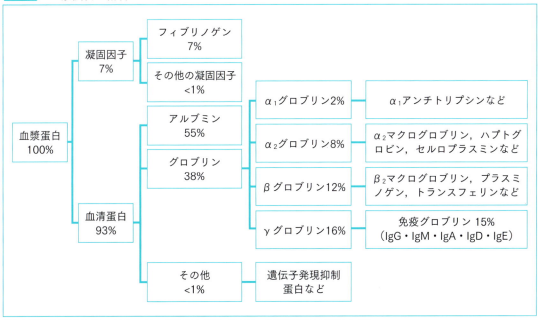

（日本検査血液学会 編．スタンダード検査血液学 第4版：医歯薬出版；2021 より）

ゲン（凝固因子の99％以上）などの二次止血に関わる凝固因子を除いたものが血清である．血清蛋白はアルブミン，グロブリン，その他に分けられる．アルブミンは電気泳動のアルブミン分画に一致し，血清蛋白の55％を占める．溶存する電解質とともに血漿浸透圧を維持したり他の物質に結合してその輸送を担ったりしている．次に多いのが免疫グロブリンであり電気泳動のγ分画に一致する．分子構造や産生時期（タイミング），産生場所・産生細胞によりIgG，IgM，IgA，IgD，IgEに分類され，液性免疫やアレルギー反応に関与する．

2. 身体不活動症候群（PIS）の身体や精神への影響

　安静とは「（病気を治すため）体をあまり動かさないで，静かに寝ていること（精選版 日本国語大辞典）」であり，徳冨蘆花の小説「不如帰（ほととぎす）」（1898～1899）の中に「安静にして療養の功を続けなば，快復の望あり」と記載されている．また，適切な安静には潜在的な治療効果があることも知られている[5]（ 表7-1-2 ）．

表7-1-2　安静の潜在効果

1．回復と回復のために利用する代謝資源の節約
2．筋酸素消費量の軽減：より多くの酸素を必要とする損傷組織や臓器への酸素運搬
3．換気需要の軽減：人工呼吸器関連肺損傷のリスク減少
4．高いFIO_2の必要性の減少：酸素毒性の減少
5．中枢神経系への血流の改善
6．転倒リスクの軽減
7．心臓へのストレス減少：虚血や不整脈の予防
8．損傷している身体の部分への痛みと追加の損傷の回避

（海老原 覚．高齢者の呼吸リハビリテーション．日本老年医学会雑誌 2018; 55: 311-318 より）

　集中治療室（ICU）入室患者に早期離床や早期からの積極的な運動（early mobilization）を実施することにより退院時のBarthel Index および機能的自立度が有意に改善することが報告されている一方で，「ICUにおける早期離床や早期からの積極的な運動を原則行うべきでないと思われるもの」も日本集中治療医学会早期リハビリテーション検討委員会より提案されている[6]．

　しかし，ベッド上安静臥床の弊害は70年以上前から認識され[7]，「不必要なあるいは過度の不活発・活動性低下→廃用→運動能他，さまざまな機能低下→さらなる不活発・活動性低下→廃用の進行・増悪→全身機能全廃（死）」という負のスパイラルが存在し，油断すると直ぐにこの罠に陥ってしまうことは異論のないところである．

　不必要なあるいは過度の不活発・活動性低下の身体器官や生理機能への影響は数多く報告されている[7]．運動器では筋萎縮・筋力低下，骨密度減少，関節拘縮など，循環器では循環血液量の減少・血圧調節システムの機能低下，最大酸素摂取量低下・静脈血栓症など，呼吸器，消化器，泌尿器，精神

神経・心理を含む全身ほぼ全ての器官や機能に可逆的あるいは不可逆的な悪影響を及ぼす.

そこで,本稿では不必要なあるいは過度の不活発や活動性低下が前述の血液の構造と機能に及ぼす影響について解説する.

3. 血液の有形成分に及ぼす身体不活動症候群（PIS）の影響

赤血球を含む有形成分の産生（造血）はサイトカインと造血微小環境によって調節されている[1].造血組織が存在する骨髄周囲の骨芽細胞,血管内皮細胞,シュワン細胞,Nestin発現細胞,巨核球,マクロファージなどが造血支持細胞として造血微小環境を形成し,エリスロポエチン,G-CSF/GM-CSF,トロンボポエチンなどのサイトカインが造血をコントロールする.赤血球の酸素運搬能や造血機能に及ぼすPIの直接的な影響は不明であるが,一般に運動により体力（心肺機能）が向上するのは赤血球数の増加や酸素運搬能の向上によると考えられるので,PIでは酸素運搬能や造血機能の低下（貧血や血小板減少による出血傾向）が生じるのは想像に難くない.

一方,運動による免疫系の活性化を介して異常細胞が破壊される（腫瘍免疫）ため,運動によりがんの発症リスクが低下することが報告されている.また,運動によるNK（natural killer）細胞数増加を介した腫瘍の増大抑制も期待されている.中程度の有酸素運動によりT細胞分画の増加,NK細胞分画と活性,好中球数と活動性が上昇する.これらは即時効果ではあるが,運動を繰り返すことにより蓄積される.最近,腫瘍免疫を介した抗腫瘍効果が運動により増強されることが明らかにされ[8],運動腫瘍学という新しい学際領域も生まれており,免疫チェックポイント阻害薬による抗腫瘍免疫療法の効果を運動療法が強める可能性も期待される.とすれば,PIは血液中の白血球など免疫細胞の数や機能に影響し,間接的に感染や発がんのリスクを高めていることになる.

4. 血液の無形成分に及ぼす身体不活動症候群（PIS）の影響

血液の無形成分である血漿量の変動は循環血液量の変動と同一である.血液循環動態は血液量だけでなく,心機能（心拍数や心拍出量）や血管抵抗など,自律神経を介した血行力学的調節を受ける.

起立時の血圧維持システムでは,立位時に血液が重力によって下肢へ移動すると静脈還流量が減少して心拍出量が減少する.すると,血圧が低下し始めるが,血圧低下は頚動脈洞と大動脈弓にある圧受容体により感知されて,脳幹の循環調節中枢にシグナルが伝えられる.すると,交感神経活動亢進を介した心拍数増加により心拍出量が,そして,末梢動脈抵抗上昇により血圧が維持される.また,この時,抗利尿ホルモンが分泌されて腎臓での水分の再吸収が亢進し循環血液量が増加する.次に立位から臥位になると下肢から約700mLの血液が胸腔内に還流し,一時的に心拍出量が増加するので,圧受容体が作用して血圧を一定に保つために末梢血管抵抗を低下させる.この時人体は心肺容量受容器を介して体液量過剰と判断し,抗利尿ホルモン分泌低下,レニン活性低下,腎交感神経活動低

下，心房ナトリウム利尿ホルモン分泌増加を介して排尿量を増加させ，体液量（循環血液量）を減少させる．臥床 24 時間後には血漿量の 5 ～ 10％の減少，20 日後には 15％もの減少がみられることが報告されている[7]．

また，PI により食欲が低下して食事摂取量が減少したり消化器機能（吸収）が低下したりすると血液中のアルブミンや膠質（コロイド）が減少し浸透圧を保てなくなり浮腫の原因となる．

すなわち，臥床や PI により，血圧変動と自律神経調節あるいは栄養吸収低下などを介して血液の無形成分は影響を受ける．

次に，血液中の電解質や無機質（ミネラル）に及ぼす影響について述べる．

電解質（酸塩基平衡）の調節は呼吸器からの二酸化炭素排泄や腎臓からの酸排泄によるが，PI では呼吸数や換気能力低下などにより血中二酸化炭素濃度が上昇し呼吸性アシドーシスをきたす．一方，レニン活性低下や腎交感神経活動低下は腎でのナトリウムイオン再吸収を低下させ，腎血流量低下に伴い不揮発酸の排泄も低下するので代謝性アシドーシスが進行する．

骨粗鬆症性脊椎圧迫骨折患者では 3 週間の安静臥床により骨盤の骨密度が 7.3％減少し，20 週程度の安静臥床では 30 ～ 50％の骨密度減少をきたすという報告がある[9]．不動による骨密度減少は骨吸収亢進により生じるとされるので，血液に対する PI の直接的な影響として高カルシウム血症が考えられ，それは結果として尿路結石や異所性骨化の原因にもなる．

深部静脈血栓症の誘発因子として静脈血流うっ滞，血管内皮障害，血液凝固能亢進といった Virchow の 3 要因がある．健康な状態では抗凝固機構が作用しているため循環血液中で凝固機転は起こりにくいが，臥床や PI では静脈血流うっ滞（血流障害）が生じて凝固系が活性化され，深部静脈血栓症が発症すると考えられている．臥床や PI が抗凝固機能や線溶系に直接どのような影響を及ぼすのかは未だに不明な点が多い．

おわりに

長期間の安静・臥床や PI の身体器官や機能へのさまざまな影響が報告されているが，血液に対する直接的な影響の研究や報告は少ない．しかし，長期間の安静・臥床後の身体機能低下を考えると，PI は血液に対して直接的，間接的に悪影響を与えることは疑いないだろう．不必要あるいは過度の安静による廃用の呼吸・循環への影響では，血液への直接的な影響を忘れてはならない．

文献

1) 日本検査血液学会 編．スタンダード検査血液学 第 4 版：医歯薬出版；2021.

2) 生田 克哉．難治性の鉄欠乏性貧血の診断と治療　生体内の鉄代謝制御メカニズム．日本医事新報 2018; 4921: 28-34.

3) 花井 洋人，ほか．整形外科領域の PRP 治療：どこまで明らかになったのか（Part3）　変形性膝関節症　変形性膝関節症に対する PRP 治療のエビデンス．Bone Joint Nerve 2020; 10: 181-185.

4) 井上 玄，ほか．整形外科領域における再生医療実施の現状（2015-2019 年）日本整形外科学会認定研修施設を対象としたアンケート集計結果．日本整形外科学会雑誌 2021; 95; 1188-1195.

5) 海老原 覚．高齢者の呼吸リハビリテーション．日本老年医学会雑誌 2018; 55: 311-318.

6) 日本集中治療医学会早期リハビリテーション検討委員会 編. 集中治療における早期リハビリテーション ～根拠に基づくエキスパートコンセンサス～. 日集中医誌 2017; 24: 255-303.

7) 佐藤 知香, ほか. 集中治療室から開始する急性期リハビリテーション　安静臥床が及ぼす全身への影響と離床や運動負荷の効果について. Jpn J Rehabil Med 2019; 56: 842-847.

8) Kurz E, et al. Exercise-induced engagement of the IL-15/IL-15R α axis promotes anti-tumor immunity in pancreatic cancer. Cancer Cell 2022; 40: 720-737.

9) 長町 顕弘, ほか. 3 週間の床上安静を負荷した骨粗鬆症性脊椎圧迫骨折患者の骨密度, 筋肉量, 脂肪量の変化. 中部日本整形外科災害外科学会雑誌 2004; 47: 105-106.

各論7　血液

2 予防法，リハビリ・運動療法の実際と効果

佐浦隆一

POINT

- 身体不活動（PI）に伴う循環血液量の減少は加齢に伴う循環器（心・血管）疾患の発症に関与し，身体活動や体力向上はこれらの発症予防に寄与する可能性が強く示唆される．
- 血液は浸透圧や酸塩基平衡を維持することで生体内の恒常性を保っている．運動や活動により血液の持つ恒常性を維持することが必要である．
- 運動による血液が介する免疫機能の維持・強化は感染症やがんといった生命予後に関係する疾病の発症予防，重症化の阻止，そして治療効果の増強に資するものである．

はじめに

　長期間の安静・臥床が及ぼす全身への影響と早期離床や運動負荷の効果についての総説[1]は多いが，血液自体の構造や機能に対する身体不活動（PI）の影響は不明な点が多い．しかし，身体運動の血液そのものや循環動態，全身の内部臓器，免疫機能などへの影響に関する報告[2]，あるいは過度の安静・臥床や不活動にともなう機能障害（廃用症候群）の総説[3,4]などから，PIの血液に対する直接的な影響として，酸素運搬能の低下，血清アルブミン低下に伴う浸透圧維持機能の破綻，電解質や酸の排泄/吸収のインバランスによる酸塩基不均衡の増大，血流うっ滞や血液凝固能亢進による深部静脈血栓症/静脈血栓塞栓症の発症，液性/細胞性免疫機能の低下などが想定される．

　本稿では，PIに起因する血液の機能異常の予防とリハビリ医療・運動療法の実際およびその効果についての概略を述べる．

1. 酸素運搬能低下

　赤液の酸素運搬能に及ぼす運動の影響について，定期的な身体活動やPIによって循環血液量は影響を受けることが報告されている[5,6]．身体活動量の変化後1〜2週間は血漿量の変動に伴い循環血

液量が変化するが，それ以降は血漿量と赤血球量の等量の変動に応じて循環血液量が変化する（図7-2-1）．この血漿量の変化は身体活動量の変化に伴う水分摂取量の増加または減少，尿量および溶質の排出量の増加または減少に関連しており，尿量は腎尿細管でのナトリウム再吸収量に応じて変化する．そして，循環血液量（血漿量）の減少にあわせて最大酸素摂取量も低下することが報告されている（図7-2-2）．一方，身体活動に伴う体液量の増加は熱放散（発汗）と体温調節の安定化，運動時や起立性血圧低下時の心臓への灌流量と心拍出量の増加といった循環機構の安定化に必要な循環血液量の増加に寄与する．

図7-2-1 運動に伴う循環血液量の変化

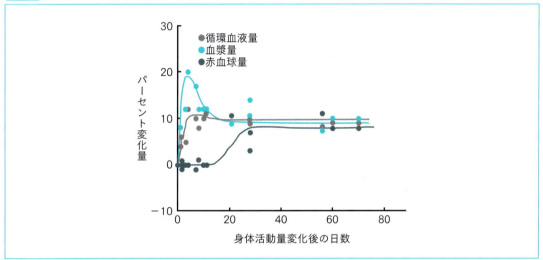

(Convertino VA. Blood volume response to physical activity and inactivity. Am J Med Sci 2007; 334: 72-79 を参考に作成)

図7-2-2 安静に伴う血漿量と最大酸素摂取量の変化

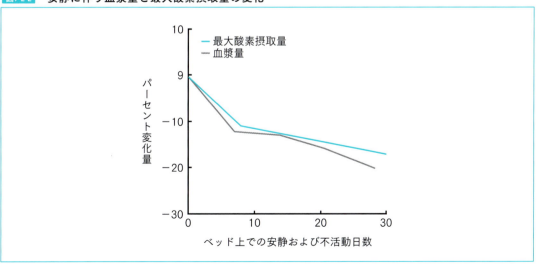

(Convertino VA. Blood volume response to physical activity and inactivity. Am J Med Sci 2007; 334: 72-79 を参考に作成)

身体の活動と不活動の循環血液量へのそれぞれの影響は両者が密接に関連しており，また，そのメカニズムは類似していることから，真逆の反応を示すことが推察される（図7-2-3）．すなわち，PIに伴う循環血液量の減少は加齢に伴う循環器（心・血管）疾患の発症に関与し，身体活動や体力向上はこれらの発症予防に寄与する可能性が強く示唆される．

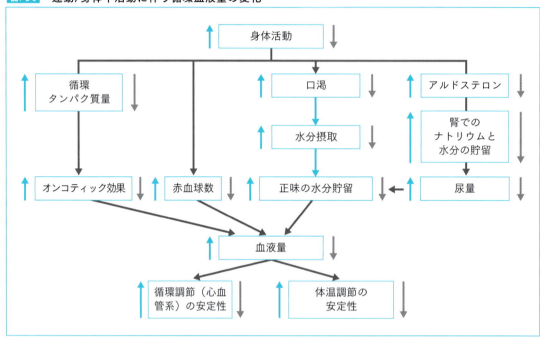

図7-2-3　運動/身体不活動に伴う循環血液量の変化

(Convertino VA. Blood volume response to physical activity and inactivity. Am J Med Sci 2007; 334: 72-79 を参考に作成)

　運動中，循環器（心・血管）系は骨格筋への酸素やエネルギーの供給を担う．その中で赤血球およびヘモグロビンの働きは肺から末梢組織（骨格筋など）への酸素および運動時の代謝によって生じた二酸化炭素の末梢組織（骨格筋など）から肺への搬送である．さらに，赤血球はアデノシン三リン酸（ATP）や一酸化窒素（NO）を放出することにより[7]，運動時の交感神経性調節機構[8]に加え，末梢の血管を拡張させて活動している骨格筋への血流を増加させる．

　運動による赤血球数の増加機序としては，エリスロポエチンなど液性因子の分泌増加や骨格筋内での相対的低酸素状態に応じた神経性調整などの赤血球造血機能の刺激メカニズムが報告されているがその詳細は不明である．

　ところで，持久系のスポーツ選手では血液の酸素運搬能が向上しているにもかかわらず，ヘマトクリット値が低下していることが多く，スポーツ貧血と呼ばれることもある[9]．これは病的な貧血ではなく，一般の人に比較してスポーツ選手では循環する赤血球とヘモグロビンの総量の増加以上に血漿量が増加したために生じる生理的な状態であると考えられている．また，ランニング中の足底や重量挙げ選手の手掌などでは，収縮や圧迫を繰り返す筋内の毛細血管を赤血球が通過する際に老化した赤

血球が機械的に破壊されるので赤血球数は減少し，全身を循環している赤血球の平均年齢は下がる．その結果，酸素放出と変形能が改善された若い赤血球が相対的に増えて，運動中の骨格筋など全身の組織への酸素供給が改善する[10]．

　身体活動量が増加すると，赤血球数が増えたり若い赤血球が増えたりすることにより，量・質ともに組織への酸素運搬能が向上するので，筋力の強化，運動耐容能（筋持久力・心肺機能）の改善が期待できる．

2. 血清アルブミン低下に伴う浸透圧維持機能の破綻

　血清蛋白の55%を占めるアルブミンは溶存する電解質とともに血漿浸透圧を維持している．しかし，何らかの理由で血漿浸透圧が維持されなくなると浮腫が生じる．浮腫とは「組織を構成する諸細胞と動脈/静脈・毛細血管やリンパ管といった脈管系，線維組織などのすき間（いわゆる組織間隙）を満たしている組織間液が異常に増加している状態」である[11]．

　生体には浮腫発症に関与する水分調節機構が存在しているが，全身の調節はレニン-アンジオテンシン-アルドステロン（RAA）系[11]，局所の調節は毛細血管壁のスターリング力（starling force）とリンパ管系の自動調節に依存している[12]．毛細血管基底膜を介する血管内から組織間質への体液（組織間液）の移動はスターリング力（ 表7-2-1 ）により規定される[13]．スターリング力が大きくなれば組織間液が増加するが，リンパ管系が正常であれば浮腫は発症しない．しかし，リンパ管系の排出機能以上に組織間液が増加する場合，あるいはリンパ管系の機能低下がある場合には，スターリング力がマイナスであってもリンパ浮腫を生じることになる．

表7-2-1 **スターリング力**

スターリング力は以下の式で計算される
Pc の上昇・πC の低下・Lp の亢進により J が大きくなり，毛細血管内から組織間への漏出が増える
$J = Lp \times \{(Pc - Pi) - \sigma(\pi c - \pi i)\}$

J：毛細血管内から間質への体液移動（スターリング力）
Lp：血管透過性，Pc：毛細血管内静水圧，Pi:間質静水圧，πc：毛細血管内膠質浸透圧，πi:間質膠質浸透圧
σ：反発係数（≒ 0.9）
（小川 佳宏．深部静脈血栓症診断と治療の現況　Illness 浮腫の鑑別．Vascular Lab 2006; 3: 406-411 より）

　浮腫は局在部位と原因疾患により分類されるが（ 表7-2-2 ），PI による浮腫は毛細血管内圧上昇による局所性浮腫，血漿膠質浸透圧低下による全身性浮腫である．また，PI では血液凝固能が亢進して深部静脈血栓を生じ静脈圧が上昇して浮腫をきたす．リンパ系のうっ滞によるリンパ浮腫を併発すると皮膚・皮下組織の肥厚・硬化を伴うようになり，浮腫の改善は非常に困難となるので，予防および早期発見・治療に努める．高齢者や脳血管障害後遺症患者など，起立・歩行が困難で長時間座位を取ることが多くなると下肢の下垂や下肢筋ポンプの機能低下による静脈圧の上昇により廃用性浮腫と呼ばれる両下肢の腫脹を呈するようになる[13]．

表7-2-2　浮腫の分類

浮腫の成因	全身性浮腫	局所性浮腫
毛細血管内圧の上昇	心不全 腎不全・腎炎など	静脈性浮腫 （静脈瘤・深部静脈血栓症など） 廃用性浮腫
血漿膠質浸透圧の低下	肝硬変 ネフローゼ症候群 タンパク漏出性胃腸症 そのほか（栄養障害や広範囲の熱傷など）	
血管透過性の亢進		アレルギー性浮腫 炎症性浮腫 血管神経性浮腫（クインケ浮腫）
そのほか	内分泌疾患による浮腫 ● 甲状腺機能低下症 ● 甲状腺機能亢進症 ● クッシング症候群 ● 糖尿病ほか 薬剤性浮腫 特発性浮腫など	薬剤性浮腫など
リンパ管の損傷・発育障害		リンパ浮腫（続発性・原発性）

（小川 佳宏．深部静脈血栓症診断と治療の現況　Illness 浮腫の鑑別．Vascular Lab 2006; 3: 406-411 より）

　身体活動性低下による食思不振などにより低栄養になると血清アルブミン値が低下するので，日常生活では活動性を高めて摂取エネルギー量を増やしたり，栄養療法を併用したりすることにより，血清アルブミン値や血液浸透圧を維持する．また，栄養管理だけでなく，運動による全身の循環改善，下肢筋ポンプ機能を介した静脈圧の正常化，下肢加圧や血流維持による深部静脈血栓の防止などの対応により，全身あるいは局所の浮腫増悪を防ぐことが重要である．

3. 電解質や酸の排泄/吸収のインバランスによる酸塩基不均衡[14]

　酸塩基平衡の調節に必要な電解質や酸の排泄/吸収に必要な腎や肺への PI の影響は報告されているが，血液への直接的な影響は明らかでない．血液の無形成分（血漿や膠質など）は，臥床や PI の結果生じる血圧変動や自律神経調節あるいは栄養吸収低下などを介して間接的な影響を受ける．

　PI では呼吸数や換気能力低下などにより血中二酸化炭素濃度が上昇し呼吸性アシドーシスをきたす．また，腎血流量の低下により不揮発酸の排泄も減少するので，代謝性アシドーシスが進行すると考えられる．生理的状態であれば呼吸と代謝により酸塩基平衡のバランスは保たれるが，糖尿病などの代謝性疾患，慢性腎臓病（CKD）・腎不全などではアシドーシスが進行して[15]，結果としてフレイルやサルコペニアを引き起こす[16]．PI による血液中の酸塩基平衡のインバランスもこれらと同様にアシドーシスが進行して，フレイルやサルコペニアの誘因になりうると考えられる．「不必要なある

いは過度の不活発・活動性低下→廃用→運動能他，さまざまな機能低下→さらなる不活発・活動性低下→廃用の進行・増悪→全身機能全廃（死）」という負のスパイラルを念頭において，早期離床，運動療法，酸塩基平衡に重要な呼吸機能を改善する肺理学療法の積極的な実施などを心がけたい．

4. 血液凝固能亢進による深部静脈血栓症

　健康な状態では抗凝固機構や線溶系の作用により循環血液中で凝固機転は起こりにくい．臥床やPIが抗凝固機構や線溶系に直接どのような影響を及ぼすのかは不明な点が多いが，臥床やPIでは血流障害（血液のうっ滞）を契機に凝固系が活性化され深部静脈血栓症が発症する．また，臥床や長時間坐位といったPI状況下では深部静脈血栓症（DVT），静脈血栓塞栓症（VTE），肺血栓塞栓症（PTE）などの発症リスクが高まる．

　臥床では静脈灌流のための筋ポンプが機能しにくいこと，血漿量減少による血液粘稠性の亢進などがDVTのリスク要因としてあげられている．PIの凝固系に対する影響について，長距離飛行やバス旅行では亢進しているという報告[17]がある一方で，長期間のベッドレストでは亢進していなかったという報告[18]もあり，PIと臥床では凝固系に対する病態が異なる可能性もある．

　PIで生じた静脈血栓により肺動脈が閉塞するとPTEとなり，急性の循環動態・ガス交換不全（呼吸困難）を呈する．突然の呼吸苦，胸痛，意識レベル低下などを訴える．他覚所見は血圧低下，頻脈・徐脈・チアノーゼ，頚静脈怒張，下肢腫脹などであるが，訓練中や病棟歩行中に突然発症する例もあるので注意が必要である．肥満，高用量ステロイドの使用，悪性腫瘍による血液凝固能亢進（トルソー症候群）や下肢手術後も高リスクである．凝固・線溶系マーカー（D-dimer），下肢エコー検査，下肢造影CTなどで診断され，肺血栓塞栓症は心電図，心エコー，動脈血液ガス，胸部レントゲン，肺血管造影，胸部造影CT，肺血流シンチグラム，肺換気シンチグラムなどで確定診断される．

　DVT予防のために早期離床と下肢の運動（自動・他動）を励行させる．弾性ストッキングや間欠的空気圧迫法による下肢や足底の圧迫を介した深部静脈の灌流量の増加も有効である．

　DVTと診断されればワルファリンなどの経口抗凝固療法を開始するが，効果発現までの間，ヘパリンの持続静脈内注射を併用する．深部静脈に血栓が残存する場合には，下肢マッサージやミルキング，下腿を圧迫する股関節・膝関節の深屈曲は避ける．

5. 高カルシウム血症

　不動による骨密度減少は骨吸収亢進により生じるので，血液に対するPIの直接的な影響として高カルシウム血症が考えられ[19]，結果として尿路結石や異所性骨化の原因にもなる．高カルシウム血症の症状は多彩で，疲労感，食欲不振，便秘などから始まり，脱力感，口渇，多尿，嘔気・嘔吐などの消化器症状，浮腫や蛋白尿などの腎機能障害，不整脈，重度になると意識障害などの中枢神経症状を

起こすこともある．高齢者の骨粗鬆症対策として活性型ビタミンD_3が処方されることも少なくないが，漫然と長期間にわたり投与しているとビタミンD中毒を引き起こすので，定期的な問診と診察および血液検査が必要である[20]．

　高カルシウム血症への対応は緊急を要するため，その原因を明らかにして，適切に対応しなければならない．安静臥床では骨粗鬆症が進行するので，薬物治療や運動療法が必要であるが，運動器疾患としての骨粗鬆症の問題点以外に，長期臥床は血液電解質異常あるいは内分泌疾患類似の病態も引き起こす可能性があることを忘れずに，積極的に活動を育み，離床をはかることが重要である．

6. 免疫機能低下

　免疫系には非特異的に攻撃する自然免疫系と抗原として認識して特異的に反応する獲得免疫系がある．自然免疫系はNK細胞，好中球やマクロファージなどで構成され，感染初期の防御機構として重要な役割を担っている．獲得免疫系は侵入した抗原を記憶した免疫担当細胞が同一の抗原に接したときに，B細胞が抗原特異的な抗体を産生して防御する機構である．

　これらの免疫機能は加齢に伴って低下（免疫老化）するが，特に獲得免疫の機能低下が著しいとされる[21]．また，免疫機能が低い人は高い人と比べて寿命が短く，免疫老化は高齢者の重大な死亡リスクである．令和4年の人口動態統計でも肺炎による死亡者数は60代から急増することが示されており，高齢者は加齢に伴う嚥下機能低下に加えて，免疫老化によって感染症が重症化しやすい状況にあると推察される．したがって，加齢に伴い低下する免疫機能の向上と感染予防は嚥下機能維持・強化に加えて，高齢者の健康寿命延伸のための重要な手段といえる．

　さて，運動と感染リスクの関係として，中等度で適度な運動習慣を持つ者は運動習慣のない者よりも感染症の罹患リスクが低いが，高強度で過度な運動を行っている者は罹患リスクが高まるとするJカーブモデルが提唱されている（図7-2-4）[22]．さらに近年，低ストレス状態に比べ，日常的に高ストレス状態であるほど身体活動による感染症罹患リスクの軽減効果は大きく，特に男性でその傾向が顕著であることが報告されている[23]．すなわち，感染症の罹患リスクの変化には，身体活動・運動による免疫機能の変化が深く関与していると考えられる．

　感染症罹患に対する運動の予防効果として12週間の有酸素トレーニングにより唾液sIgA（分泌型IgA）の分泌量が増加し，かつ，上気道感染症の発生頻度や症状の持続期間が短縮されること[24]や高齢者が運動トレーニングを継続すると安静時の唾液中のsIgA分泌量増加が維持され，その効果には性差や年代差は認められないことも報告されている．そして，最近ではヨガなどの運動でも免疫機能向上効果が確認されており，幅広い世代に運動が有効であることも期待されている．

　身体活動量に関しては，中等度の活動レベルが唾液sIgA分泌を高めることから，適度な運動トレーニングや身体活動を継続的に実施することが免疫機能の改善や免疫老化の遅延に有益であると考えられている[21]．

　一方，継続した高強度運動は免疫機能を低下させる．大学ラグビー選手を対象とした研究では練習

図7-2-4　Jカーブモデル

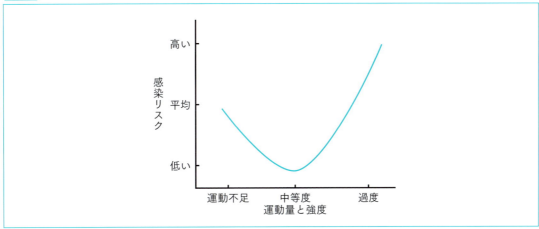

(Nieman DC. Exercise, infection, and immunity. Int J Sports Med 1994; 15: S131-141 を参考に作成)

量の多い強化合宿期は安静時の唾液 sIgA 分泌量が経時的に低下し，練習量の少ない試合合宿期には唾液 sIgA 分泌量が回復していくことが報告されている[25]．また，剣道の寒稽古によって安静時の唾液 sIgA 分泌が低下し，終了10日後でも寒稽古前の値を下回っていたことも報告されており[26]，健康維持増進を目的とした身体活動や運動は強度や頻度に注意する必要がある．

これまでの報告から，免疫老化の程度は個人差があるが，適度な身体活動や運動を継続的に行うことにより免疫機能低下の軽減または改善が可能であることは明らかである．しかし，過度な強度や頻度での運動は外傷や障害の原因となるだけでなく，免疫機能自体の低下を引き起こし，かえって感染症の罹患リスクを増大させてしまう．

厚生労働省の「健康づくりのための身体活動基準2013」では65歳以上の年齢層について身体活動量の基準や適度な運動習慣を提示しているが（図7-2-5）[27]，これらは生活習慣病や生活機能低下の予防を目的としたものである．免疫老化の予防や免疫機能の向上のための運動指針を明確にするためにはさらに詳細な検討が必要であるが，適度な運動が高齢者の獲得免疫に良い影響をもたらすことは明らかなので，運動が免疫機能維持・向上を介して健康寿命の延伸に資することは疑いのないところである．

生体内では細胞免疫系の活性化（腫瘍免疫）が，がんの発症抑制に関与している．運動によるがんの発症リスク低下に関連して[28,29]，運動による NK (natural killer) 細胞数の増加を介した腫瘍増大の抑制が期待されている．中程度の有酸素運動により T 細胞分画の増加，NK 細胞分画と活性の上昇がみられる．即時効果ではあるが，運動を繰り返すことにより蓄積される．

最近，腫瘍免疫を介した抗腫瘍効果が運動により増強される[30]ことが明らかとなり運動腫瘍学という新しい学際領域が生まれている[31]．免疫チェックポイント阻害薬の効果を運動が強める可能性は非常に大きい．

図7-2-5　健康づくりのための身体活動基準2013

血糖・血圧・脂質に関する状況		身体活動（＝生活活動＋運動）		運動		体力（うち全身持久力）
健診結果が基準範囲内	65歳以上	強度を問わず，身体活動を毎日40分（＝10 METs・時／週）	今より少しでも増やす（例えば10分多く歩く）《世代共通の方向性》	—	運動習慣をもつようにする（30分以上の運動を週2日以上）《世代共通の方向性》	—
	18～64歳	3 METs以上の強度の身体活動を（歩行又はそれと同等以上）毎日60分（＝23 METs・時／週）		3 METs以上の強度の運動を（息が弾み汗をかく程度）毎週60分（＝4 METs・時／週）		性・年代別に示した強度での運動を約3分継続可
	18歳未満	— 【参考】幼児期運動指針：「毎日60分以上，楽しく体を動かすことが望ましい」		—		—
血糖・血圧・脂質のいずれかが保健指導レベルの者		医療機関にかかっておらず，「身体活動のリスクに関するスクリーニングシート」でリスクがないことを確認できれば，対象者が運動開始前・実施中に自ら体調確認ができるよう支援した上で，保健指導の一環としての運動指導を積極的に行う．				
リスク重複者または受診勧奨者		生活習慣病患者が積極的に運動をする際には，安全面での配慮が特に重要になるので，かかりつけの医師に相談する．				

（厚生労働省．「健康づくりのための身体活動基準2013」及び「健康づくりのための身体活動指針（アクティブガイド）」について を参考に作成）

おわりに

　長期間の安静・臥床やPIの血液に対する直接的な影響の研究や報告は少ないが，全身の身体機能低下が必発であることを考えると，PIは血液に対して直接的，間接的に悪影響を与える．健康寿命延伸のためには，不要な安静，身体低活動を避け，早期離床，適切な運動負荷を心がけるべきである．

文献

1) 佐藤知香, ほか. 集中治療室から開始する急性期リハビリテーション　安静臥床が及ぼす全身への影響と離床や運動負荷の効果について. J J Reha Med 2019; 56: 842-847.

2) 鈴木政登. 別冊「医学のあゆみ」健康寿命延伸に寄与する体力医学：医歯薬出版；2020.

3) 芳賀 信彦. 運動器疾患リハビリテーション実践マニュアル　基礎知識 廃用症候群. MEDICAL REHABILITATION 2014; 176: 7-11.

4) 日本リハビリテーション医学教育推進機構／日本リハビリテーション医学会 監修. リハビリテーション医学・医療コアテキスト　第2版：医学書院；2022.

5) Dufour SP, et al. Exercise training in normobaric hypoxia in endurance runners. I. Improvement in aerobic performance

capacity. J Appl Physiol (1985) 2006; 100：1238-1248.

6) Convertino VA. Blood volume response to physical activity and inactivity. Am J Med Sci 2007; 334：72-79.

7) Helms CC, et al. Erythrocytes and Vascular Function: Oxygen and Nitric Oxide. Front Physiol 2018; 22：125.

8) Brown R, et al. Increases in muscle sympathetic nerve activity, heart rate, respiration, and skin blood flow during passive viewing of exercise. Front Neurosci 2013; 11：102.

9) 鯉川なつえ．女性選手のメディカルサポートの最新 陸上競技における「スポーツ貧血」の現状と対策．日本臨床スポーツ医学会誌 2008; 16: 216-220.

10) Falsetti HL, et al. Hematological variations after endurance running with hard- and soft-soled running shoes. Phys Sportsmed 1983; 11：118-127.

11) 木村玄次郎．浮腫の成因論と分類．日本臨牀 2005; 36: 11-16.

12) 丑丸 秀, ほか．水電解質代謝の五角関係　水・ナトリウム代謝の五角関係　細胞内液と細胞外液間の水・ナトリウム輸送とその調節．腎と透析 2018; 85: 373-377.

13) 小川 佳宏．深部静脈血栓症診断と治療の現況　Illness 浮腫の鑑別．Vascular Lab 2006; 3: 406-411.

14) Seifter JL. Integration of acid-base and electrolyte disorders. N Engl J Med 2014; 371：1821-1831.

15) 堀 俊太．本邦における慢性腎臓病とフレイルの現状．奈良県医師会医学会年報 2022; 35: 21-31.

16) 園田 茂．不動・廃用症候群．J J Reha Med 2015; 52: 265-271.

17) Schobersberger W, et al. Changes of biochemical markers and functional tests for clot formation during long-haul flights. Thromb Res 2002; 108: 19-24.

18) Haider T, et al. Effects of long-term head-down-tilt bed rest and different training regimes on the coagulation system of healthy men. Physiol Rep 2013; 1: e00135.

19) 若松真央, ほか．不動により高 Ca 血症を呈した高齢女性．日本病院総合診療医学会雑誌 2021; 17: 394-398.

20) 加藤創生, ほか．ビタミン D の内分泌学　臨床編 ビタミン D 中毒症．糖尿病・内分泌代謝科 2020; 50: 24-27.

21) 前田 清司．健康寿命延伸に寄与する体力医学 加齢に伴う免疫機能の変化．医学のあゆみ 2019; 269: 170-174.

22) Nieman DC. Exercise, infection, and immunity. Int J Sports Med 1994; 15: S131-141.

23) Fondell E, et al. Physical activity, stress, and self-reported upper respiratory tract infection. Med Sci Sports Exerc 2011; 43: 272-279.

24) Klentrou P, et al. Effect of moderate exercise on salivary immunoglobulin A and infection risk in humans. Eur J Appl Physiol 2002; 87: 153-158.

25) 山内亮平, ほか．大学ラグビー選手における合宿期間中の唾液中分泌型免疫グロブリン A の変動．体力科学 2009; 58: 131-141.

26) 秋本崇之, ほか．高強度トレーニングによる安静時唾液中分泌型 IgA の変動．体力科学 1998; 47: 245-252.

27) 厚生労働省．「健康づくりのための身体活動基準 2013」及び「健康づくりのための身体活動指針（アクティブガイド）」について [https://www.mhlw.go.jp/stf/houdou/2r9852000002xple.html]（2024 年 10 月閲覧）

28) 広瀬かおる．予防医学　身体活動とがん．現代医学 2004; 51: 509-513.

29) 溝上 哲也．エビデンスに基づいたがん予防　体形・身体活動とがん．アンチ・エイジング医学 2013; 6: 862-867.

30) Kurz E, et al. Exercise-induced engagement of the IL-15/IL-15Rα axis promotes anti-tumor immunity in pancreatic cancer. Cancer Cell 2022; 40: 720-737.

31) 髙野利美, ほか．座談会 運動腫瘍学の可能性を探る．週刊医学界新聞　医学書院　2022; 3484 号（2022 年 10 月 5 日）．

各論8 腎臓・尿路

1 身体不活動症候群（PIS）への影響

伊藤　修

POINT

● 保存期 CKD 患者では，身体機能は低下しており，身体機能低下は CKD 患者の生命予後に大きく影響している．

● 血液透析患者では，運動耐容能も低下し，握力低下に加えて筋量も低下したサルコペニアを合併した患者の死亡リスクが高い．

● 筋力低下は腹圧性尿失禁や低活動膀胱，移動能力低下は切迫性尿失禁や機能性尿失禁と関係している．

● 保存期 CKD 患者では，CKD ステージとともに不活発な患者割合が増加し，身体活動性が CKD 有病率や重症化，透析導入や死亡リスクに関連する．

● ほとんどの透析患者は不活発であり，身体活動量の低下は死亡リスクの増加と関連する．

はじめに

　運動不足に加えて，高齢者やさまざまな疾患の患者数の増加により，低活動者は増加の一途をたどっている．わが国の慢性腎臓病（chronic kidney disease：CKD）の患者数は，2015 年には 1,480 万人，成人の 7 人に 1 人となり，男女とも年齢が高くなるほど CKD 患者頻度は高くなり，CKD ステージ 3 以上の患者頻度は，70 歳代では約 30％，80 歳以上では約 45％である[1]．

　透析患者は 2022 年末で約 35 万人まで増加し，年々高齢化している．透析患者の平均年齢は 69.9 歳，新規導入患者の平均年齢は 71.4 歳であり，70 歳以上の患者数は増加の一途を辿っている．腎機能低下や高齢化に伴い，腎臓病患者では身体機能は低下し，サルコペニアやフレイルの合併も増加する．これらが患者の ADL や QOL のみならず，腎および生命予後にも大きく影響することも明らかになり，CKD 患者への運動療法が近年注目されている．

　蓄尿症状（昼間・夜間頻尿，尿意切迫，尿失禁），排尿症状（尿勢低下，尿線散乱，尿線途絶，排尿遅延，腹圧排尿，終末滴下），排尿後症状（残尿感，排尿後滴下）の 3 つは下部尿路機能症状（lower urinary tract symptoms: LUTS）と定義されている[2,3]．いずれの LUTS も加齢に伴い有症率が増え，60 歳以上の約 78％が LUTS を有している[4]．LUTS の発症病因は多様であり，男性では前立腺

208

疾患，女性では骨盤臓器脱などの骨盤底機能障害，男女に共通する病因として脳卒中などの脳脊髄神経疾患，夜間の尿量増加や睡眠障害，各種ホルモンバランスの失調などがあるが，高齢者では原因が不明な場合も多い．本稿では，腎臓・泌尿器疾患における身体機能や身体不活動（PI）の影響について解説する．

1. 身体機能低下

1）CKD患者

保存期CKD患者の身体機能は低下しており，歩行速度や6分間歩行距離は健常者の7割程度に低下，Timed Up and Go Testの時間は4割程度延長していた[5]．これらの身体機能の低下は生命予後にも大きく影響しており，血清クレアチニン，尿蛋白，糸球体濾過量（glomerular filtration rate：GFR）等の腎機能や血清バイオマーカーより，歩行速度やTimed Up and Go Testの時間が3年後の死亡リスクをより明確に予想できた[5]（図8-1-1）．

超高齢社会を反映して高齢CKD患者も増加しており，サルコペニアやフレイルへの対策は重要な課題となっている．CKD患者では，腎機能低下に従いサルコペニアやフレイルの割合も増加する[6,7]．サルコペニアの合併によりCKD患者の死亡リスクは3.02倍高くなる[8]．

図8-1-1 保存期CKD患者（stage 2-4）の身体機能評価別の生存曲線

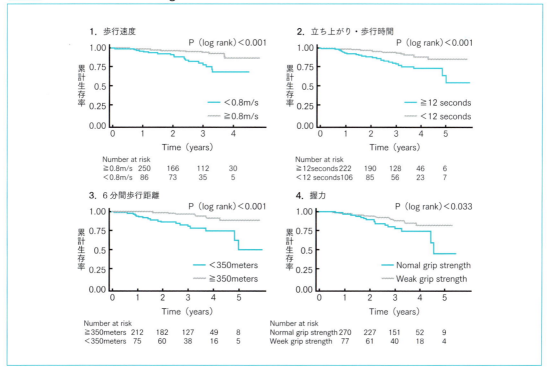

(Roshanravan B, et al. Association between physical performance and all-cause mortality in CKD. J Am Soc Nephrol 2013; 24: 822-830 を参考に作成)

2）透析患者

　血液透析患者では運動耐容能が低下している．最高酸素摂取量は年齢予測値の約 60 ％であり，最高酸素摂取量が 17.5 mL/kg/分未満に低下している患者では，低下していない患者に比べて生命予後が不良であった[9]．筋肉量は身体活動量レベルと関連しないが，握力は身体活動量レベル低下に従って低下していた[10]．50 歳以上の血液透析患者では，サルコペニアは 33.7 ％に認められ，抑うつ症状のある患者では，抑うつ症状のない患者に比べてサルコペニアのリスクが高く，軽度の認知機能障害のある患者ではサルコペニアを合併する頻度が高かった[11]．日本においても，血液透析患者のサルコペニア有病率は 40 ％と高く，糖尿病の合併はサルコペニア有病の独立したリスク因子であった[12]．血液透析患者を 7 年間調査したコホート研究において，ベースライン時の下肢筋力が中央値の 40 ％以下の患者は，40 ％以上の患者に比べて有意に生存率が低かった[13]（図8-1-2）．また，筋量低下，握力低下，その両方（サルコペニア）で層別化された血液透析患者の生命予後を検討したところ，適切な筋量・握力の患者に比べて，筋量低下した患者では 1.35 倍，握力低下した患者では 2.82 倍，サルコペニアの患者では 2.94 倍死亡率が高かった[10]（図8-1-3）．

図8-1-2　血液透析患者の膝伸展筋力と累積生存率

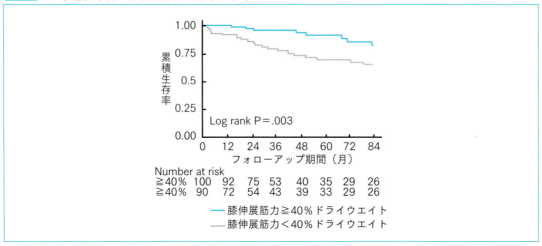

（Matsuzawa R, et al. Relationship Between Lower Extremity Muscle Strength and All-Cause Mortality in Japanese Patients Undergoing Dialysis. Phys Ther 2014; 94: 947-956 を参考に作成）

3）泌尿器疾患患者

　筋力の低下は腹圧性尿失禁や低活動膀胱，移動能力の低下は切迫性尿失禁や機能性尿失禁と関係してくる可能性があり，フレイルやサルコペニアが ADL 低下などを介して下部尿路機能障害を来たす可能性が推測されている．イタリアの研究では[14]，尿失禁はフレイルに関連しており，超高齢者では独立した死亡リスクであった．高齢入院患者の尿失禁発症におけるフレイルの影響を見た検討では[15]，急性内科疾患で入院した高齢患者でフレイル患者の尿失禁有症率は 64.8 ％であり，非フレイルの有症率 30.5 ％と比べて有意に高く，尿失禁がある患者は尿失禁がない患者に比べて 1 年後の死亡リスクが

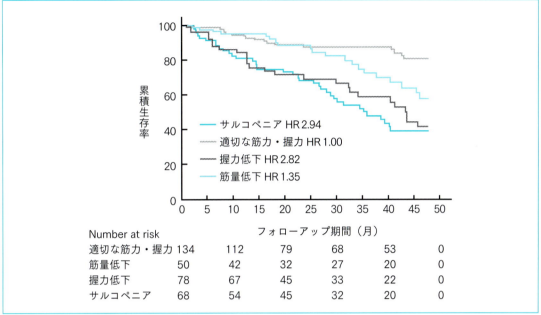

図8-1-3 血液透析患者の筋量低下，握力低下，その両方（サルコペニア）で層別化された累積生存率

(Isoyama N, et al. Comparative associations of muscle mass and muscle strength with mortality in dialysis patients. Clin J Am Soc Nephrol 2014; 9: 1720-1728 を参考に作成)

3.41倍高かった．65歳以上の高齢者を対象とした検討では[16]，timed up and go 時間が遅い割合は過活動膀胱群で32.3％，非過活動膀胱群の11.0％よりも有意に高かった．過活動膀胱を予測する回帰モデルでは，女性であることに加えて timed up and go 時間が遅いことが過活動膀胱の診断と有意に関連し，そのオッズ比は3.0であった．

2. 身体不活動（PI）

1）保存期CKD患者

日本や英国の調査では[17,18]，保存期CKD患者の身体活動性はCKDステージとともに低下し，不活発な患者割合が増加する（図8-1-4，図8-1-5）．また，身体活動性がCKD有病率や重症化に関連することも明らかになっている[19]．保存期CKD患者の透析導入や死亡リスクは身体活動低下により2.1倍増加した[20]（図8-1-6）．

2）透析患者

米国での調査では[21]，透析患者の約1/3がほとんど，または全く運動や身体的活動を行っていなかった．非運動・身体活動群の1年後の死亡リスクは，運動・身体活動群の1.6倍であり，運動を行わない

図8-1-4 CKDステージ別および腎疾患別の活動レベル

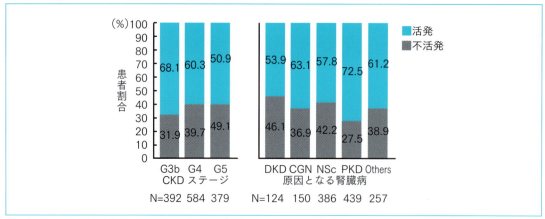

(Okubo R, et al. Physical functioning in patients with chronic kidney disease stage G3b-5 in Japan: The reach-J CKD cohort study. Nephrology (Carlton) 2021; 26: 981-987を参考に作成)

図8-1-5 CKDステージ別および腎代替療法別の活動レベル

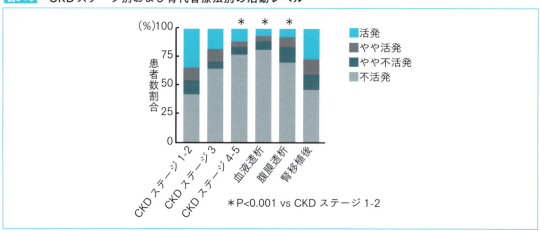

(Wilkinson TJ, et al. Prevalence and correlates of physical activity across kidney disease stages: an observational multicentre study. Nephrol Dial Transplant 2021; 36: 641-649を参考に作成)

図8-1-6 保存期CKD患者の死亡や透析導入のリスク

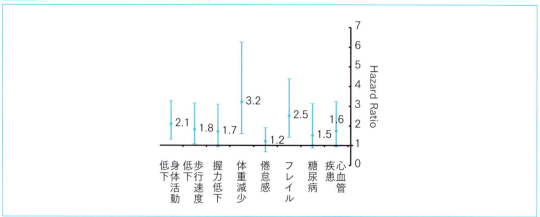

(Roshanravan B, et al. A Prospective Study of Frailty in Nephrology-Referred Patients With CKD. Am J Kidney Dis 2012; 60: 912-921を参考に作成)

ことは低栄養・左室肥大と同程度に生命予後に関連していた．日本透析医学会の調査では[22]，すべての年齢層で透析患者の約2/3がほとんど，または全く運動や身体的活動を行っていなかった．英国での調査でも[18]，血液透析患者の81％が不活発であった（図8-1-5）．

加速度計付き歩数計を用いたわが国の研究では[23,24]，通常歩行速度および最大歩行速度低下を予防する1日の身体活動時間が50分未満，歩数が4,000歩未満の患者は，累積生存率が有意に低下していた（図8-1-7，図8-1-8）．解析の結果，非透析日1日あたり10分，歩数に換算すれば約1,000歩の散歩運動を実施するだけで，死亡リスクは22％改善することが明らかになった[23,24]．

図8-1-7 血液透析患者の身体活動別の生存曲線

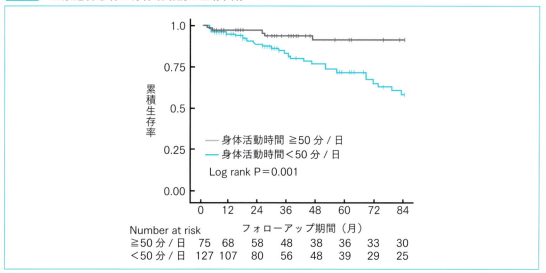

(Matsuzawa R, et al. Habitual physical activity measured by accelerometer and survival in maintenance hemodialysis patients. Clin J Am Soc Nephrol 2012; 7: 2010-2016を参考に作成)

図8-1-8 血液透析患者の歩数と累積生存率

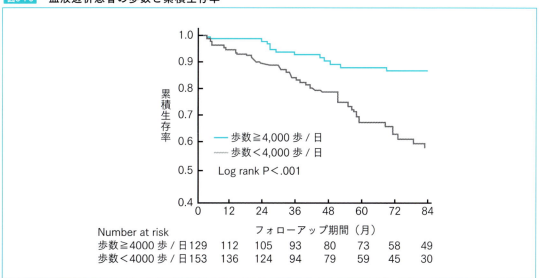

(Matsuzawa R, et al. Physical Activity Dose for Hemodialysis Patients: Where to Begin? Results from a Prospective Cohort Study. J Ren Nutr 2018; 28: 45-53を参考に作成)

おわりに

CKD 患者において身体機能低下や PI は，生命予後に大きく寄与する．PI により身体機能・筋力が低下してからでは，身体機能を元の状態に戻すことは難しい．身体活動量や身体機能・筋力の評価を定期的に実施し，その結果を患者に十分にフィードバックし，患者自身も疾病管理を積極的に行えるよう指導することが，サルコペニア・フレイルの合併，ADL や QOL，腎および生命予後を改善させる上でも重要である．

文献

1) Nagai K, et al. Estimating the prevalence of definitive chronic kidney disease in the Japanese general population. Clin Exp Nephrol 2021; 25: 885-892.

2) Abrams P, et al. The standardisation of terminology of lower urinary tract function: report from the Standardisation Sub-committee of the International Continence Society. Neurourol Urodyn 2002; 21: 167-178.

3) 日本泌尿器科学会．男性下部尿路症状・前立腺肥大症診療ガイドライン：リッチヒルメディカル；2017.

4) 日本排尿機能学会，ほか．女性下部尿路症状診療ガイドライン　第 2 版：リッチヒルメディカル；2019.

5) Roshanravan B, et al. Association between physical performance and all-cause mortality in CKD. J Am Soc Nephrol 2013; 24: 822-830.

6) Foley RN, et al. Kidney function and sarcopenia in the United States general population: NHANES III. Am J Nephrol 2007; 27: 279-286.

7) Reese PP, et al. Physical performance and frailty in chronic kidney disease. Am J Nephrol 2013; 38: 307-315.

8) Pereira RA, et al. Sarcopenia in chronic kidney disease on conservative therapy: prevalence and association with mortality. Nephrol Dial Transplant 2015; 30: 1718-1725.

9) Sietsema KE, et al. Exercise capacity as a predictor of survival among ambulatory patients with end-stage renal disease. Kidney Int 2004; 65: 719-724.

10) Isoyama N, et al. Comparative associations of muscle mass and muscle strength with mortality in dialysis patients. Clin J Am Soc Nephrol 2014; 9: 1720-1728.

11) Kim JK, et al. Prevalence of and factors associated with sarcopenia in elderly patients with end-stage renal disease. Clin Nutr 2014; 33: 64-68.

12) Mori K, et al. Impact of diabetes on sarcopenia and mortality in patients undergoing hemodialysis. BMC Nephrol 2019; 20: 105.

13) Matsuzawa R, et al. Relationship Between Lower Extremity Muscle Strength and All-Cause Mortality in Japanese Patients Undergoing Dialysis. Phys Ther 2014; 94: 947-956.

14) Berardelli M, et al. Urinary incontinence in the elderly and in the oldest old: correlation with frailty and mortality. Rejuvenation Res 2013; 16: 206-211.

15) Chong E, et al. Frailty Predicts Incident urinary incontinence among hospitalized older adults-a 1-year prospective cohort study. J Am Med Dir Assoc 2018; 19: 422-427.

16) Suskind AM, et al. Overactive bladder is strongly associated with frailty in older individuals. Urology 2017; 106: 26-31.

17) Okubo R, et al. Physical functioning in patients with chronic kidney disease stage G3b-5 in Japan: The reach-J CKD cohort study. Nephrology (Carlton) 2021; 26: 981-987.

18) Wilkinson TJ, et al. Prevalence and correlates of physical activity across kidney disease stages: an observational multicentre study. Nephrol Dial Transplant 2021; 36: 641-649.

19) Lee J, et al. Associations of accelerometer-measured physical activity and sedentary time with chronic kidney disease: The Framingham Heart Study. PLoS One 2020; 15: e0234825.

20) Roshanravan B, et al. A Prospective Study of Frailty in Nephrology-Referred Patients With CKD. Am J Kidney Dis 2012; 60: 912-921.

21) O'Hare AM, et al. Decreased survival among sedentary patients undergoing dialysis: results from the dialysis morbidity and mortality study wave 2. Am J Kidney Dis 2003; 41: 447-454.

22) 新田 孝作, ほか. わが国の慢性透析療法の現況 (2018 年 12 月 31 日現在). 日本透析医学会雑誌 2019; 52: 679-754.

23) Matsuzawa R, et al. Habitual physical activity measured by accelerometer and survival in maintenance hemodialysis patients. Clin J Am Soc Nephrol 2012; 7: 2010-2016.

24) Matsuzawa R, et al. Physical Activity Dose for Hemodialysis Patients: Where to Begin? Results from a Prospective Cohort Study. J Ren Nutr 2018; 28: 45-53.

各論8 腎臓・尿路

2 予防法，リハビリ・運動療法の実際と効果

伊藤 修

POINT

- CKD 患者では，初期の有酸素運動強度を軽度強度から中等度強度にし，そして患者の運動耐容能に基づいて時間をかけて徐々に進行させていく．レジスタンス運動は総体的な健康のために行う．
- 透析患者では，非透析日に週3〜4回，中強度有酸素運動が中心となる．低強度のレジスタンス運動を追加する．透析中の運動療法としては，負荷量可変型エルゴメータや電動アシスト付きエルゴメータを用いた下肢運動と，ゴムバンドやボールを用いたレジスタンス運動を行う．
- 下部尿路機能症状の治療には，行動療法，薬物療法，尿道カテーテルがあり，行動療法は，飲水・食事・運動などの生活指導，骨盤底筋訓練，膀胱訓練，体表からの電気・磁気刺激などの理学療法を含む．
- 保存期 CKD 患者では，有酸素運動やレジスタンス運動は腎機能低下を抑制し，イベントフリー生存割合を改善する．
- 透析患者では，運動療法は運動耐容能，筋力を向上し，健康関連 QOL，低栄養・炎症複合症候群，透析効率を改善する．

はじめに

　運動は腎障害を悪化させるとして，かつては腎機能障害者への運動療法は存在せず，社会生活や学校における活動が過度に制限されていることが少なくなかった．しかし，尿蛋白や腎機能障害を悪化させるという懸念から推奨してきた運動制限に臨床的な根拠はなく，CKD 患者においても身体不活動（PI）は心血管疾患による死亡のリスクであり，リハビリ・運動療法がむしろ推奨されるように認識が変化してきた．本稿では，腎臓・泌尿器疾患のリハビリ・運動療法について概説する．

1. リハビリ・運動療法の実際

1）CKD患者

　日本腎臓学会による「エビデンスに基づくCKD診療ガイドライン2009」[1] では，CKD患者における運動は，尿蛋白や腎機能障害を悪化させるという懸念から推奨してきた運動制限に臨床的な根拠はなく，CKD患者においても，身体活動の低下は心血管疾患による死亡のリスクであり，運動療法が重要となりうるとされた．日本腎臓リハビリテーション学会の「腎臓リハビリテーションガイドライン」では[2]，保存期CKD患者に対して年齢や身体機能を考慮しながら可能な範囲で運動療法を行うことを提案する（推奨度2，エビデンスレベルC）と述べられている．

　CKDを提唱したKidney Disease: Improving Global Outcomes（KDIGO）のガイドラインでは[3]，心血管系の健康や運動耐容能の改善にも有効である運動を最低30分/回，週5回を目標として行うことを推奨している．アメリカスポーツ医学会の「運動処方の指針：運動負荷試験と運動プログラム」[4] では，運動処方の一般原則としてFITT-VPを考慮すべきと推奨している．FITT-VPとは，F（frequency；頻度），I（intensity；強度），T（time；時間），T（type；種類），V（volume；運動量），およびP（progression；漸増）の頭文字をとったものであり，これらの項目を考慮して運動療法を組み立てることが望ましい．

　CKD患者の運動処方は，一般向けの勧告をもとに，初期の運動強度を軽度強度（すなわち酸素摂取予備能の40％未満）から中等度強度（すなわち酸素摂取予備能の40〜60％）にし，そして患者の運動耐容能に基づいて時間をかけて徐々に進行させていくように修正すべきであると述べられている．また，レジスタンス運動は，安定したCKD患者の総体的な健康のために重要であるとも述べられている．推奨されている運動処方を 図8-2-1 に示す．現時点でCKDのステージごとに分けて検討した報告はないため，運動療法のメニューはステージ別に分けられていない．

　運動療法は評価→処方→実施→再評価→再処方といった一連の流れで進めていく．まず，患者の特性（病態や身体機能など）を評価し，運動の目標を明確にし，FITT-VPを考慮した運動内容を処方する．安全に実施できているかを確認しながら，運動量を漸増していく．運動療法を一定期間継続できたら，最初に評価した身体機能を再評価し，運動療法の効果が得られているかを確認する．この再評価の結果に基づいて，運動療法の目標を再設定し，運動内容を再処方する．

2）透析患者

　「腎臓リハビリテーションガイドライン」では[2]，運動耐容能，歩行機能，身体的QOLの改善効果が示唆されるため，透析患者に運動療法を行うことを推奨する（推奨度1，エビデンスレベルB），とされた．運動療法・指導の適応となるのは，基礎疾患や全身状態については①過去3ヵ月間に入院イベントを経験していない患者，かつ②主治医が臨床的に安定していると判断した患者，移動能力につ

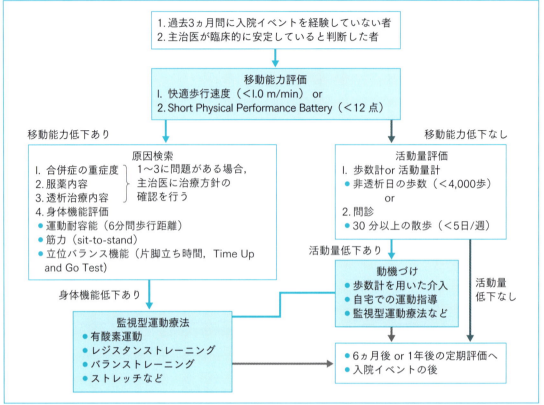

図8-2-1 透析患者の身体機能・活動量の評価および運動療法・指導のフローチャート

(Matsuzawa R, Roshanravan B. Contrib Nephrol 2018; 96: 101-109 を参考に作成)「日本腎臓リハビリテーション学会編：腎臓リハビリテーションガイドライン，p.38，2018，南江堂」より許諾を得て転載．

いては①快適歩行速度が 1.0 m/秒未満，もしくは②SPPB（Short Physical Performance Battery）が 12 点未満の患者，身体活動量については①非透析日の歩数が 4,000 歩/日未満，もしくは②問診で 30 分以上の散歩が 5 日/週未満の患者とされている[2]．

　透析患者の身体機能評価は 6 ヵ月または 1 年毎に疾病管理の一つとして実施するべきである．透析患者に対する身体機能と身体活動量の評価および運動療法・指導のフローチャートを 図8-2-1 に示す[2]．まず，移動能力を評価し，低下が認められた患者には身体機能として 6 分間歩行距離，5 回椅子立ち上がりテスト，静的および動的バランス機能として片脚立ち時間と Timed Up and Go Test を行う．また，移動能力の低下がない患者には，将来の低下予防のために身体活動量を評価する．

　「腎臓リハビリテーションガイドライン」では[2]，透析患者の標準的な運動療法が述べられている．非透析日に週 3～4 回，1 回に 30～60 分の歩行，エルゴメータなどの中強度有酸素運動が中心となる．低強度の筋力増強訓練，運動前後のストレッチング，関節可動域訓練を追加する．透析中の運動療法としては，負荷量可変型エルゴメータや電動アシスト付きエルゴメータを用いた下肢運動と，ゴムバンドやボールを用いたレジスタンス運動を行う．エルゴメータ運動は透析開始から原則 2 時間以内とし，10～15 分間の運動後に同時間の休息を取り，それを繰り返す．レジスタンス運動はエルゴメータ運動の合間に行う．透析患者の運動療法に際しての特別な配慮については 表8-2-1 に示す．

表8-2-1	CKD患者に推奨される運動処方		
	有酸素運動 （aerobic exercise）	レジスタンス （resistance exercise）	運動柔軟体操 （flexibility exercise）
頻度（Frequency）	3〜5日/週	2〜3日/週	2〜3日/週
強度（Intensity）	中等度強度の有酸素運動［酸素摂取予備の40〜59%，Borg指数（RPE）6〜20点（15点法）の12〜13点］	1RMの65〜75%［1RMを行うことは勧められず，3RM以上のテストで1RMを推定すること］	抵抗を感じたりややきつく感じるところまで伸長する
時間（Time）	持続的な有酸素運動で20〜60分/日，しかし，この時間が耐えられないのであれば3〜5分間の間欠的運動曝露で計20〜60分/日	10〜15回反復で1セット．患者の耐容能と時間に応じて何セット行ってもよい．大筋群を動かすための8〜10種類の異なる運動を選ぶ	関節ごとに60秒の静止（10〜30秒はストレッチ）
種類（Type）	ウォーキング，サイクリング，水泳などのような持続的なリズミカルな有酸素運動	マシーン，フリーウエイト，バンドを使用する	静的筋運動

RPE：rating of perceived exertion（自覚的運動強度）．　1RM：1 repetition maximum（最大1回反復重量）

運動に際しての特別な配慮
1) 血液透析を受けている患者
・運動は非透析日に行うのが理想的である
・運動を透析直後に行うと，低血圧のリスクが増えるかもしれない
・心拍数は運動強度の指標としての信頼性は低いので，RPEを重視する．RPEを軽度(9〜11)から中等度（12〜13）になるようにめざす
・患者の動静脈シャントに直接体重をかけない限りは，動静脈接合部のある腕で運動を行ってよい
・血圧測定は動静脈シャントのない側で行う
・運動を透析中に行う場合は，低血圧を防止するために，透析の前半で行うべきである．透析中の運動としては，ペダリングやステッピングのような運動を行う．透析中には勁静脈接合部のある腕の運動は避ける
2) 腹膜透析を受けている患者
・持続的携帯型腹膜透析中の患者は，腹腔内に透析液があるうちに運動を試みてもよいが不快な場合には，運動前に透析液を除去して行うことが勧められる
3) 腎移植を受けている患者
・拒絶反応の期間中は，運動自体は継続して実施してよいが運動の強度は軽くする
(American College of Sports Medicine. ACSM's guidelines for exercise testing and prescription. 11th ed: Wolters Kluwer Health; 2021を参考に作成)

　透析患者においても，運動療法は評価→処方→実施→再評価→再処方といった一連の流れで進めていく．米国K/DOQIによる「透析患者における心血管病ガイドライン」では[5]，すべての透析患者には，腎臓病・透析部門のスタッフが定期的にカウンセリングを実施して，その運動レベルを引き上げるように奨励すべきであると述べられている．運動機能の評価および運動の奨励は，通常の患者ケアプランの一部とすべきであり，定期的な再検討では，運動レベルおよび運動機能の変化の評価を含めなければならない．

3）泌尿器患者

　LUTSの治療には，行動療法，薬物療法，尿道カテーテルがある[6,7]．行動療法は，飲水・食事・

運動などの生活指導，骨盤底筋訓練，膀胱訓練，体表からの電気・磁気刺激などの理学療法を含む．行動療法は最初に取り組むべき療法であり，薬物療法と併用されることも多い．尿道留置カテーテルは，急性尿閉への応急処置，慢性尿閉による腎機能低下や水腎症に対する一時的な処置，排尿筋低活動による排尿困難，高齢，寝たきり，合併症などのために他の治療が困難な患者に使用される．尿道留置カテーテルと比較して，間欠導尿は，尿路感染症の予防や尿閉症例の術後の膀胱機能の早期回復に有用とされている [6,7]．

2. リハビリ・運動療法の効果

1）保存期CKD患者

保存期 CKD 患者における運動療法の効果を明らかにした成績は少なく，腎障害患者に対する具体的な運動強度や運動時間が，科学的根拠に基づいて明らかにされているわけではない．メタ解析では，保存期 CKD 患者における適度な運動は腎機能には悪影響を及ぼさずに運動耐容能，筋力の向上および健康関連 QOL の改善をもたらすという結果が示されている [8,9]．低タンパク食摂取下であってもタンパク異化を防止するという報告もあり [10]，保存期 CKD 患者の活動を過度に制限すべきではない．

レジスタンス運動により GFR の悪化はなく，非運動群に比べて有意に改善した [10]．有酸素運動とレジスタンス運動を組み合わせた運動療法を週 3 回（監視下 2 回，自宅 1 回）12 ヵ月継続したところ，推算 GFR の低下は非介入群に比べて運動療法群では有意に低下した [11]．また，身体活動を高める歩行のみであっても，CKD 患者の 10 年間の全死亡リスクを 33%，腎代替療法移行リスクを22% 低下させ，週当たりの運動実施回数が高いほどそれらのリスクをより低下させることが報告されている [12]（<u>図8-2-2</u>）．

保存期，透析，移植患者を含む CKD 患者に有酸素運動とレジスタンス運動を組み合わせた運動療法を週 3 回（監視下 2 回，自宅 1 回）12 ヵ月継続した検討では [13]，参加セッション 50% 以上の運動療法完遂群の患者ではイベントフリー生存割合が高く，また漸増シャトルウォーキングテストで 50 m以上改善した患者，すなわち身体機能の改善が大きい患者ではイベントフリー生存割合が高かった．

座位時間の長い高齢者への運動介入のランダム化比較試験において [14]，健康教育に参加した対照群より，150 分/週以上の歩行とレジスタンス，柔軟，バランストレーニングを組み合わせた運動を 2 年間継続した群で推算 GFR 低下速度が遅い結果が最近報告された．対象は，年齢 70 ～ 89 歳の地域住民，運動時間は 20 分/日未満，中強度の運動が 125 分/週未満，Short Physical Performance Batteryスコアが 4 ～ 10 未満，補助器具なしで 400m 歩行可能，認知機能障害はない高齢者であった．運動介入群のシスタチン C による推算 GFR の低下は，1 年後 1.42 ± 1.20 mL/分/1.73m^2，2 年後 2.99 ± 2.74mL/分/1.73m^2 で，2 年後の介入群と対照群の平均差は 0.96mL/分/1.73m^2 であった．2 年間に腎機能が急速に低下した患者は介入群 135 人（25.9%）に対して対照群 167 人（32.2%）で，対照群と比較した介入群の調整オッズ比は 0.79（0.65-0.97）であった．

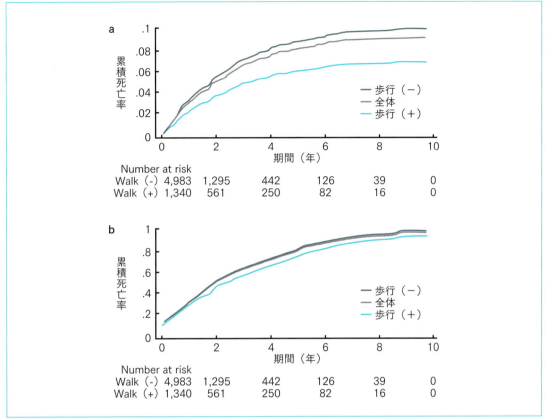

図8-2-2 CKD患者（stage 3-5）の全死亡（a）および腎代替療法移行（b）への歩行の効果

(Chen IR, et al. Association of Walking with Survival and RRT Among Patients with CKD Stages 3-5. Clin J Am Soc Nephrol 2014; 9: 1183-1189を参考に作成)

2）透析患者

透析患者への運動療法の効果としては，最大酸素摂取量の増加，心機能改善，骨格筋線維の増加，血圧低下，血漿脂質改善，さらに精神心理状態改善（うつの改善）やQOLの上昇などが報告されている[2]．また，低栄養・炎症複合症候群や透析効率も改善するという報告もある[2]．

透析患者への運動療法の生命予後への効果については未だ報告がないが，各患者の6分間歩行距離に応じた運動プログラムの効果を検討した多施設無作為臨床試験では[15]，運動療法を非実施の透析患者に比較して，6ヵ月間運動療法を高頻度で実施できた透析患者では，その期間の累積非入院率は改善していた．（図8-2-3）．

図8-2-3 透析患者の非入院率への運動療法の効果

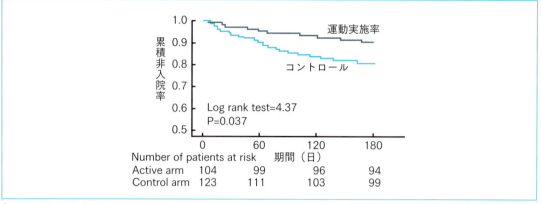

(Manfredini F, et al. Exercise in patients on dialysis: a multicenter, randomized clinical trial. J Am Soc Nephrol 2017; 28: 1259-1268を参考に作成)

おわりに

　腎臓・泌尿器疾患におけるPIと廃用症候群（DS）に対する予防法やリハビリ・運動療法について概説した．高齢患者数が今後も増加すると予想される中，リハビリ・運動療法は，腎疾患患者の運動耐容能や筋力の向上，サルコペニア・フレイル，ADLやQOLの改善だけでなく，腎臓および生命予後を改善する介入手段の一つとしても期待されている．

文献

1) 日本腎臓学会．エビデンスに基づくCKD診療ガイドライン2009．日腎会誌 2009; 51: 934-939.
2) 日本腎臓リハビリテーション学会．腎臓リハビリテーションガイドライン：南江堂；2018.
3) Kidney Disease Improving Global Outcomes (KDIGO). KDIGO clinical practice guideline for the management of blood pressure in chronic kidney disease. Kidney Int 2012; 2: 347-356.
4) American College of Sports Medicine. ACSM's guidelines for exercise testing and prescription. 11th ed: Wolters Kluwer Health; 2021.
5) K/DOQI Workgroup. K/DOQI clinical practice guidelines for cardiovascular disease in dialysis patients. Am J Kidney Dis 2005; 45 (4 Suppl 3): S1-S153.
6) 日本泌尿器科学会．男性下部尿路症状・前立腺肥大症診療ガイドライン：リッチヒルメディカル；2017.
7) 日本排尿機能学会，ほか．女性下部尿路症状診療ガイドライン 第2版：リッチヒルメディカル；2019.
8) Johansen K, et al. Exercise in Individuals With CKD. Am J Kidney Dis 2012; 59: 126-134.
9) Heiwa S, et al. Exercise training in adults with CKD: a systematic review and meta-analysis. Am J Kidney Dis 2014; 64: 383-393.
10) Castaneda C, et al. Resistance training to reduce the malnutrition-inflammation complex syndrome of chronic kidney disease. Am J Kidney Dis 2004; 43: 607-616.
11) Greenwood SA, et al. Effect of exercise training on estimated GFR, vascular health, and cardiorespiratory fitness in patients with CKD: a pilot randomized controlled trial. Am J Kidney Dis 2015; 65: 425-434.
12) Chen IR, et al. Association of Walking with Survival and RRT Among Patients with CKD Stages 3-5. Clin J Am Soc Nephrol 2014; 9: 1183-1189.
13) Greenwood SA, et al. Mortality and morbidity following exercise-based renal rehabilitation in patients with chronic kidney disease: the effect of programme completion and change in exercise capacity. Nephrol Dial Transplant 2019; 34: 618-625.
14) Shlipak MG, et al. Effect of Structured, Moderate Exercise on Kidney Function Decline in Sedentary Older Adults: An Ancillary Analysis of the LIFE Study Randomized Clinical Trial. JAMA Intern Med 2022; 182: 650-659.
15) Manfredini F, et al. Exercise in patients on dialysis: a multicenter, randomized clinical trial. J Am Soc Nephrol 2017; 28: 1259-1268.

各論9　精神・心理

1 身体不活動症候群（PIS）への影響

原　貴敏

POINT

- 精神領域における身体不活動・廃用症候群は，個々の病態とその疾患の与える身体的影響，精神的影響を相互的に把握する必要がある．
- 身体不活動・廃用症候群は，様々な心的要因・問題に影響される．
- 身体的行動制限は身体不活動・廃用症候群に直接的に関わることを理解する．

1. 精神・心理と身体不活動症候群（PIS）との関係性

　精神・心理分野に関わる疾患においては，いわゆる精神症状といわれるものを，その主症状とすることが多い．それらの精神症状のいくつかは，何らかのライフイベントをきっかけに生じることがある．うつ，心的外傷後ストレス障害（PTSD），高次脳機能障害などがこれにあたる．身体的にも精神的にも生じるインパクトは，その発症時が最も症状が強いものである．一方で，PTSDのように後になって症状が増悪するものもある．脳卒中や頭部外傷などの発症時に身体的にも精神的にも大きな障害を生じうる疾患と大きく異なる点は，寛解と増悪を繰り返すこと，また環境因子により，その症状が大きく揺らぐことである．精神疾患におけるPIにより生じる身体的・精神的変化について 図9-1-1 に示した．

　精神疾患において認めるPIの原因は，

1) 精神症状悪化による活動停止，
2) 精神的・身体的の活動低下の伴う緩徐なDSの増悪

による．前者はうつ病，統合失調症での昏迷，無言無動，後者は，認知症，高次脳機能障害などで認められる．そのため，「精神・心理」に関わる疾患において，その現病のみならず，身体面に及ぼす影響，環境因子についても適切に評価しPIを生じないよう，治療にあたる必要がある．

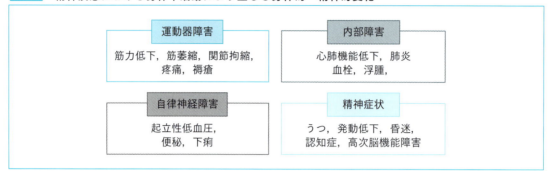

図9-1-1 精神疾患における身体不活動により生じる身体的・精神的変化

精神疾患においては精神疾患のみならず，様々な身体的機能の障害を呈する．

2. 身体不活動症候群（PIS）に関わる心理的問題

1）障害受容

　身体を含めた障害において，これに適応していくことは，社会への統合や価値の転換と定義され，これらの経過は，ショック→回復への期待→悲観→防衛→最終的適応という過程を経るとされる[1,2]．しかし現在の臨床においては，必ずしもこれにあてはまらないとされる．これは，後述する患者因子や環境因子が大きく影響すると考えられる．障害の受け入れには個別性があり，段階理論のどの段階にあるかが重要ではなく個々の患者を理解しようとする姿勢が重要である．

2）不適応行動

　障害というストレス状況への対処法は，患者の発症前の性格に大きく影響されうる．不適応行動が出やすい性格として，生真面目な性格，神経質な性格，内省的な内罰的な性格，情緒不安定な性格などがある．これらの状況は，日常生活の乱れから身体的，精神的な不活動につながる．

3）モチベーション・意欲

　意欲やモチベーションの低下は，障害受容，疾病利得など様々な要素に影響されて生じる状態である．モチベーションにおいては，一般的に「目標を達成しようとする行動を引き起こす動機，誘引」，心理学においては「目的志向的行動を開始し，持続させ，方向づけ，活性化させる，あるいは推し進める力」とされている[3]．自己決定論においては，モチベーションの自己決定の程度が低いものから順に無動機づけ，外発的動機づけ，内発的動機づけに分類する（図9-1-2）．モチベーションの大きな枠組みを捉えるのに活用できる．また意欲の低下は，脳卒中後うつやアパシー（別項目参照），頭部外傷後の前頭葉機能障害などに認められることが多い．意欲の低下のある患者は促さないとベッドから起

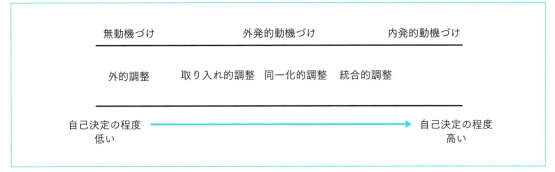

図9-1-2 自己決定理論

きられない，促さないと行動に移せないことが多い，また「朝起きられない」「何をするのもおっくうだ」などと訴えることがある．そのためPIのリスクが必然的に高い．

4）疾病利得

疾病利得は，身体症状の発生によるこころの安定と身体症状があることにより得られた実質的な利益とに分けられる．前者は病気や機能障害が本人の現実では満たされぬ願望を無意識的に満足させ，病気が精神的な安定の手段となっている場合である．後者は，病気や障害を持つことで，家族・社会・医療スタッフなどから得られる二次的利益である．そのため疾病利得は，精神的な不活動からPI，また社会参加の停滞につながる．疾病利得を手放せないのには何らかの理由があり，それを理解することが重要である．その上で疾病利得から解放されるようサポートする必要がある．

5）疼痛

疼痛とは組織侵襲的な強い刺激が受容器に加えられたときに生じる感覚で，機械的刺激のみならず熱や寒冷あるいは炎症反応などの化学的刺激によっても惹起される[4]．急性疼痛は侵害性刺激と疼痛感覚の優位な状態，慢性疼痛は中枢における苦痛と疼痛行動が中心である．疼痛による障害は，いわゆる「苦痛」の要素もあり，それ自体による運動障害，運動制限のみならず，情動的，社会的な側面での苦痛も生じる．不安，怒り，抑うつ，睡眠障害といった症状は社会参加にも影響を及ぼす．そのため，身体的にも精神的にもPIを生じる要因となる．

6）希死念慮・自殺企図

障害に伴う現実と実生活に悲観し，絶望的となり，反応性のうつ状態となって希死念慮が生じる場合と，気分障害が併発する精神疾患により生じることがある．これらの状況には，監視の下で薬物療法，精神療法，環境調整が必要になる．

7）患者因子・環境因子

　精神疾患における，症状の寛解・増悪は，患者自身の個々の特徴，特性や環境因子などにより大きく影響される．この概念は，リハビリ分野においては，国際生活機能分類（International Classification of Functioning, Disability and Health : ICF）の概念に踏襲されている[5]．患者因子は年齢，性別，パーソナリティなどがこれにあたる．環境因子は，住環境，家族やコミュニティ，社会資源の利用状況などがこれに関わる．

3. うつ

　一時的な気分の落ち込みをうつ，抑うつと呼び，病的に気分の落ち込みがあり，物事に興味がない，楽しめないなどの症状があるときうつ病と呼ぶ．うつ病の診断基準は国際疾病分類などで定められている（表9-1-1）．脳卒中後においてもうつ症状を呈することがある．またアパシーも同様に促さないと行動に移せないことがあるが，うつ病とアパシーの大きな違いは，自殺未遂や貧困妄想などの症状がアパシーには認められないことである．また，脳卒中のみならず，慢性的疼痛，脊髄損傷，頭部外傷，多発性硬化症など，原疾患から生じるうつ病も存在する．精神的な症状は，身体面にも影響を及ぼすことがあり，特に日内リズムの乱れ，睡眠障害などの症状を伴って，PIを生じる．またうつ病があると，活動性が低下し，「動きたくない」「動けない」といった内面の状態が，起立や歩行の拒否行動としてあらわれることがある．

表9-1-1　国際疾病分類のうつ病の診断基準

大項目	抑うつ気分（憂うつ，気が滅入る）
	興味と喜びの喪失
	易疲労感の増大と活動性の減少
小項目	集中力と注意力の減衰
	自己評価の乏しさと自信のなさ
	罪責感と無価値感
	将来に対する希望のない悲観的な見方
	自傷あるいは自殺の観念や行為
	睡眠障害
	食欲不振
うつの重症度診断	大項目2＋小項目2　→　軽症うつ病
	大項目2＋小項目3－4　→　中等症うつ病
	大項目3＋小項目4　→　重症うつ病

4. 統合失調症

　統合失調症は，DSM-5より「妄想や幻覚などの特徴的な症状のうち2つ以上が1ヵ月以上存在する」，「社会的または職業機能の低下がある」，「障害の持続的な兆候が少なくとも6ヵ月以上継続していること」「他の疾患の可能性の除外」により診断される．一個体が知覚面・思考面，感情面，認知面などの精神的活動を合理的にまとめていく能力の低下といえる．症状として主に，妄想・幻覚などの陽性症状，意欲の低下，感情鈍麻などの陰性症状，遂行機能の低下を中心とした認知機能障害がある．妄想・幻覚は時として自傷他害の恐れがあること，また自身の行動を制御できない恐れがあり，これらは結果的な治療的拘束を要することがあり，身体機能の低下を生じることがある．一方で，陰性症状では無動・拒絶による自身のPI，また引きこもりなどによる社会参加の制限から生じる，二次的なPIが生じるリスクがある．遂行機能障害を含む認知機能障害は，例えば料理のときにどれからすればよいかわからないなど段取りや順番が正しく実行できなくなることがある．これ自体が，前述の無動の原因にもなる．またこれらの誤りは，結果的に患者自身の自身の喪失，対人関係の障害などから，二次的にPI，社会参加の制限につながることがある．また，身体活動が少ないことは，陰性症状および心臓代謝併存症の併存と相関しているといわれている[6]．また，抗精神病薬の副作用，心血管疾患の危険因子に関する知識の欠如，健康上の利点に対する認識の欠如，不健康な生活習慣，社会的孤立は，身体活動の低下と関連しているといわれている[7]．

5. 認知症

　認知症は，発症年齢，病変部位，成因などにより様々に分類され，またその病態背景も様々である．認知症ガイドラインによると，アルツハイマー型認知症，Lewy小体型認知症，前頭側頭型認知症，血管性認知症などがあげられ，その他変性疾患や低酸素脳症，欠乏症・中毒症・代謝性疾患にも生じうる[8]．認知症においては，記憶，言語，視空間認知などの認知機能の障害と，それに伴う認知症の行動・心理症状（behavioral and psychological symptoms of dementia：BPSD）がある．前者の記憶や言語，視空間認知などの障害は，高次脳機能障害という概念にあたるが，後述する頭部外傷や脳損傷に伴う高次脳機能障害との大きな違いは，経時的に病状が進行すること，その進行も階段状や，肺炎，転倒，骨折といった二次的障害により急激に進行することがある点である．BPSDは，身体的要因，環境的要因，心理的要因などの影響を受けて出現する，焦燥性，興奮性，攻撃性，脱抑制などの行動面と，不安，うつ，幻覚，妄想などの心理面がある．認知症患者は，非認知症患者と比較して転倒のリスクは8倍，骨折のリスクは3倍であるとされている[9]．つまり認知症においては，PI・DSに至る負の要素を身体面，精神面に多く抱えており，またこれらが患者個々において多彩に出現していることを認識する必要がある．

6. 高次脳機能障害

　言語・記憶・注意・遂行・社会的行動などの能力や精神機能の障害を指す．高次脳機能障害の診断基準を 表9-1-2 に示した．ポイントとしては，Ⅰ．主要症状等において必ず何らかの受傷機転が存在するということ．つまり認知症など認知機能の低下が進行するような病態においてはこれに該当しない可能性がある．二つ目にⅡ．検査所見について，画像検査などにおいて，脳に病変が認められることである．3つ目にⅢ．除外項目について，受傷前に認知症や精神疾患により認知機能障害を呈していた場合においては，これを加味してはならないとされている．記憶障害，注意障害，遂行機能障害，社会的行動障害が主症状である．これらの症状がオーバーラップしつつ，また患者や家族の訴えとして，その症状のウェイトが患者によって異なるのが特徴である．その多種多彩な症状は脳のどの部分や機能が障害されているかによって影響される．それらの訴えから，我々医療者は高次脳機能障害の可能性に気付かねばならない．つまり，一度社会に復帰してしまった場合，これらの症状に指摘されることなく社会復帰し，「人より仕事ができない」「他人より落ちこぼれている」などという周囲からの理解不足により社会的孤立を招いてしまう恐れがある．つまり，麻痺などの併存した障害のみならず，引きこもりなどによる社会参加の制限が生じやすいのが特徴である．一方で，機能的予後の観点では，回復の予後因子として，経済的問題，教育，職業が報告されている[10]．わが国においては脳外傷患者300人の重症度から退院時の転帰を検証した研究では，退院時 Barthel Index が80以上となった例は，「中等度群」で40例，「重度群」で161例であり，重度の例ほど機能的予後は不良であったとしている．しかしながら，復職・復学といった社会的予後をみると，それぞれ11例，47例で統計学的に差はなかったとし，必ずしも重症度が社会的予後と関係しない，かつ心理学的問題，社会的問題，情緒障害などの原因が関与すると考えられる[11]．

表9-1-2　**厚生労働省が示す高次脳機能障害の診断基準**

Ⅰ．主要症状等	1.脳の器質的病変の原因となる事故による受傷や疾病の発症の事実が確認されている．
	2.現在，日常生活または社会生活に制約があり，その主たる原因が記憶障害，注意障害，遂行機能障害，社会的行動障害などの認知障害である．
Ⅱ．検査所見	MRI，CT，脳波などにより認知障害の原因と考えられる脳の器質的病変の存在が確認されているか，あるいは診断書により脳の器質的病変が存在したと確認できる．
Ⅲ．除外項目	1.脳の器質的病変に基づく認知障害のうち，身体障害として認定可能である症状を有するが上記主要症状（1～2）を欠く者は除外する．
	2.診断にあたり，受傷または発症以前から有する症状と検査所見は除外する．
	3.先天性疾患，周産期における脳損傷，発達障害，進行性疾患を原因とする者は除外する．
Ⅳ．診断	1.Ⅰ～Ⅲをすべて満たした場合に高次脳機能障害と診断する．
	2.高次脳機能障害の診断は脳の器質的病変の原因となった外傷や疾病の急性期症状を脱した後において行う．
	3.神経心理学的検査の所見を参考にすることができる．

7. 身体拘束の影響

　精神疾患においては，抑うつ，自殺企図，興奮性，易怒性などにより患者に生じうる自傷他害，また認知症などによる転倒，転落に伴う骨折，その他の外傷のリスクから，身体機能の拘束をせざるを得ない事象がある．これらは，治療上致し方ない一方で，身体機能の低下が生じるリスクであることを十分理解しておかなければならない（図9-1-3：左）．これらの拘束は，医療関連機器圧迫創傷（medical device related pressure ulcer：MDRPU / medical device related pressure injury：MDRPI）になりうる．MDRPUは，医療機器による圧迫に伴って発生する皮膚トラブルのことをさす．病院機関での推定発生率は0.14〜0.74％であったとされている[12]．また，患者にとって楽なポジショニングは関節拘縮のリスクとなりうる．図9-1-3（右）に示すとおり，頭部挙上，膝関節屈曲を行ったリラクセーションポジショニングは，患者にとって安楽なポジションである一方で，膝関節の屈曲拘縮のリスクとなりうる．

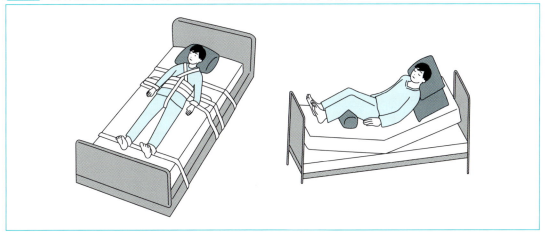

図9-1-3 身体拘束の一場面（左）・関節拘縮を生じやすい体勢（右）

左図に示すような拘束は，長時間断続的に行うことで拘縮のリスクとなる．右図に示すような姿勢は患者にとってリラックスした体位であるが，肩関節・股関節・膝関節の拘縮のリスクとなる．

文献

1) GRAYSON M. Concept of "acceptance" in physical rehabilitation. J Am Med Assoc 1951; 145: 893-896.
2) 上田 敏．特集「障害受容・適応再考」特別寄稿「障害の受容」再論―誤解を解き，将来を考える―．Jpn J Rehabil Med 2020; 57: 800-897.
3) 大高洋平，ほか．脳卒中患者のリハビリテーション治療に対するモチベーション．Jpn J Rehabil Med 2022; 59: 260-264.
4) 千野直一，ほか．疼痛の評価，現代リハビリテーション医学改訂第3版：金原出版；2003．
5) WHO International Classification of Functioning, Disability and Health (ICF)
　[https://www.who.int/standards/classifications/international-classification-of-functioning-disability-and-health]
　（2024年10月閲覧）
6) Pedersen BK, et al. Exercise as medicine - evidence for prescribing exercise as therapy in 26 different chronic diseases. Scand J Med Sci Sports 2015; 25: 1-72.
7) Vancampfort D, et al. A systematic review of correlates of physical activity in patients with schizophrenia. Acta Psychiatr Scand 2012; 125: 352-362.

8) 日本神経学会. 認知症疾患治療ガイドライン 2017：医学書院；2017.

9) Allan LM, et al. Incidence and prediction of falls in dementia: a prospective study in older people. PLoS One 2009; 4: e5521.

10) Rabinowitz AR, et al. Prevalence and Predictors of Poor Recovery from Mild Traumatic Brain Injury. J Neurotrauma 2015; 32: 1488-1496.

11) 渡邉 修, ほか. 脳外傷回復期の包括的リハビリテーションとその成果. Jpn J Rehabil Med 2001; 38: 892-911.

12) 日本褥瘡学会学術委員会, ほか. 第 3 回（平成 24 年度）日本褥瘡学会実態調査報告　療養場所別医療関連機器圧迫創傷の有病率, 部位, 重症度（深さ）, 有病者の特徴, 発生関連機器. 褥瘡会誌 2015; 17: 141-158.

2 予防法，リハビリ・運動療法の実際と効果

各論9 精神・心理

原 貴敏

POINT

● 精神疾患に対する身体活動の活性化は，身体不活動・廃用症候群に至る負のスパイラルを予防し，精神面のみならず，身体面の向上をもたらす．

● 精神疾患に対しては，包括的リハビリ・全人的アプローチ，認知リハビリプログラム（ボトムアップ・トップダウン），認知行動療法を組み合わせたリハビリが有効である．

● 精神疾患に対する有酸素運動は身体機能の向上のみならず，生活の質の向上にも寄与する．

1. 概論

　精神疾患に対する身体不活動（PI）・廃用症候群（DS）へのアプローチには，単なる身体面・精神面の機能の向上のみならず生活の援助と社会参加を目標とした考え方が常に求められる．そのため，通常のリハビリのみならず，認知リハビリや心理療法と併用したプログラムが求められる（図9-2-1）．それらのリハビリアプローチの中で如何に運動療法を取り入れていくかが重要なポイントである．例えば，うつ病などにより，引きこもりがちで睡眠障害もあり，日々の生活リズムが乱れている場合，運動療法や運動習慣を取り入れることで，PI の是正，筋力の強化，身体機能の向上，一日の行動スケジュールの是正，週における運動習慣をつけるなどの効果が期待できる．また引きこもりによりこれらの運動を屋外で行うことを拒否した場合，まずは屋内での訓練から開始する．そのため訪問リハビリの導入も検討すべきであろう．また週単位における運動習慣，行動リズムの是正による生活リズムの改善には，デイケア・デイサービスや作業所などの導入も検討すべきである．脳疾患と同様にこれら「地域におけるサポート体制」を如何に導入していくかが重要な点であろう．また，Global Health の観点から，Kohl らは，図9-2-2 のような行動変容の概念が重要であると言及している[1]．PI に対しては，行動の変容とそれに対する具体的かつ実践的な戦略が重要である．またこれらのフィードバックを行い，適切な行動変容を再考していく必要性がある．これらの実践と，実際の社会参加においては，教育・健康・環境・通勤（Global Health の観点からの人の輸送），職場環境，スポーツやレクリエーションへの参加などのさまざまな障壁とさまざま個人的背

景が存在する．ICFにおいても，これら環境因子と個人因子に着目してアプローチすることが言われており，精神疾患におけるPIへのアプローチはまさにテーラーメード医療であるといえる．

精神症状の多くは，根本的な解決は非現実的であり，症例に応じた個々の治療ゴールを見つけていく必要がある．精神症状に対しては，薬物療法のみならず，環境調整，支持的精神療法も重要となってくる．また経過が長く，慢性的な治療経過をたどる患者が多い．これらの症例に対しては，患者の苦痛に対し時間をかけて耳を傾けること，そして提示可能な手法を明示し，今はこの選択肢が有効であるが，まだいくつも手段があると，決して患者を見放さないことが重要である．下記に精神症状により生じた障害とPIに関連した，治療的アプローチについて解説する．

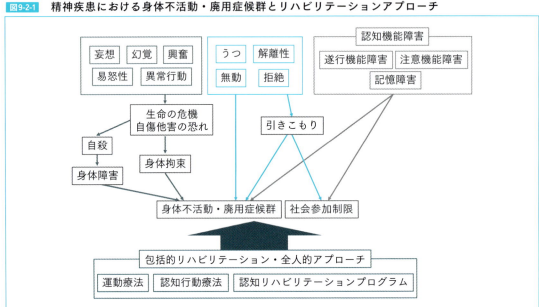

図9-2-1　精神疾患における身体不活動・廃用症候群とリハビリテーションアプローチ

1）包括的リハビリ・全人的アプローチ

精神疾患においては，その病態や症状に応じた各種治療手法が存在する．その手法において，PI・DSを呈さないように留意し，各疾患に応じた対処が必要となる．一方で，一部の疾患においては，各病態や疾患は異なっても，症状が類似していることがある．そのため精神疾患においては，そのリハビリアプローチは共通した要素を含む手法となることが多い．一般的には，前述の通り，機能の向上のみならず生活の援助と社会参加を目標とした考え方より，包括的・全人的リハビリが求められる．一部の疾患においては，集団療法も有効である[2]．時間，場所，参加者や内容が決まっている環境を利用して，数名や数十名の小集団で行われるプレゼンテーションやフィードバックを通して，自分の障害や精神面を話し，また他人と共有する．またこれらの精神面のみのサポートに対して，脳損傷を中心としたリハビリにおいては，運動療法を併用することが近年注目されている[3]．

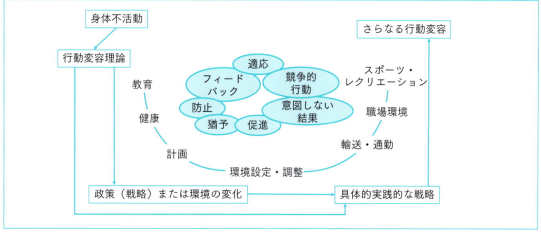

図9-2-2 身体不活動リハビリテーションアプローチと行動変容

(Kohl HW 3rd, et al. The pandemic of physical inactivity: global action for public health. Lancet 2012; 380: 294-305を参考に作成)

2）認知リハビリプログラム（ボトムアップ・トップダウン）

　高次脳機能障害や認知症などを中心とした脳損傷によって生じた機能障害に対しては，失われた神経回路を再構成・再構築する考え方が重要である．これら神経可塑性（自らなおそうとする力）を如何にリハビリにより引き出すかが重要であるが，これらの考え方は，脳損傷後の身体機能の低下のみならず，認知面においても認知リハビリの導入により引き出すことが可能であることが，近年の研究によりわかってきている[4,5]．これらの認知リハビリプログラムの概念の主たる部分は，ボトムアップとトップダウンである．前者は，失われた機能に対してボトムアップ的に刺激する手法で，例えば注意機能障害に対して，その集中と覚醒を上昇させる手法である．一方で後者は，前頭前野などのより高位の領域のコントロール下に聴覚・視覚などへ刺激を与え神経の再建を促進する手法である．これらのアプローチに対する補助的な考えに，エラーレスラーニング（誤りをしない訓練），メタ認知に対する介入，気づきに着目した訓練が重要とされている[6]．メタ認知とは，自分が認知していることを客観的に把握し，それを制御すること，つまり自分自身を認知していることをあらわす．またこれら3つの補助的な考え方は，包括的・全人的リハビリとも関連してくる．これらの手法により失われた機能は，神経回路再統合による機能再建が促進する．一方で，疾病前のレベルには，そうそう到達しない．そのために，既存の失われた機能に対しては，代償的手段の獲得に向けた訓練を行い，これらを補完する（機能的再組織化）（図9-2-3）．

図9-2-3 神経可塑性の観点から考えるリハビリテーション概念

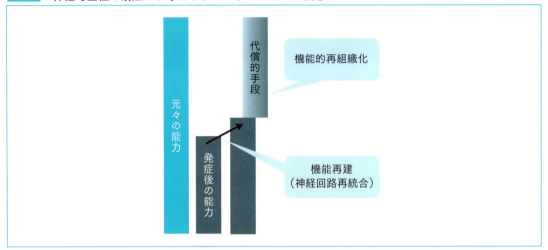

3）認知行動療法

　認知行動療法は，精神分析などの行う認知療法と学習理論などに基づく行動療法を統合し，患者の認知（思考）の歪みに焦点をあてて修正を行う治療概念である[7]．うつ病などにより，その気分障害によって，引きこもりになり，その影響で二次的にPIが生じるなど，精神の疾患により生じた負のスパイラルに対して，認知面から，その根幹・背景にある歪みに対する対処法を見いだしていく．存在する問題に対して，詳細な聴取を行い，環境・行動・気分・身体や動機づけなどの観点から問題を抽出，明確化して解決の方法を検討していく．問題のある行動に対しては，その考え方や価値観の歪みを適正化し，患者と医療スタッフがともに共同作業を行うことで新たな行動に変容を図っていく．行動的手法として，リラクセーション，課題訓練，自己監視などがある．認知的手法として，自己教示法，思考中断法などがある．これらを組み合わせて行う．

2. 薬物療法とリハビリ

　精神疾患の治療においては，薬物療法は重要なウェイトを占める治療法である．薬物療法においては，少なからず副作用を伴うものがあり，これによる二次的な影響でのPIのリスクがあることを認識しておかなければならない．精神症状に対して使用される薬剤として，主に抗精神病薬，抗うつ薬，抗不安薬，睡眠薬などがある．これらの薬剤が使用されるのには，様々な病態や精神症状が背景にある．例えば，攻撃的・易怒性・興奮性や暴力性がある場合には，抗精神病薬が用いられることがある．しかしながら過鎮静や，鎮静による眠気など，治療による致し方ない副作用も生じる．通常，過鎮静にならないよう注意するが，これらの状況下においては，長期臥床によるDSのリスクが懸念される．そのため，適正な関節可動域訓練，ストレッチ，場合によってベッドの

ギャッジアップ，端座位訓練などによる覚醒のアップが有効である．また離床の際には転倒転落のリスクもあり，離床をすすめることとなった場合には，慎重な立位・歩行訓練が求められる．同様に，ベンゾジアゼピン系などの抗不安薬などもふらつきや眠気を生じることがあり，転倒転落のリスクが高い．離床，歩行訓練を行う際には注意が必要である．抗精神病薬の投与においては，錐体外路症状や脱力が生じることがある．脳損傷患者で麻痺などを呈している場合には，ADL の大きな低下につながる可能性があり注意を要する．また抗精神病薬は効果発現まで時間を要する場合があり，その効果判定には毎日の評価が重要である．

　総じて，これらの薬物療法においては，そのメリットとデメリットをよく理解した上で行う必要があること，加えて PI に陥るリスクを有していることを理解した上で治療を行う必要がある．

3. 精神疾患に対するリハビリアプローチ

1）うつ

　うつ病に対する治療アプローチは，薬物療法，認知行動療法，また近年においては非侵襲的脳刺激療法など様々な治療法がある[8,9]．リハビリの側面から重要な点は「どの程度まで本人の身体活動を上げるか，どの程度まで負荷量を加えるか」であろう．臨床においては，どの程度の負荷量がよいのかの判断は非常に難しい．身体面のみであれば，筋の疲労感などより身体面に即した客観的指標があるが，精神面においては，これら指標が存在しない．その日の気候や，最近の出来事，家族との関係性など種々のストレスにも影響される．重要なことは，医療スタッフと患者との信頼関係の元でリハビリが実行されること，加えて本人からの拒否があるときは決して無理をしないことである．訓練は，ベッドサイドなどでできる筋力の維持訓練や有酸素運動，屋内での筋力強化訓練，屋外での歩行訓練などがあげられる．患者の疲労度に合わせて段階的な負荷量の調整が重要である．様々な治療法との相乗効果を狙って，身体機能の維持に努める必要がある．

2）統合失調症

　統合失調症に対するリハビリは基本的に精神科作業療法である．しかしながら，自殺未遂などによる多発外傷，昏迷や長期の拘束，転倒による骨折などにより身体面でのリハビリが必要になることがある．そのため，統合失調症特有の症状に留意しながら，PI の改善を図っていく必要がある．統合失調症患者は，総論での記述の如く，陽性症状，陰性症状，その他の認知機能障害により，病識の低下，意欲の低下，学習能力の低下が認められる．そのために，離床や，指示を伴う訓練においては，リハビリの実施が難しいこともある．そのため，統合失調症患者に対しては，「実行可能な訓練を本人のペースで行う（エラーレスラーニング）」ことが重要である．ステップアップのために訓練内容の追加や変更を行う際は，注意を要する．本人が，訓練内容の追加や変更を好意的に受け

取れない，理解できない可能性があるので，徐々に新たな取り組みを実施していくことが重要である．反復的訓練の末の動作の獲得は，通常のリハビリにおいてひとつの目標の達成にあたる．これは患者とのコミュニケーションの中で達成感を共有するために「励まし」の対象となるが，統合失調症患者においては，対人関係性を構築するのが不得意である．そのため，これらの励ましが自閉や拒絶のきっかけになることもある．つまり，精神面の安定を保ちながら，如何にステップアップしていくか，そのバランスが難しい（図9-2-4）．そのため実際には，刺激を与えてその反応をみながら，負荷量を決める．また時には，その負荷量を1段階落とすことも検討する．

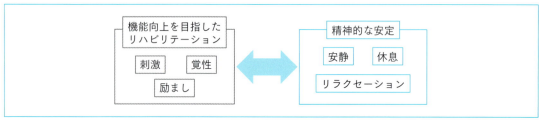

図9-2-4 統合失調症患者に対する身体的リハビリテーションアプローチにおける介入アプローチとそのバランス

3）認知症

認知症に対するリハビリにおいて重要な点は，「身体機能維持」，「認知機能に対する刺激」，「転倒転落予防」である．身体機能維持に対しては，筋力維持強化訓練と，その指導，また有酸素運動や種々の運動療法の併用が有効であると考えられる．筋力の維持強化に関して，実際問題医療保険上でのリハビリの実施には限界があり，福祉サービスとの連携が重要である．デイケアの利用や訪問リハビリでの対応も有効であろう．引きこもりがち，拒否的な患者に対しては，長期的かつ低負荷で訪問でのリハビリの継続が臨床上有効である．運動療法としては，中等度程度の負荷量の有酸素運動が有効である．通常の歩行やエルゴメータのみならず，水泳，水中ウォーキング，エアロビクスや太極拳などゆっくりリラックスした動きを取り入れるのも有効である．認知症に対する運動療法に関するエビデンスについては後述する．

認知機能に対する刺激として重要な点は，本人の生きがいや興味のあることを引き出し，認知的刺激を如何にして加えていくかである．認知症においては，易怒性・興奮性，また落ち込み，引きこもりを生じることもある．また被害妄想的に，「叱られた」，「脅された」と後に表現する患者もいる．できる限り本人の要望に合わせて訓練を選択していくこと．本人のやる気と生きがいを見いだす手法によって，よい感情面を引き出していくことが求められる．

また転倒予防の効果について，過去の報告によると医学的介入，リハビリを包括的に実施したにもかかわらず，転倒予防効果はなかったとされている．またMMSE18以下の認知症患者に対して，環境調整，薬剤調整を含めた包括的リハビリを実施した場合においても，同様に転倒予防効果

はなかったとされている[10,11]．認知症患者においては，危険判断能力の低下があり，自身のできることとできないことの判断や認識が低下している．そのため患者本人へのアプローチのみでは限界があり，周囲のサポートを通して転倒転落，またそれに付随する合併症を予防していく必要がある．

4）高次脳機能障害

American Congress of Rehabilitation Medicine は，The Cognitive Rehabilitation Task Force（CRTF）を結成して，推奨度を3段階に分けて，注意，記憶，遂行機能障害など各症候に対する実践的方法を明示している[12]．この論文において，最も上位の推奨度 Practice Standards であったものを 表9-2-1 にまとめた．またこの論文内におけるここ最近の動向として，「機能」という広義の領域内で介入プログラムの特異性がより高まっていること．つまり多様な症状において，どの症状に対しても効果があると考えられる手法というよりも，ワーキングメモリーならそれのみに，注意機能ならそれのみに焦点をあてた手法が報告されている．一部の病識の欠如や自発性の低下を有している患者に対しては，個々の状況に合わせた訓練内容が求められる．それ以外に，メタ認知に対する戦略や顔の感情認識や感情認識に関する研究，また感情制御に関する研究は，ここ最近の新たな試みとして注目されている[13-15]．高次脳機能障害に対しては，これらの最新の手法と従来の認知リハビリを組み合わせて，包括的全人的プログラムを行っていくことが重要であると示唆され，これらに付随する形で運動療法が実践されること，そして如何にして運動を生活面に取り入れていくかが重要であると考えられる（ 図9-2-5 ）．

表9-2-1 高次脳機能障害に対するリハビリテーションにおける推奨度 Practice Standards レベルのエビデンス

症状	Practice Standard
注意障害	● 注意障害に対するリハビリテーションにおいては，課題のパフォーマンスの向上と日常生活機能の標準取得化を促進するために直接注意機能に働きかける訓練とメタ認知戦略を組み合わせるべきである．
記憶障害	● 内的ストラテジー（視覚的イメージ，連想技術）や外的記憶補助手段（ノート，電子機器）の使用を含む展望記憶の改善のための記憶戦略が推奨される． ● 内的ストラテジー（視覚的イメージ，連想技術）や外的記憶補助手段（ノート）の使用を含む日々の課題の実行における想起の改善のための記憶戦略が推奨される．
視覚認知	● 半側空間無視患者に対しては，視覚探索訓練を含む視空間リハビリテーションを実施する．
コミュニケーションと社会的認知	● 左大脳半球脳卒中による言語障害に対して急性期，亜急性期に認知言語療法が推奨される． ● 頭部外傷後の患者に対しては，社会的コミュニケーションスキルのために，実用的な会話スキルや表情からの感情認識を含んだ特殊な介入が推奨される．
遂行機能障害	● メタ認知戦略トレーニング（自己監視および自己調節）は，頭部外傷後の急性期の期間，感情的自己調節の障害を含む遂行機能の軽度から中等度の障害の治療に推奨される．

（Cicerone KD, et al. Evidence-Based Cognitive Rehabilitation: Systematic Review of the Literature From 2009 Through 2014. Arch Phys Med Rehabil 2019; 100: 1515-1533 を参考に作成）

237

図9-2-5 高次脳機能障害に対するリハビリテーション戦略

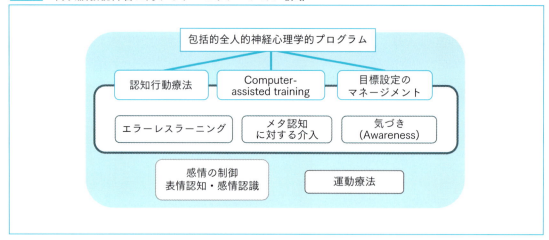

4. 精神疾患に対する運動療法のエビデンス

　うつ病における運動療法に関する効果に関しては，多数の論文が報告されている．Blumenthalらは，運動群，薬物療法群，運動＋薬物療法群に分けて介入し，対象者に心拍数70〜85％の強度で，管理下でウォーキングないしジョギングを1回45分間/週3回で16週間実施したところ，3群ともに抑うつ症状は改善し寛解状態に至ったとしている[16]．また，Dunnらは，総エネルギー消費量（7.0 kcal/kg/kgまたは17.5 kcal/kg/週）と頻度（3日/週または週5日）を変化させる4つの有酸素運動治療グループに無作為に分けて12週間の介入プログラムを実施した．結果として，17.5 kcal/kg/週（公衆衛生上推奨されている総エネルギー消費量）の負荷量の両群において，有意なうつスケールの改善が認められたとしている[17]．一般的に，週3回以上の運動が望ましく，強度は中等度のものを一定期間継続することが推奨されている[18]．メタ解析の結果によると，コントロール群と比較して有意な抗うつ効果を示したとしている（Hedges's g=-0.68）．しかしながら，薬物療法や心理療法などとの比較では，有意差は認めなかったとされている[19]．運動療法単独におけるエビデンス強度はそれほど高くはないと位置づけられており，その他の治療法との併用による相乗効果を期待することが重要であると考えられる[20]．

　統合失調症患者においては，過去のメタ解析の結果によると，運動介入はbody mass indexの改善はないが，体力の向上，心大血管イベントのリスクの改善があったとしている[21]．また週約90分間の中等度以上の運動は，精神症状の改善に寄与したとしている．また他の研究によると1〜2週間程度の継続が望ましいとされている[22]．また具体的なトレーニング手法として，有酸素運動，筋力トレーニング，ヨガは精神症状を軽減し，それに関連した生活の質の改善をもたらしたとしている[23]．さらに，有酸素運動は短期記憶の改善に，リラクセーションは不安やストレスの解消に寄与したとしている．

高次脳機能障害においては，過去の報告より認知リハビリの一環として，運動療法の導入が推奨されている[12]．また脳卒中患者を対象とした研究では，運動療法を併用することは，通常のケアと比較して社会参加に関し，有益であるとされている[24]．特に，運動学習プログラムは短期的にも高い効果を示し，長期的な視点では，自宅における自主トレーニングを併用することが有効であるとされている[25]．

　また認知症においては，認知症のない高齢者や軽度認知障害を呈する高齢者に対する身体活動の介入試験において，認知機能低下を抑制したとの報告があり，積極的な運動療法の導入が推奨されている[26]．また既に発症したアルツハイマー型認知症などの患者に対する運動介入が認知機能を改善するという報告もある[27]．過去のレビューによると，認知機能の維持や改善に対しては，中等度の有酸素運動を1日30〜40分／週3日以上が有効であるとされている[28]．また認知症に対する薬物療法とリハビリを併用することは，薬物療法単独よりも，認知機能の有意な改善があったとの報告があり，運動療法の併用は，認知機能の改善に対してよい相乗効果をもたらすことが期待できる[29,30]．

5. 運動療法と生活の質について

　Marquezらは，2006年から2018年までの運動療法と生活の質に関する論文を抽出したSystematic reviewを行っている[24]．うつ病もしくは双極性障害は4編，認知症は5編，統合失調症は7編がそれぞれ抽出された．うつ病もしくは双極性障害については，コントロール群と比較して環境面における中等度の有益な効果があるといった報告がある，一方で精神面，心理面，社会面の生活の質についてコントロール群と比較し有意差はなかったとの報告もあり生活の質の観点からは，その効果は限定的であるとしている．認知症についてはコントロール群と比較して有意な差は認められなかった．統合失調症においては，コントロール群と比較して運動介入群は，全体として中等度の有意な効果を示し，精神面，社会面，環境面の生活の質においても有意な効果を示したとしている．特に，エアロビクスやヨガにおける効果が大きかったとしている．

6. 意思決定支援

　精神・心理領域における疾患においては，精神面の問題が身体に影響を及ぼすこともあれば，その逆もある．つまり医療者として身体と精神の両面から常に診療にあたる必要がある．近年障害を有している方の社会参加の推進から「意思決定支援」が重要であるとされている．つまり，社会参加の促進においては，本人の意思決定支援に基づくことが重要である．この大前提は傾聴である（表9-2-2）[31]．どこで生活するか，どのように生活するかなど個々人の希望に応じて支援を行っていくことが重要である．PI・DSにおけるリハビリにおいても，患者個々の希望に応じた意思決定の

支援が求められる.

表9-2-2 支援付き意思決定時における実践機能

傾聴
繰り返す＆言い換える
関心と共感をもって聴く
感情を読み取る
話し手に集中する
先入観をもたない否定しない
途中で話を遮ったり，気が散るようなことをしない
言語外の振る舞いを観察する
開かれた質問と閉じられた質問を活用する
反応する＆振り返る
要約する＆明確化する

文献

1) Kohl HW 3rd, et al. The pandemic of physical inactivity: global action for public health. Lancet 2012; 380: 294-305.

2) Ben-Yishay Y. Reflections on the evolution of the therapeutic milieu concept. Neuropsychological Rehabilitation 1996; 6: 327–343.

3) Obembe AO, et al. Rehabilitation Interventions for Improving Social Participation After Stroke: A Systematic Review and Meta-analysis. Neurorehabil Neural Repair 2016; 30: 384-392.

4) Hara T, et al. Improvement of higher brain dysfunction after brain injury by repetitive transcranial magnetic stimulation and intensive rehabilitation therapy: case report. Neuroreport 2017; 28: 800-807.

5) Hara T, et al. The Effect of Non-Invasive Brain Stimulation (NIBS) on Executive Functioning, Attention and Memory in Rehabilitation Patients with Traumatic Brain Injury: A Systematic Review. Diagnostics (Basel) 2021; 11: 627.

6) 岡本隆嗣，ほか．高次脳機能障害の対応 リハビリテーションの効果と予後予測は？ Monthly Book MEDICAL REHABILITATION 回復期リハビリテーション病棟における疾患・障害管理のコツ Q & A Monthly Book Medical Rehabilitation（メディカルリハビリテーション）276：全日本病院出版会；2022.

7) 大野 裕．認知療法・認知行動療法 治療者用マニュアルガイド：星野書店；2010.

8) Lefaucheur JP, et al. Evidence-based guidelines on the therapeutic use of repetitive transcranial magnetic stimulation (rTMS): An update (2014-2018). Clin Neurophysiol 2020; 131: 474-528.

9) Lefaucheur JP, et al. Evidence-based guidelines on the therapeutic use of transcranial direct current stimulation (tDCS). Clin Neurophysiol 2017; 128: 56-92.

10) Shaw FE, et al. Multifactorial intervention after a fall in older people with cognitive impairment and dementia presenting to the accident and emergency department: randomised controlled trial. BMJ 2003; 326: 73.

11) Jensen J, et al. Fall and injury prevention in residential care--effects in residents with higher and lower levels of cognition. J Am Geriatr Soc 2003; 51: 627-635.

12) Cicerone KD, et al. Evidence-Based Cognitive Rehabilitation: Systematic Review of the Literature From 2009 Through 2014. Arch Phys Med Rehabil 2019; 100: 1515-1533.

13) Neumann D, et al. A randomized controlled trial of emotion recognition training after traumatic brain injury. J Head Trauma Rehabil 2015; 30: E12-23.

14) Spikman JM, et al. Who benefits from treatment for executive dysfunction after brain injury? Negative effects of emotion

recognition deficits. Neuropsychol Rehabil 2013; 23: 824-845.

15) Loetscher T, et al. Cognitive rehabilitation for attention deficits following stroke. Cochrane Database Syst Rev 2019; 2019: CD002842.

16) Blumenthal JA, et al. Exercise and pharmacotherapy in the treatment of major depressive disorder. Psychosom Med 2007; 69: 587-596.

17) Dunn AL, et al. Exercise treatment for depression: efficacy and dose response. Am J Prev Med 2005; 28: 1-8.

18) BWJH Penninx, et al. Exercise and depressive symptoms: a comparison of aerobic and resistance exercise effects on emotional and physical function in older persons with high and low depressive symptomatology. J Gerontol B Psychol Sci Soc Sci 2002; 57: 124-132.

19) Kvam S, et al. Exercise as a treatment for depression: A meta-analysis. J Affect Disord 2016; 202: 67-86.

20) Gartlehner G, et al. Pharmacological and non-pharmacological treatments for major depressive disorder: review of systematic reviews. BMJ Open 2017; 7: e014912.

21) Firth J, et al. A systematic review and meta-analysis of exercise interventions in schizophrenia patients. Psychol Med 2015; 45: 1343-1361.

22) Scheewe TW, et al. Exercise therapy improves mental and physical health in schizophrenia: a randomised controlled trial. Acta Psychiatr Scand 2013; 127: 464-473.

23) Vancampfort D, et al. Systematic review of the benefits of physical therapy within a multidisciplinary care approach for people with schizophrenia. Phys Ther 2012; 92: 11-23.

24) Marquez DX, et al. A systematic review of physical activity and quality of life and well-being. Transl Behav Med 2020; 10: 1098-1109.

25) Zhang Q, et al. Exercise-based interventions for post-stroke social participation: A systematic review and network meta-analysis. Int J Nurs Stud 2020; 111: 103738.

26) 日本神経学会．認知症疾患治療ガイドライン 2017：医学書院；2017.

27) Ströhle A, et al. Drug and Exercise Treatment of Alzheimer Disease and Mild Cognitive Impairment: A Systematic Review and Meta-Analysis of Effects on Cognition in Randomized Controlled Trials. Am J Geriatr Psychiatry 2015; 23: 1234-1249.

28) Duzel E, et al. Can physical exercise in old age improve memory and hippocampal function? Brain 2016; 139: 662-673.

29) Matsuzono K, et al. Combination benefit of cognitive rehabilitation plus donepezil for Alzheimer's disease patients. Geriatr Gerontol Int 2016; 16: 200-204.

30) Tokuchi R, et al. Cognitive and affective benefits of combination therapy with galantamine plus cognitive rehabilitation for Alzheimer's disease. Geriatr Gerontol Int 2016; 16: 440-445.

31) 水島俊彦．意思決定支援に向けた支援プロセス～支援付き意思決定と代理代行決定．障害福祉サービスの提供等に係る意思決定支援ガイドライン研修．
[https://www.rehab.go.jp/College/japanese/kenshu/2020/pdf/PG19.pdf]
（2024 年 10 月閲覧）

各論10　子ども

身体不活動症候群（PIS）への影響

森　直樹

POINT

● 子どもを取り巻く社会的・物理的な環境変化に伴い運動・身体活動の機会が減っている．
● 子どもの身体不活動は座位行動時間と関連し，様々な健康指標に影響を及ぼす．
● 子どもの身体不活動は世界的な課題である．

1. 子どもにおける身体不活動症候群（PIS）の影響

1）子どもを取り巻く社会的・物理的な環境の変化

　わが国において，子どもの体力・運動能力の低下が顕著であることは既に周知の事実である．1985（昭和60）年より児童の体力は低下の一途をたどり，現在においても低水準で停滞している．これは，近年の「からだを動かすこと（身体活動）」の重要性を軽視する風潮や，からだ全体を使った遊びやスポーツに関わる時間，仲間，空間（場所）を確保することが難しくなっていることが要因として考えられており，子どもを取りまく社会的・物理的な環境が大きく変化したことを示している．

2）活発にからだを動かす遊びや運動の機会が減っている！

　文部科学省が策定した幼児期運動指針において，幼児期の子どもの身体活動・運動について，①活発にからだを動かす遊びが減っている，②からだの操作が未熟な幼児が増えている，③自発的な運動の機会が減っている，④からだを動かす機会が少なくなっている，の4つが主な問題点としてあげられている[1]．子どもの運動不足や不適切な生活習慣は，単に運動面にとどまらず，肥満や生活習慣病などの健康面，意欲や気力の低下といった精神面など，子どもが「生きる力」を身に付ける上で悪影響を及ぼす．また，体力の低下により，ますます体を動かさなくなり，一層の体力低下を招くといった悪循環に陥ることも指摘されている．子どものPIの影響は，体力低下，生活習慣病，ストレス，精神・心理的不調の状態を誘発するばかりでなく，脳の活力低下を生じさせると考えら

れている[2].

2020年，子ども・青少年における身体活動と健康に関する国際合意声明では，成人同様に子ども・青少年においても，身体活動や座位行動時間の増減が，過体重や肥満，心肺持久力などの身体的健康，抑うつや自己肯定感，ウェルビーイングなどの心理的健康，また学力にまで影響を及ぼすことが示されている[3]．しかしながら，現状では，子ども・青少年の身体活動量は十分ではなく，座位行動時間が長いことが指摘されている．

3）子どもの身体不活動（PI）には座位行動時間も影響している！

人は一日をどのように過ごしているのか．Fukushimaらによると睡眠を除いて成人の「身体活動」時間は30％ほどであり，その中でも体力向上のため意図的に「運動」をしているのはわずか数％と非常に少ない[4]．実は，人が起きている時間の70％もの時間を座ったり，寝転んだりして過ごしており，このような行動は「座位行動」とよばれている．

身体活動と座位行動の関係性はトレードオフの関係にある．つまり，座位行動が長くなればなるほど，相対的に身体活動が減ることを意味し，PI性につながる要因として考えられている．近年，子どもをとりまく環境（外遊びや運動時間，仲間，遊び場所の減少など）が大きく変化し，娯楽的なスクリーンタイム（パソコン，ゲーム，スマートフォン，テレビ視聴等）が外遊びや子どもの余暇の主流として置き換わってきている．

子どものスクリーンタイムによる座位行動時間が長くなることで，①体力の低下，②心血管代謝の状態悪化，③睡眠時間の短縮，④肥満症，⑤メンタルヘルスの低下，⑥好ましくない向社会行動など，の関係性が指摘されている[5]．

4）子どもの身体不活動（PI）は世界的な課題である

2012年，Lancetに掲載された子どもを対象とした世界の身体活動量に関する報告によると，世界105ヵ国の13〜15歳では80.3％（95％CI：80.1-80.5％）が国際的な身体活動ガイドライン（中高強度活動を60分/日）を満たしていない衝撃的な結果が報告された[6]．同様に2020年のLancetに掲載されたGutholdら[7]の報告においても，世界146ヵ国の11〜17歳において81％が国際的な身体活動ガイドライン「中高強度活動を60分/日」を満たしておらず，成人に留まらず子どもにおいてもPIが世界的な課題であることが示された．

文献

1) 文部科学省幼児期運動指針策定委員会．幼児期運動指針ガイドブック　第2章 幼児期における身体活動の課題と運動の意義．[https://www.mext.go.jp/component/a_menu/sports/detail/__icsFiles/afieldfile/2012/05/11/1319748_5_1.pdf]（2024年10月閲覧）
2) 小林寛道．子どもの体力低下と子どもを元気にする環境．学術の動向 2007；44-47．
3) 岡浩一朗，ほか．日本の子ども・青少年における身体活動・座位行動の実態および諸外国における子ども・青少年に対する身

体活動・座位行動指針の策定動向. 厚生労働科学研究費補助金（循環器疾患・糖尿病等生活習慣病対策総合研究事業）分担研究報告書 2021.

4) Fukushima N, et al. Comparison of accelerometer-measured sedentary behavior, and light- and moderate-to-vigorous-intensity physical activity in white- and blue-collar workers in a Japanese manufacturing plant. J Occup Health 2018 ;60: 246-253.

5) van der Ploeg HP, et al. Sitting time and all-cause mortality risk in 222 497 Australian adults. Arch Intern Med 2012; 172: 494-500.

6) Hallal PC, et al. Global physical activity levels: surveillance progress, pitfalls, and prospects. Lancet 2012; 380: 247-257.

7) Guthold R, et al. Global trends in insufficient physical activity among adolescents: a pooled analysis of 298 population-based surveys with 1·6 million participants. Lancet Child Adolesc Health 2020; 4: 23-35.

各論10 子ども

予防法，リハビリ・運動療法の実際と効果

森 直樹

POINT

- 身体を動かす時間が少ない子どもには，何らかの身体活動を少しでも行う．
- 子どもは，中強度以上（3METs以上）の身体活動（主に有酸素性身体活動）を1日60分以上行う．
- 高強度の有酸素性身体活動や筋肉・骨を強化する身体活動を週3日以上行う．
- 座りっぱなしの時間，特にスクリーンタイム（テレビ視聴やゲーム，スマートフォンの利用など）を減らす．
- 激しすぎる運動やオーバーユース（使いすぎ）に注意する．

1. 子どもの頃の身体活動性は様々な健康関連指標と関連する

　子どもの頃の身体活動性は大人になってからの身体活動に引き継がれ，ひいては大人になってからの健康状態にも影響することが知られている（図10-2-1）[1,2]．子どもの頃の運動習慣や身体活動パターンが確立されると，成人期におけるライフスタイルにつながり，慢性疾患の予防にも寄与する[3]．また，子どもの頃の身体活動量が体力，肥満，心理・社会的側面など，様々な健康関連指標に好影響を及ぼすことが報告されている[4]．一方，子どもにおいても身体不活動（PI）は，生活習慣病などの危険因子との関連が多く報告されている[5]．

図10-2-1 身体活動と健康の関係

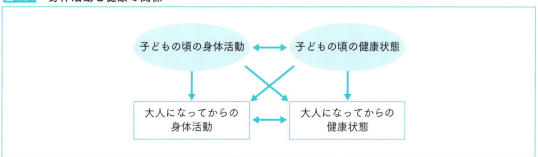

(Boreham C, et al. The physical activity, fitness and health of children. J Sports Sci 2001; 19: 915-929 を参考に作成)

2. 「毎日合計60分以上」は世界的なスタンダード！

世界における「子どもの身体活動ガイドライン」の概要を以下に示す（図10-2-2）[6,7]．WHOや多くの国々において，「毎日60分以上の中～高強度の身体活動」が推奨されている．子どもの身体活動として「毎日合計60分以上」を確保することが，子どもの健やかな成長のカギとなる．

図10-2-2 　世界における「子どもの身体活動ガイドライン」の概要

イギリス	WHO	中国	日本
毎日60分以上の中強度以上の身体活動を行う（5～18歳）	毎日60分以上の中強度以上の身体活動を行う（5～17歳）	毎日60分以上の運動を行う（7～22歳）	毎日最低60分以上の身体活動を行う（3～12歳）　様々な遊びを中心に，毎日，合計60分以上，楽しく体を動かす（3～6歳）

カナダ	スペイン	シンガポール	オーストラリア	アメリカ
毎日60分以上の中強度以上の身体活動を行う（5～11歳）	週のうちすべて，またはほとんどの日に，60分以上の中強度以上の身体活動を行う（青少年）	週5日以上，1日60分以上の中強度の身体活動を行う（0～18歳）	毎日60分以上（数時間まで），中強度以上の身体活動を行う（5～12歳）	毎日60分以上の中強度以上の身体活動を行う（6～17歳）

（日本スポーツ協会．世界の「子どもの身体活動ガイドライン」概要．アクティブ・チャイルド・サポーター通信 を参考に作成）

3. 日本の子どもを対象とした身体活動ガイドライン

わが国の子どもを対象とした，既存の身体活動の目安を示したものとしては，幼児期と学童期を対象とした2つがあげられる．

2012年に幼児期運動指針（文部科学省）が策定され，幼児期に必要な多様な動きの獲得や体力・運動能力の基礎を培うとともに，様々な活動への意欲や社会性，創造性などを育むことを目指し，様々な遊びを中心に，毎日，合計60分以上，楽しく身体を動かすことを推奨する指針が示された．また，幼児期運動指針のポイントも示された（図10-2-3）[2,7]．

図10-2-3 幼児期運動指針

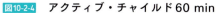

幼児期運動指針
幼児は様々な遊びを中心に，毎日，合計60分以上，楽しくからだを動かすことが大切です！

↓

幼児期運動指針のポイント
①多様な動きが経験できるように様々な遊びを取り入れること
②楽しくからだを動かす時間を確保すること
③発達の特性に応じた遊びを提供すること

（文部科学省幼児期運動指針策定委員会．幼児期運動指針ガイドブック　第1章 幼児期運動指針について．2012 より）

学童期においては2010年，日本体育協会（現，日本スポーツ協会）より，小学生を対象に「アクティブ・チャイルド60 min」が提言され，子どもは，からだを使った遊び，生活活動，体育・スポーツを含めて，毎日，最低60分以上からだを動かすことを推奨する指針が示された（図10-2-4）[8,9]．この中で，特別なスポーツ活動だけでなく，日常生活の中で身体活動や運動遊びをする時間を確保することが，子どもの体力の向上やメンタルヘルス，さらには社会性を育てることにつながると指摘している．

図10-2-4 アクティブ・チャイルド60 min

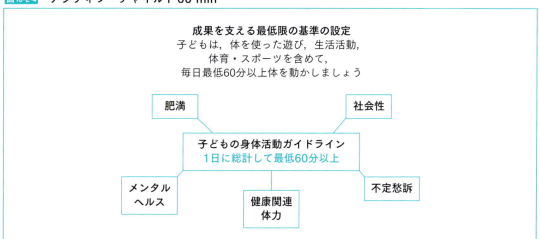

（日本体育協会監．アクティブ・チャイルド 60min．子どもの身体活動ガイドライン：サンライフ企画；2010 を参考に作成）

厚生労働省「健康づくりのための身体活動・運動ガイド2023」において，身体活動・座位行動に関する推奨事項が示された（図10-2-5）[4]．諸外国の身体活動ガイドラインと共通している点は，子どもにおいて3 METs以上の中高強度活動を毎日60分実施するという基準値が策定されているところである．しかし，わが国では上に示した幼児期，学齢期における身体活動の指針は策定されてい

るものの，座位行動，24 時間の行動ガイドラインは策定されていない．わが国の子ども・青少年における健康の維持・増進のために，身体活動をどの程度行うべきなのか，あるいは座位行動をどの程度に抑制するべきなのかについて明らかとなっていない．今後は身体活動・座位行動が種々の健康アウトカムに及ぼす影響に関する諸外国ならびに日本における研究動向を整理し，それらの成果を踏まえた上で，わが国の子ども・青少年に対する身体活動・座位行動指針を策定していく必要がある [10]．

図10-2-5 身体活動・座位行動に関する推奨事項

全体の方向性	個人差を踏まえ，強度や量を調整し，可能なものから取り組む 今よりも少しでも多く身体を動かす		
対象者[※1]	身体活動[※2] （＝生活運動[※3] ＋運動[※4]）		座位行動
高齢者	歩行またはそれと同等以上の（3 METs 以上の強度の）身体活動を **1 日 40 分以上**（1 日約 **6,000 歩以上**） （＝週 15 METs・時以上） **運動** 有酸素運動・筋力トレーニング・バランス運動・柔軟運動 など多要素な運動を週 3 日以上 **【筋力トレーニング[※5] を週 2 ～ 3 日】**		座りっぱなしの時間が長くなりすぎないように注意する （立位困難な人も，じっとしている時間が長くなりすぎないように少しでも身体を動かす）
成人	歩行またはそれと同等以上の（3 METs 以上の強度の）身体活動を **1 日 60 分以上**（1 日約 **8,000 歩以上**） （＝週 23 METs・時以上） **運動** 息が弾み汗をかく程度以上の（3 METs 以上の強度の） 運動を週 **60 分以上**（＝週 4 METs・時以上） **【筋力トレーニングを週 2 ～ 3 日】**		
子ども （※身体を動かす時間が少ないこどもが対象）	（参考） ・中強度以上（3 METs 以上）の身体活動（主に有酸素性身体活動）を 1 日 60 分以上行う ・高強度の有酸素性身体活動や筋肉・骨を強化する身体活動を週 3 日以上行う ・身体を動かす時間の長短にかかわらず，座りっぱなしの時間を減らす．特に余暇のスクリーンタイム[※6] を減らす		

※1 　生活習慣，生活様式，環境要因等の影響により，身体の状況等の個人差が大きいことから，「高齢者」「成人」「子ども」について特定の年齢で区切ることは適当でなく，個人の状況に応じて取り組みを行うことが重要であると考えられる．
※2 　安静にしている状態よりも多くのエネルギーを消費する骨格筋の収縮を伴う全ての活動．
※3 　身体活動の一部で，日常生活における家事・労働・通勤・通学などに伴う活動．
※4 　身体活動の一部で，スポーツやフィットネスなどの健康・体力の維持・増進を目的として，計画的・定期的に実施する活動．
※5 　負荷をかけて筋力を向上させるための運動．筋トレマシンやダンベルなどを使用するウエイトトレーニングだけでなく，自重で行う腕立て伏せやスクワットなどの運動も含まれる．
※6 　座位や臥位の状態で行われる，エネルギー消費が 1.5 METs 以下の全ての覚醒中の行動で，例えば，デスクワークをすることや，座ったり寝ころんだ状態でテレビやスマートフォンを見ること．

（厚生労働省．健康づくりのための身体活動・運動ガイド 2023 を参考に作成）

1）子どもにおける身体活動の効果，座位行動の健康への影響

WHO の「身体活動および座位行動に関するガイドライン（2020 年）」によると，5～17 歳の子どもを対象とした健康に関する Chaput らのアンブレラレビュー[11] において，以下のことが明らかとなっている.

1）身体活動は，体力（筋力，全身持久力，運動機能の発達など），心血管代謝機能（血圧，脂質代謝，血糖値，インスリン抵抗性），骨の健康，認知機能（学業成績，記憶力，遂行機能），メンタルヘルス（抑うつ症状の軽減，自尊心など），向社会的行動（問題行動の軽減，友人関係など）を向上させるとともに肥満を改善するなどの効果がある. 特に，中高強度の身体活動量の増加は，全身持久力および筋力の向上，心血管代謝機能および骨の健康と関連する. また，中高強度の身体活動は，認知機能やメンタルヘルスの向上に効果がある. さらに，身体活動は，健康的な体重管理にも効果があるとされている.

2）中高強度の有酸素性身体活動は全身持久力を向上させ，ジャンプなどの筋肉への負担が比較的大きい動きを伴う活動は筋力を高めることが示されている. 具体的には，これまでのガイドラインでは，筋肉や骨を強化する活動を週 3 日以上実施することが推奨されている.

3）子どもの座りすぎは肥満症の増加や体力低下，社会的な行動への不適応，また睡眠時間の減少と関連している. 具体的には，長時間の座位行動は，体力および全身持久力の低さと関係しており，長時間のスクリーンタイム（テレビ視聴やビデオゲーム利用等）は好ましくないメンタルヘルス，社会的な行動の悪化と関連している. さらに，スクリーンタイムに費やす時間が長いことは，睡眠時間に悪影響を及ぼすことなどが報告されている.

2）子どもの身体不活動（PI）に対する今後の取り組み（予防）について

厚生労働省によると，子どもに対する対策として，特に児童については PI な時間を減少させ，身体活動を伴った遊びの時間を増加させる視点が重要であるとしている[4]. 簡潔に言い換えるならば，身体活動量をいかに促進し座位行動を抑制できるかが PI 予防の大きな鍵となる. しかし，子どもの身体活動量の低下や運動ばなれ（興味・関心の低下），苦手意識は，実はすでに幼児期から起こっているといわれており，なんらかの対策を講じる必要がある.

身体活動性向上の取り組みとして，まずは幼少期の子どもが活動的な生活習慣を身につけるためのきっかけづくりや，外遊びや運動・スポーツの時間，仲間，空間（場所）を取り戻すための「場・しかけ」が必要である. さらにこの取り組みは，学校だけでなく家庭や地域が一体となって取り組まなければ効果を得にくい. 今後，低体力世代の子どもが親となっていくことを考えれば，青少年から大人（保護者）に子どもの身体活動の重要性の認識が，より重要な課題となっていく. すべての子どもや青少年に安全で公平な機会を提供し，支援することで，楽しく多様な身体活動と年齢や能力に応じた身体活動に参加できるようにすることが重要である.

また，いわゆる「ゴールデンエイジ」（概ね幼児期から中学生まで）の運動習慣は，生涯にわたる

図10-2-6 子どもの運動習慣形成と体力向上に向けた取り組み

子どもの運動習慣形成と体力向上に向けた取り組みについて（令和5年12月）

- 令和元年度から続く子どもの体力の低下傾向に見られた改善の兆しを，運動習慣の本質的な改善につなげることが必要
- いわゆる「ゴールデンエイジ」（概ね幼児期から中学生まで）の運動習慣は，生涯にわたる体力・運動能力等の基盤となる極めて重要な要素であることから，生活の中に運動(習慣)を取り入れ定着させるための取り組みを進めていくことが必要
- 学校・家庭・地域における運動機会を確保し，子どもの運動習慣の形成や体力向上につなげられるよう以下の取り組みを実施

地　域

1. 幼児期における運動習慣形成の取り組みを強化
   ① 毎日合計60分以上，楽しく体を動かすことを目安として示した「幼児期運動指針」や，望ましい動きや能力を獲得するための運動プログラム「アクティブチャイルドプログラム」の周知・普及
   ② 幼児期からの運動遊びの普及や，保護者等の行動変容に関する調査分析の実施
2. 子どものニーズに応じた多様なスポーツ環境の整備を促進
   競技・大会志向の特定種目の活動だけでなく，アーバンスポーツ，レクリエーション，体験型キャンプ，パラスポーツなど，従来の部活動では対応しきれていない，子どものニーズに応じた多様なスポーツ機会を提供（地域クラブ活動の運営団体等の整備，指導者の確保，デジタル動画の活用，コミュニティ・スクール等の仕組みの活用等）

学　校

3. 体育授業における児童生徒の運動意欲向上
   ① 体育授業へのアスリートの派遣を通じた児童生徒の運動意欲を喚起する教育手法の普及
   ② GIGAスクール環境下における体育活動の充実に向けた，一人一台端末を活用した指導方法の研究・成果の普及
4. 授業以外の児童生徒の運動時間を増加
   小・中学校における時間割例を含めた，業前業間や放課後等における体力向上の取り組み事例を周知

家　庭

5. 家庭で運動を実践するキッカケを提供
   学校や地域で身に付けた運動習慣等を家庭でも実践するキッカケとして，室伏長官が考案・実演する動画を作成．幅広いプロモーションを実施．
- 身体診断「セルフチェック」動画をe-learning化
- 「力を引き出す」ウォーミングアップ動画を作成・公表

※ この他，今後の対策に向けた幅広い分析・研究に生かすため，全国体力・運動能力，運動習慣等調査データの提供制度を開始予定（令和6年から提供開始）

（スポーツ庁．令和5年度全国体力・運動能力，運動習慣等調査結果．令和5年12月 を参考に作成）

体力・運動能力等の基盤となる極めて重要な要素である．子どもの運動習慣形成と体力向上に向けて，生活の中に運動(習慣)を取り入れ定着させることが必要である．具体的な取り組みとして，学校・家庭・地域における運動機会を確保し，子どもの運動習慣の形成や体力向上につなげることがあげられている[12]（図10-2-6）．

また，厚生労働省による「健康づくりのための身体活動・運動ガイド2023（子ども版）」においては，取り組むべきこととして以下があげられている[4]．

1) 身体を動かす時間が少ない子どもについては，学校や家庭，放課後に自宅近隣など様々な場面において，1週間を通じて，1日平均60分以上を目安にして，何らかの身体活動を行うことが健康につながる．つまり，何もしないよりは，少しでも身体活動を行うようにする．

2) 急に高強度・高頻度の身体活動を行うのではなく，少しの身体活動から始めて，徐々に強度や

頻度，実施時間を増やすようにする．

　3）身体を動かす時間の長短にかかわらず，余暇のスクリーンタイムを制限し，座りすぎないようにする．

　4）子どもが楽しく，多様性があり，年齢（発育の段階）と能力に適した身体活動に参加できるよう，保護者や指導者は安全で公平な機会を提供する．

文献

1) Boreham C, et al. The physical activity, fitness and health of children. J Sports Sci 2001; 19: 915-929.
2) 日本スポーツ協会．2章 幼児期における身体活動・運動の意義．幼児期からのアクティブ・チャイルド・プログラム．2018.
   [https://www.japan-sports.or.jp/Portals/0/data0/publish/pdf/youjiki_2.pdf]
   （2024年10月閲覧）
3) Jose KA, et al. Childhood and adolescent predictors of leisure time physical activity during the transition from adolescence to adulthood: a population based cohort study. Int J Behav Nutr Phys Act 2011; 8: 54.
4) 厚生労働省．健康づくりのための身体活動・運動ガイド2023.
   [https://www.mhlw.go.jp/content/001194020.pdf]
   （2024年10月閲覧）
5) World Health Organization. Guidelines on physical activity and sedentary behaviour. 2020.[日本語訳：https://www.nibiohn.go.jp/eiken/info/pdf/WHO_undo_guideline2020.pdf]
   （2024年10月閲覧）
6) 日本スポーツ協会．アクティブ・チャイルド・サポーター通信.
   [https://www.japan-sports.or.jp/Portals/0/acp/pdf/gakkyu/a4/A4_21.pdf]
   （2024年10月閲覧）
7) 文部科学省幼児期運動指針策定委員会．幼児期運動指針ガイドブック　第1章 幼児期運動指針について．2012.
   [https://www.mext.go.jp/component/a_menu/sports/detail/__icsFiles/afieldfile/2012/05/11/1319748_4_1.pdf]
   （2024年10月閲覧）
8) 日本体育協会監．アクティブ・チャイルド60min．子どもの身体活動ガイドライン：サンライフ企画；2010.
9) 日本スポーツ協会．アクティブ チャイルド プログラム ガイドブック　第1章 子どもの身体活動の意義.
   [https://www.japan-sports.or.jp/Portals/0/data/supoken/doc/jspo-acp/jspo-acp_chapter1.pdf]
   （2024年10月閲覧）
10) 田中千晶．基礎から学ぶ発育発達のための身体活動　元気な子どもを育む確かな根拠：杏林出版；2019.
11) Chaput JP, et al. 2020 WHO guidelines on physical activity and sedentary behaviour for children and adolescents aged 5-17 years: summary of the evidence. Int J Behav Nutr Phys Act 2020; 17: 141.
12) スポーツ庁．令和5年度全国体力・運動能力，運動習慣等調査結果．令和5年12月.
   [https://www.mext.go.jp/sports/content/20231218-spt_sseisaku02-000032954_41.pdf]
   （2024年10月閲覧）

各論11　青年・成人

身体不活動症候群（PIS）
への影響

佐藤寿晃

POINT

- 青年・成人期でもあるある，不活動，廃用性
- 青年・成人期だからこそ，将来を見据えた体力向上，維持
- 青年・成人期から高齢期を見据えた運動を

▶▶ ＜青年・成人期＞：12歳から60歳の範囲とした

　子ども（児童）から大人（成人）への過渡期．身体的，生理的成熟が顕著な時期である．男女とも身長，体重，胸囲，骨格など身体的に急速な発達が見られ，また，性ホルモンによる男女の差の特徴が大きく現れる．精神面でも心理状態が不安定となりやすく，感情の動揺が激しい傾向がある．

　＜青年・成人期＞の不活動などの影響は身体的，精神的，社会的にも大きな影響を与える．

1. 身体不活動症候群（PIS）の＜青年・成人期＞への影響

1）世界の若者の5人に4人が運動不足，特に女性で深刻!!!

　世界保健機関（WHO）は，世界の若者の5人に4人は運動不足だという146ヵ国を対象とした調査をまとめた[1,2]．2016年調査では，若年の運動不足は深刻で，WHOが推奨する1日1時間以上の運動をしていない若者は81.0%以上である．特に若い女性の運動不足は深刻で，運動していない割合は，男子で77.6%に対して，女子では84%である．

2）運動不足により＜青年・成人前半期＞の健康が損なわれる

　＜青年・成人期＞が生活スタイルを変えて運動することで，様々な健康状態の改善を得られる．心肺機能，筋肉，骨，心臓の機能がそれぞれ向上し，代謝も改善する．体重もプラスの効果が現れる．運動やスポーツを行うことで，認知発達や社会性も生まれてくるとの報告もある[1,2]．＜青年・成人期＞の運動不足は，将来に肥満やメタボ，2型糖尿病などのリスクを高める．若い頃に運動不足であると，成長して年齢を重ねてからも，運動しない習慣が続いてしまうおそれがある．若

者の運動不足を解消する対策が緊急に必要とされている．WHO は若者に毎日 1 時間以上の中程度・活発な身体活動を行うことを推奨する．10 代の子どもをコンピュータの画面から引き離し，もっと運動させるための対策が必要であると提言している．今回の報告では，ほとんどの国で運動不足は女性に多い．女性の運動・スポーツへの参加を促し，身体活動を増やすための緊急の政策のプログラムの拡大が必要と提言している．運動不足は，身体と精神の両方に強く影響する．若者の身体的リテラシーを高め，運動・スポーツへの参加を促し，レクリエーションの機会を増やし，安全に活動できる環境を再整備することが大事である．

2. ＜青年・成人期＞における不活動，安静，寝たきりの要因と原因

若年者における不活動，安静，寝たきりの要因，原因は，様々なものがある．
骨折や災害なども含まれる．若年者の場合，内的要因と外的要因に分類することができる（図11-1-1）．

図11-1-1　不活動，安静，寝たきりの要因と原因

原因・要因分類

| 内的要因 | 生活習慣による運動不足 |
| 外的要因 | 疾患（骨折など），災害などにおける行動制限など |

現在は，外的要因における不活動が注目されている．PI・DS では，長時間体を動かさないことによる影響（例：加齢など）のみならず，短期間の不活動（例：骨折など）においても生体には影響を及ぼす[3]．

1）生活不活発病は老齢者だけではなく，＜青年・成人期＞も要注意 !!!

生活不活発病（生活不活動症候群）[4] とは，健康状態や加齢，ストレスなどにより，筋肉や肺機能などを使用しないことで生活が不活発になることによって，脳や心まで含めた全身の機能が落ちることで，さらに生活が制限され，悪循環に陥ることが多い．メンタルな要素が生活を不活発にする過程で非常に強い．
＜例＞
①地震などで，避難所や車内での生活による筋力低下，静脈血の循環不全による深部静脈塞栓によるエコノミー症候群
②若年者のパソコンなどの長期使用による筋肉での血液の循環不全や脊椎の変形
③運動不足やメタボリック症候群，心臓や肺機能の低下で行動の緩慢になり，運動量の低下

④ストレスによる生活不活性化

なども問題になる．

3. ＜青年・成人期＞における不活動，安静，寝たきりへの影響

安静や臥位といった身体の不活動状態は，筋骨格系，循環器系，呼吸器系，消化器系，泌尿器系，精神神経系など全身に悪影響を及ぼす（図11-1-2, 図11-1-3）．

図11-1-2　不活動，安静，寝たきりへの影響

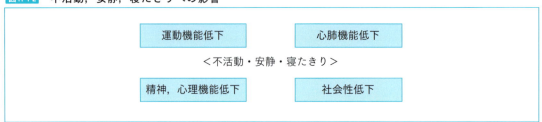

図11-1-3　廃用症候群の要因と原因

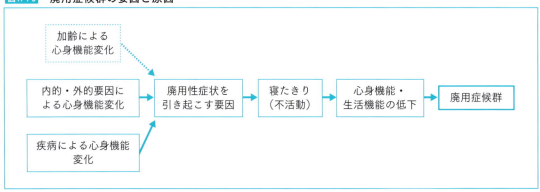

　身体的側面における不活動，安静，寝たきりによる影響は，骨格系では筋量力減少，筋力低下[5,6]]がある．最大筋力の20％未満の活動では筋萎縮や筋力低下が起こりやすい．安静臥床のままでは，約1～3％/日，10～15％/週の割合で筋力低下が起こり，3～5週間で約50％に低下すると報告されている．毎日数秒間最大張力の20～30％の強さの筋収縮を行うことで筋力維持が可能である．30％を超える負荷で筋力は増大するが，20％未満の負荷では維持できない．安静臥床のままでは，初期に約1～3％/日，10～15％/週の割合で筋力低下が起こり，3～5週間で約50％に低下する．また，ギプス固定による研究では，1日の安静で1～4％の筋力低下が起こり，3～5週間で約50％に低下する．骨密度減少[7]では，不動により骨吸収亢進が起こり骨萎縮が進行する．低栄養状態やステロイド治療などの骨量減少を促進する要因が合併している例では骨萎縮は起こりやすい．関節拘

縮[8]では不動により，関節周囲の皮膚や筋肉，靭帯，関節包などの軟部組織に短縮や癒着が生じ，関節可動域が制限される．実験的には，関節固定を行うと，3日目に顕微鏡レベルで拘縮が生じ，7日目には臨床的にも拘縮を生じる．

　循環器系では循環血液量の低下[9,10]がある．長期臥床により，循環血液量や体液量を減少すること，心臓への負荷が低下することによる心臓の廃用性変化が起立性低血圧の重要な要因となる．体液量，循環血液量の減少に関して，臥床24時間後には血漿量の5〜10%の減少が見られ，20日後には15%も減少する．また，心臓自体の変化に関して，6週間のベッド上臥床で健常男性の左心室容量・平均心室壁圧は有意に減少し，左心室拡張末期容量においては2週間の臥床で有意に減少すると報告されている．最大酸素摂取量低下[11]では，持久力の指標となる最大酸素摂取量は，臥床安静で1日あたり約0.9%低下する．呼吸器系[12]では不動による呼吸筋の筋力低下，胸郭の可動域制限は，換気量，肺活量，機能的残気量の低下を引き起こす．背臥位姿勢が長期間続くと，重力によって細気管支のより低い部分に粘液が溜まり，気管支線毛の浄化機能が損傷され，細菌感染になりやすい．

　精神的側面[13,14]における不活動，安静，寝たきりは，精神機能面にも大きな影響を与える．健常若年者を対象に20日間の安静臥床状況では，安静臥床前と比較して，活力が減り，混乱が増える．また，社会面側面で活動制限，行動制限が長期間になると，そのライフステージにおける社会的役割，社会的な行動経験が乏しくなり，その後の社会行動に影響するという報告がある．よって若年者における不活動，安静，寝たきりの長期化は社会的側面にも多大な影響がある．

　このような傾向は，＜幼児・子ども期＞でも同様である．

文献

1）New WHO-led study says majority of adolescents worldwide are not sufficiently physically active, putting their current and future health at risk〔世界保健機関 (WHO) 2019年11月22日〕

2）Guthold R, et al. Global trends in insufficient physical activity among adolescents: a pooled analysis of 298 population-based surveys with 1·6 million participants. Lancet Child Adolesc Health 2020; 4: 23-35.

3）園田 茂．不動・廃用症候群．Jpn J Rehabil Med 2015; 52: 265-271.

4）大川弥生．「動かないと」人は病む　生活不活発病とは何か：講談社；2013.

5）Müller EA. Influence of training and of inactivity on muscle strength. ArchPhys Med Rehabil 51; 1970: 449-462.

6）Hirata Y, et al. A Piezo1/KLF15/IL-6 axis mediates immobilization-induced muscle atrophy. J Clin Invest 2022; 132: 1-13.

7）Donaldson CL, et al. Effect of prolonged bed rest on bone mineral. Metabolism 1970; 19: 1071-1084.

8）岡本眞須美，ほか．不動期間の延長に伴うラット足関節可動域の制限因子の変化－軟部組織（皮膚・筋）と関節構成由来の制限因子について－．理学療法学 2004；31：36 － 42.

9）Greenleaf JE. Physiological responses to Control: Oxford University Press; 1993.p118-120.

10）Prehonen MA, et al. Cardiac atrophy after bed rest and spaceflight. J appl Physiol 2001; 91: 645-653.

11）Convertino VA. Cardiovascular consequences of bed rest: effect on maximal oxygen uptake. Med Sci Sports Exerc 1997: 29: 191-196.

12）Teasell R, et al. Complications of immobilization and bed rest. Part 2: Other complications. Can Fam Physician 1993: 39: 1440-1442. 1445-1446.

13）Ishizaki Y, et al. Changes in mood status and neurotic levels during a 20-day bed rest. Acta Astronaut 2002: 50: 453-459.

14）山口留美，ほか．術後せん妄の誘発因子に対する高齢患者の反応．老年看護学 2008；13：13-22.

2 各論11 青年・成人

予防法，リハビリ・運動療法の実際と効果

佐藤寿晃

POINT

- 日頃の運動，生活様式の改善，疾患の原因（根本）追究
- 身体活動は心身の健康に寄与する．
- 身体活動を増やし，座位活動を減らす．
- ライフステージに対応した運動のすすめ

1. 青年・成人期

1）予防法

　早い段階から予防に励み，筋力を維持することで廃用症候群（DS）になるリスクを軽減できる．以下に予防のポイントをあげるので，参考にされたい．

① 運動の機会をつくる：「日常的な運動」が大原則として大切

② 自分でできることは自分でする

③ 息抜きの活動もおすすめ

④ 少しでも身体を動かす習慣を

2）青年期における予防

　各臓器の肥満やメタボは成人の肥満やメタボに，脊柱変形は成長に悪影響を及ぼすだけでなく，腰背部痛や呼吸機能障害などを引き起こす可能性がある．それらを予防することは青年期以降の健康維持，老年期の介護予防等に重要である．

3）青年・成人期の肥満，メタボリックシンドローム

　幼児・子ども期の小児肥満の約70％が成人肥満に移行すると考えられている．また，高度の小児肥満は高血圧，糖尿病，脂質代謝異常などの生活習慣病を合併する可能性が高い．生活習慣病はお互い

に合併しやすく，内臓肥満と密接に関わっている．よって，幼児・子ども期からの肥満予防が重要であると考えられる．

4）青年・成人期における肥満の原因

1. 身体活動の低下
2. 栄養の偏り
3. 生活習慣の乱れ

などがあげられる．

2. リハビリ，運動療法（身体活動）の効果

1）各機能から見た運動療法（身体活動）の効果

DS のリハビリにおける基本原則は予防である．予防は，各機能低下が起こってしまったものの治療にかける時間や労力，対象者の負担がはるかに少ない．

筋骨格系は，最大筋力の 20〜30％の筋収縮を続ければ筋力は維持され，30％以上の筋収縮を行えれば筋力は増加する．筋力低下後も，最大収縮を 1 日 1 回行うことで，最大筋力の 75％までは，週 12％程度の増加率で筋力が増していく[1]．運動療法は，骨格筋量が増すばかりでなく，筋線維の割合を正常化させ，有機的代謝機能を改善する[2]．正常な可動域を維持するためには，関節可動域に対する運動療法は各関節を全可動域にわたり，1 日 2〜3 回動かす必要がある．関節拘縮の予防のためには関節可動域が重要である．

循環器系は，運動療法によって最高酸素摂取量は 15〜25％増加する．具体的に運動療法の効果として，メタボではウエスト周囲長の減少，収縮期・拡張期血圧の減少，さらに HDL コレステロールの増加，②糖尿病では HbA1c，内臓脂肪面積，中性脂肪の低下，③冠動脈疾患では総コレステロール，中性脂肪の減少に効果があり，動脈硬化性疾患の一次予防と二次予防において危険因子の改善に効果がある．呼吸器系における運動療法は，心拍出量増加や換気パターンの改善ならび化学受容体の正常化などを通じて，運動時換気亢進を是正し，換気効率を改善する[3,4]．

精神側面の運動療法の効果として，QOL や行動特性の改善が報告されている[5]．運動療法単独ではなく，教育・カウセリングなどを併用することで，より効果が表れる[6]．

2）青年・成人期における身体活動から見たFITT[7-11]

身体活動は

① 定期的に行う必要がある（エビデンスレベル中，推奨度：強）

② 少なくとも週に 150〜300 分の中強度の有酸素身体活動，または 75〜150 分の高強度有酸素身体

活動，またはそれらの両者の組み合わせ（エビデンスレベル中，推奨度：強）
③ 少なくとも週2回の中強度以上の筋トレーニング（エビデンスレベル中，推奨度：強）
④ より高いメリットを期待するために，週に300分の中強度の有酸素身体活動，または週に150分の高強度の有酸素身体活動，またはそれらの両者の組み合わせを行う（エビデンスレベル中，推奨度：条件付き推奨）

また，座位時間を制限する，座位行動を何らかの強度（低強度も含む）の身体活動に置き換えることは，健康上のメリットにつながる（エビデンスレベル中，推奨度：強）．

3）身体活動（生活活動）と運動[12, 13]

身体活動は生活活動と運動に分類できる．身体活動は生活活動であり，日常生活を営む上で必要な労働や家事に伴う活動を示す．運動は健康増進や体力向上を目的に，余暇時間に計画的に行われる活動を示す（図11-2-1）．

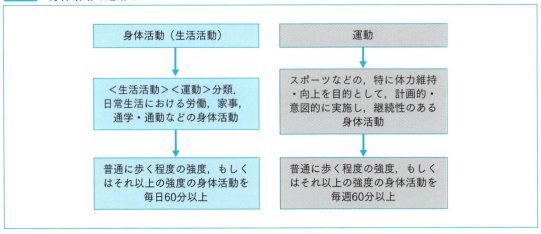

図11-2-1　身体活動と運動とは

座位時間は少しでも減らし，現在の身体活動量を少しでも増やすことが重要である．運動だけでなく，家事や仕事などの生活活動場面でも，身体を動かすことが推奨される．例えば，家事（買い物・洗濯・掃除など）や，通勤（自転車・徒歩など）などで身体活動を増やすことができる．また，家事や仕事のすきま時間に体操などで身体を動かすことも効果的である（図11-2-2）．また，青年・成人期の働く世代は運動習慣者が少ない傾向があり，特にオフィスワーカーのように座って仕事をする時間が長い職種では，歩数が少なく，身体活動レベルが低くなる可能性が高くなる．身体活動不足と長い座位時間は，糖尿病，運動器障害などの健康リスクを高め，腰痛や肩こり，頭痛につながりやすく，労働生産性にも影響する．働く人が職場で活動的に過ごせるような取り組みは，働く人の健康を守るとともに，労働生産性を高める上でも重要である．

図11-2-2 青年・成人期における身体活動と運動のFITT

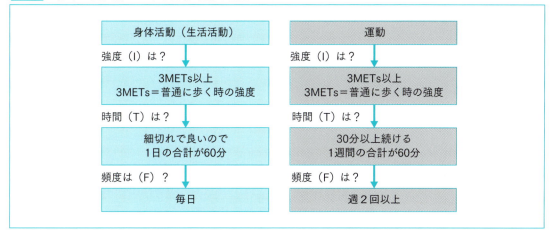

文献

1) Müller EA. Influence of training and of inactivity on muscle strength. Arch Phys Med Rehabil 1971; 51: 449-462.
2) Adamopoulos S, et al. Physical training improves skeletal muscle metabolism in patients with chronic heart failure. J Am Coll Cardiol 1993; 21: 1101-1106.
3) 村山正博監．循環器 NOW(10) 運動指導・運動療法．運動療法は呼吸機能を改善するか：南江堂；1995．p87-89.
4) Kornfeld DS, et al. Psychological and behavioral responses after coronary artery bypass surgery. Circulation 1982; 66: III 24-28.
5) Lavie CJ, et al. Effects of cardiac rehabilitation and exercise training programs on coronary patients with high levels of hostility. Mayo Clin Proc 1999; 74: 959-966.
6) 武田典子．身体活動とメンタルヘルスに関するレビュー．厚生労働省科学研究費助成金（循環器疾患・糖尿病等生活習慣病対策総合研究事業）分担研究報告．2021.
7) WHO guidelines on physical activity and sedentary behaviour. 2020.
   [https://www.who.int/publications/i/item/9789240015128]
   （2024 年 10 月閲覧）
8) WHO guidelines on physical activity and sedentary behaviour: at a glance（要約版）．2020.
   [https://www.who.int/publications/i/item/9789240014886]
   （2024 年 10 月閲覧）
9) 日本運動疫学会，医薬基盤・国立健康・栄養研究所，東京医科大学．要約版 WHO 身体活動・座位行動ガイドライン（日本語版）2021.
   [http://jaee.umin.jp/doc/WHO2020JPN.pdf]
   （2024 年 10 月閲覧）
10) 国立健康・栄養研究所，東京医科大学，日本運動疫学会，ほか．WHO 身体活動および座位行動ガイドライン．2022.
    [https://www.nibiohn.go.jp/eiken/info/pdf/WHO_undo_guideline2020.pdf]
    （2024 年 10 月閲覧）
11) 日本臨床スポーツ医学会学術委員会．百寿時代の運動・スポーツのトリセツ：ナップ社；2022.
12) 厚生労働省．健康づくりのための身体活動・運動ガイド 2023.
    [https://www.mhlw.go.jp/content/001194020.pdf]
    （2024 年 10 月閲覧）
13) 健康・体力づくり事業財団．アクティブガイド―健康づくりのための身体活動指針―．2014.
    [https://www.health-net.or.jp/syuppan/leaflet/pdf/activeguide.pdf]
    （2024 年 10 月閲覧）

各論12　高齢者

1 身体不活動症候群（PIS）への影響

韓　昌完

POINT

● 高齢者は，加齢による老化とともに身体活動の低下または病気や疾病の治療等による長期間の身体不活動症候群（physical inactivity syndrome：PIS）の状態が起こることで，廃用症候群や寝たきりを認めやすい．

● 高齢者における身体不活動と廃用症候群は，平常時におけるその予防と改善が重要であり，日々の生活習慣における身体活動・運動が効果的である．

1. 日本の高齢化率は世界一！

　現在，2021（令和3）年10月1日時点において我が国の総人口は1億2,550万人である．そのうち，高齢者に定義される65歳以上の人口は3,621万人となり，総人口に占める割合として表される「高齢化率」は28.9%と，およそ高齢化率3割に迫る世界一の"超"高齢者社会でもある．同調査における2019（令和元）年10月1日時点の高齢化率は28.4%であるから，2年間で0.5%増加していることになる．また，現在の65歳以上人口を前期高齢者および後期高齢者に分けてみてみると，前期にあたる「65-74歳人口」は1,754万人，後期にあたる「75歳以上人口」は1,867万人となっている．後期高齢者とされる75歳以上人口が65～74歳（前期高齢者）人口を上回っており，このままいくと2054（令和36）年まで75歳以上の人口の増加傾向が続くと予測されている[1]．75歳以上人口の増加は，介護保険制度において要介護または要支援の認定を受けた者（要介護者等）の増加という課題にも反映される．現時点で，65～74歳の被保険者における要介護者等の割合（要介護：2.9%，要支援：1.4%）に対して，75歳以上の被保険者における要介護者等の割合（要介護：23.1%，要支援8.8%）を見ると，75歳以上では要介護者が約8倍，要支援者が約6倍にまで上昇している．つまり，今後75歳以上の人口が増加することは，我が国全体の要介護者等の割合がさらに増加していくとの予測に繋がる[1]．

　ここで，要介護および要支援の主な原因と，それらに共通する特徴に着目する必要がある．要介護者等（総数）の介護が必要となる主な原因は，「認知症」が18.1%と最も多く，次いで「脳血管疾患」が15.0%，「高齢による衰弱」が13.3%，「骨折・転倒」が13.0%となっている．これらの原因に共通する特徴として，長期間の安静が必要であったり，痛みなどで運動量が低下したりすることによる身体不活動（PI）の状態が続き，結果的に廃用症候群（DS）と寝たきりが生じている[2]．

260

2. 平均寿命と健康寿命の差，ますます低下する高齢者の日常活動量

　我が国の平均寿命は，医療の進歩やライフスタイルの変化を背景にして，男性の平均寿命は81.41歳，女性の平均寿命は87.45歳となり，この平均寿命は年度ごとにますます延びている．また，寿命には0歳の平均余命を示す「平均寿命」とは別に，日常生活に制限のない時間の平均を示す「健康寿命」という指標もある．我が国の健康寿命は，男性が76.69歳，女性が75.38歳となっており，平均寿命との差をみると男性で8.73年，女性で12.07年の差がある．2001（平成13）年から2019（平成31：令和元）年までの寿命推移をこれら2つの指標でみると（図12-1-1），年々平均寿命と健康寿命の差が大きくなっている[1,2]．差が大きくなるということは，健康寿命の延び率に比べて平均寿命の延び率がより増加するということであり，それは一生において健康の状態で過ごす時期の割合がますます短くなることを意味している．このような背景から，厚生労働省では，2000（平成12）年から「21世紀における国民健康づくり運動『健康日本21』」を推進している．「健康日本21」は，国民の健康寿命の延伸および生活の質の向上を実現するために，一次予防の観点を重視しながら健康増進を図ることを目標に取り組まれ，さらに2013（平成25）年度からは「健康日本21（第二次）」として，今後の延伸が予測される平均寿命の増加分を上回るほどに健康寿命を増加させることが新たな目標として組み込まれた[3]．しかし，高齢者の健康維持に関する情報が提供されたり，様々な取り組みが報告されたりしているにもかかわらず，いまだ多くの高齢者は健康を維持するために必要な最低限の身体活動レベルを満たさない現状であり，むしろ高齢者の年齢が高くなるほど日常生活における活動量が低下している．

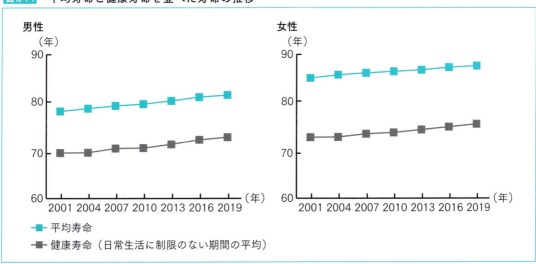

図12-1-1　平均寿命と健康寿命を並べた寿命の推移

資料：平均寿命については，2010年につき厚生労働省政策統括官（統計・情報政策，労使関係担当）「完全生命表」，他の年につき同「簡易生命表」，健康寿命については，同「簡易生命表」，同「人口動態統計」，同「国民生活基礎調査」，総務省統計局「人口推計」より厚生労働省健康局健康課において作成．
（厚生労働省：令和4年版　厚生労働白書より）

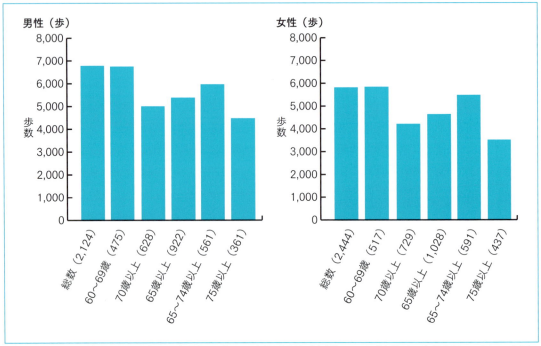

図12-1-2　日常生活活動量（平均歩数）

注）令和元年・栄養摂取状況調査票の身体状況「1日の身体活動数（歩数）」及び「歩数計の装着状況」の両方に回答した者を集計対象とした．なお，歩数が100歩未満，50,000歩以上の者を除外した．
※年齢調整した．歩数の平均値（20歳以上）は，男性7,162歩／日，女性6,105歩／日．
年齢調査値は，平成22年国勢調査による基準人口（20～29歳，30～39歳，40～49歳，50～59歳，60～69歳，70歳以上の6区分）を用いて算出した．
（厚生労働省：令和元年　国民健康・栄養調査報告　を参考に作成）

　実際，我が国における2019（令和元）年の国民健康・栄養調査の結果から，高齢者の活動量に関する現状をみることができる．調査結果によると，65歳以上の男性の1日の平均歩数は5,396歩であり，女性の1日の平均歩数は4,656歩であった．これは，「健康日本21（第二次）」において勧告している目標値である，65歳以上男性7,000歩／日，女性6,000歩／日を大幅に下回っている状況である（図12-1-2）．また，男女ともに65～74歳の平均歩数に比べて，75歳以上の平均歩数が少ない結果となった[4]．このことから，年齢が高くなるほど日常生活における活動量は少なくなり，高齢者の体力および身体機能の維持・向上にも影響を与えている．

3. 身体不活動症候群（PIS）の「高齢者」への影響

　世界の成人人口の約3割が，寝ていない時間（覚醒時間）の大半において「座っているもしくは横になっている状態」である「座位行動」をしており，相対的に身体活動が不十分であると言える．身体活動が十分に行われていない状態を指すPIの定義は様々であるが，「座位，半臥位（はんがい），もしくは臥位（がい）の状態で行えるエネルギー消費が1.5 METs以下を特徴とする活動」であると定

図12-1-3 世界20ヵ国における平日の座位時間（日本が最も長い）

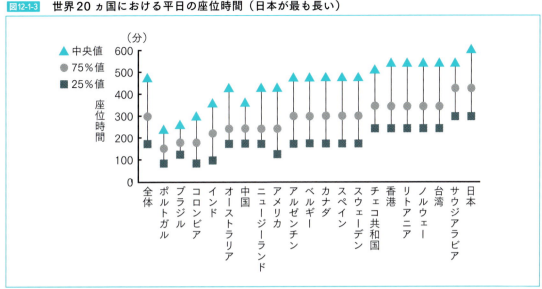

●は集団の真ん中の人の座位時間，■は下から1/4の位置にあたる人の座位時間，▲は下から3/4の位置にあたる人の座位時間．
（厚生労働省（2021）：座位行動より）

義されている報告がある[5]．世界で年間320万人が運動不足やPIに関連して死亡し，2010（平成22）年には6,930万人がPIによる障害調整生存年（disability-adjusted life years：DALYs）として算定されている．障害調整生存年（DALYs）とは，ハーバード大学のMurrayらが1992（平成4）年に世界銀行の要請によって，世界保健機関（World Health Organization：WHO）と共同で行ったGlobal Burden of Disease（GBD）研究において開発した，集団の健康状態を死亡・障害損失として定量的に捉える健康指標である．なお，2013（平成25）年には，PIに関連して，世界中で538億ドル以上の医療費が計上されたとされている．このような状況を受けて，WHOは毎週の身体活動の一環として，機能的能力を高めて転倒を防ぐために，週3日以上かつ中程度以上の強度でバランスと筋力トレーニングを重視する様々な多要素身体活動を行う必要性を強調した．しかしながら，世界人口の多くは，WHOが推奨する身体活動の事項を満たしてはいない[6]．

各国におけるPIの定義に応じて，国毎に見られるPIの割合は様々である．しかし，我が国は，世界20ヵ国において比較された平日の平均座位時間の調査[7]において，最も長い時間，座位行動をとっていることが明らかになった．20ヵ国でみた全体の中央値が約5時間（300分）であるのに対して，日本の中央値は6.6時間（400分）を超えており，他に中央値で400分を超えているのはサウジアラビアのみである．さらに，75％値では約10時間（600分）と飛び抜けており，全体の中央値の約2倍長い．我が国は，文化的に座敷や正座に代表される座位のライフスタイルを多く持っていることもあるが，日常的な座りすぎのリスクが最も大きい（図12-1-3）．また，定期的な運動をしているかどうかにかかわらず，日常生活の中で座位時間が長くなると寿命が短くなり，肥満率や2型糖尿病罹患率，心臓病罹患率などの健康リスクが上昇することも報告されている．

その中でも，特に高齢者においては先述した国民健康・栄養調査の結果から見られるとおり，年齢

が高くなるほど日常生活における活動量は少なくなっており，国内の調査研究では平均して1日8.8時間を座りっぱなしで過ごしている現状も示されている[8]．高齢者における座りすぎや低活動（身体活動が低い状態），PIは，心疾患および2型糖尿病，癌などの非感染性疾患（non communicable diseases：NCD）のリスクを高めるとされている．また，身体活動をしている高齢者に比べて，PIとされる高齢者の平均寿命は縮まり，死亡リスクは20〜30％も高くなる．さらに，低活動とPIは，令和3（2021）年度の死亡順位に含まれている脳梗塞などの「脳血管疾患」や，歩行速度などの身体機能を低下させる「老衰」の危険因子として挙げられている[6,9]．

　一方で，健康な高齢者に関する研究をみると，平均67歳の高齢者グループにおいて10日間の安静状態を継続したところ，筋タンパク合成率が0.077から0.051に減少したことが米国医師会雑誌（Journal of American Medical Association：JAMA）に報告されている[10]．また，入院中の高齢者における10日間の安静状態を観察した結果，体重およびBMI（body mass index：ボディマス指数）数値が減少し，筋肉量と筋力，そして$\dot{V}O_2max$（最大酸素摂取量）の低下が確認された．さらに，5分間歩行時間や椅子からの立ち上がり時間の減少が高齢者の身体機能低下を促進しているとして，床上安静と筋力低下には密接な相関があることが明らかにされている[11]．これらのことから，疾患の有無にかかわらず，長期間の安静・不動または身体活動の低下が，高齢者における身体機能を低下させていることは明白である．

　座りすぎや安静・不動状態などによる，高齢者の低活動およびPIは，身体機能だけではなく精神機能にも影響を与えるとされ，生活の質（quality of life：QOL）の低下を招き，生きる力や生きるモチベーションをも下げてしまう．このような身体機能の低下によって生じる，精神を含めた全身の部位に起きる二次的障害が「廃用症候群（DS）」である[12]．また，高齢者におけるDSには2つの分類があり，一つ目は身体的・心理的原因と関連した運動量の低下，二つ目は筋骨格系における痛みによる運動量の低下があるとされている．実際，高齢者におけるDSでよく認められるのは，筋委縮や関節拘縮，骨粗鬆症などの筋骨格筋障害，心機能低下および摂食・嚥下障害，褥瘡，高次脳機能障害など，全身の様々な機能低下であるが，二次性サルコペニアを認めることが多い[13,14]．特に，2020（令和2）年から最近にかけては，新型コロナウイルス感染症（COVID-19）の社会的な影響から，高齢者のPIとDSがより注目されるべきである．徹底した社会的制限（対人距離の確保・隔離・活動制限など）をかけることは，COVID-19の拡散を防ぐ方策として効果的であった反面，これらの社会的制限に伴う高齢者の低活動および長時間の座位行動は，心血管疾患や脳卒中，認知症などの身体的問題，うつや不安，自殺衝動，アルコール中毒などの精神的問題を引き起こし，死亡に至る高齢者におけるPIのパンデミックの加速が報告されている[15]．COVID-19などの感染症対策を行う一方で，高齢者におけるPIとDSの危険性についても十分に認識しておく必要がある．

文献

1) 内閣府：令和 4 年版　高齢社会白書

[https://www8.cao.go.jp/kourei/whitepaper/w-2022/zenbun/04pdf_index.html]

（2024 年 10 月閲覧）

2) Mcphee JS, et al. Physical activity in older age: perspectives for healthy ageing and frailty. Biogerontology 2016; 17: 567-580.

3) 厚生労働省：令和 4 年版　厚生労働白書

[https://www.mhlw.go.jp/wp/hakusyo/kousei/21/dl/zentai.pdf]

（2024 年 10 月閲覧）

4) 厚生労働省：令和元年　国民健康・栄養調査報告

[https://www.mhlw.go.jp/content/001066903.pdf]

（2024 年 10 月閲覧）

5) Kleinke F, et al. A low-threshold intervention to increase physical activity and reduce physical inactivity in a group of healthy elderly people in Germany: Results of the randomized controlled MOVING study. PLoS One 2021; 16: e0257326.

6) World Health Organization. Physical activity [Internet]. 2024 Jun 26.

[https://www.who.int/news-room/fact-sheets/detail/physical-activity]

（2024 年 10 月閲覧）

7) 厚生労働省（2021）：座位行動

[https://www.mhlw.go.jp/content/000656521.pdf]

（2024 年 10 月閲覧）

8) Shibata A, et al. Objectively-assessed patterns and reported domains of sedentary behavior among Japanese older adults. J Epidemiol 2019; 29: 334-339.

9) Willey JZ, et al. Physical inactivity predicts slow gait speed in an elderly multi-ethnic cohort study: the Northern Manhattan Study. Neuroepidemiology 2017; 49: 24-30.

10) Kortebein P, et al. Effect of 10 days of bed rest on skeletal muscle in healthy older adults. JAMA 2007; 297: 1772-1774.

11) Coker RH, et al. Bed rest promotes reductions in walking speed, functional parameters, and aerobic fitness in older, healthy adults. J Gerontol A Biol Sci Med Sci 2015; 70: 91-96.

12) Hirschberg GG, et al. Rehabilitation: A Manual for the Care of the Aged and Elderly, 2nd ed: Lippincott Williams and Wilkins; 1976.

13) Bortz WM 2nd. The Disuse Syndrome. West J Med 1984; 141: 691-694.

14) 若林秀隆. 高齢者の廃用症候群の機能予後とリハビリテーション栄養管理. 静脈経腸栄養 2013; 28: 1045-1050.

15) Ghram A, et al. Home-based exercise can be beneficial for counteracting sedentary behavior and physical inactivity during the COVID-19 pandemic in older adults. Postgrad Med 2021; 133: 469-480.

各論12　高齢者

2 予防法，リハビリ・運動療法の実際と効果

韓　昌完

POINT

● 高齢者におけるリハビリ・運動療法は，有酸素運動が推奨されるとともに筋力低下を予防する筋力強化運動を含めた2つ以上のマルチ運動プログラムを行うことが効果的である．

● 若年者とは異なる高齢者特有の特徴を正しく理解した上で，高齢者個人に適したリハビリ・運動療法プログラムを計画および実施することが重要である．

1. 老化と身体活動との関係

　人は，おおよそ40代を過ぎると細胞や臓器の老化が進むとされるが，これは生理学的・解剖学的な加齢に伴う変化であり，年齢が高くなるほど生理学的システムの機能は低下する．そのため，65歳以上の高齢者は1つ以上の疾患を有する比率が高く，当然ながら病院で入院治療を受ける比率においても高齢者の割合は多くなる．しかしながら，入院治療等による長期安静臥床で生じるディコンディショニング［Deconditioning：何らかの原因（傷害，外傷後遺症，疾病，疲労等）で，身体機能の低下や体調の不良が生じること］が起こると，特に高齢者においては入院を必要とした疾患がすでに治っていても入院前のような身体活動を行うことができずに，さらに長期間の入院を要するようになる．つまり，健康寿命の延伸を考える上でも，何らかの病気や疾患に罹ってから治療を行うよりも，まずは予防に努めることが重要である．

　図12-2-1 は，加齢に伴う身体機能システムの老化に関する軌跡であり，個々の身体活動や運動の重要性を示している[1]．図中において，線aは老化が加速する状態を表しており，線bは通常の老化，線cは健康で緩やかな老化の軌跡を表している．おおよそ40代（中年）までは，良好な生理学的機能が維持されるが，年齢が高くなるほど徐々に機能が低下していく．身体機能システムの「Ⅰゾーン（良好な健康状態：70％以上）」に属する人々は，健康を維持することを目的として，身体活動や運動に取り組む．しかし，老化によって軽度の欠損（障害）が現れる理論上の値である「Ⅱゾーン（軽度の欠損（障害）：50％以上）」に属すると，機能障害やフレイルなどの疾患が生じる理論上の値である「Ⅲゾーン（機能維持やフレイル：50％未満）」を目前として，身体活動・運動の目的が機能回復もしくは機能向上といった赤字回復へと変化する．

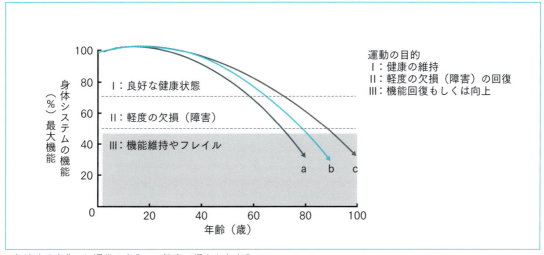

図12-2-1 老化の軌跡と，中高年から高齢者における運動の重要性

a.加速する老化，b.通常の老化，c.健康で緩やかな老化
(Mcphee JS, et al. Physical activity in older age: perspectives for healthy ageing and frailty. Biogerontology 2016; 17: 567-580 を参考に作成)

そのため，中高年を通じて身体活動が活発なライフスタイルを維持することは，高齢期における健康状態の改善および平均寿命の延伸とも関連している[1]．つまり，高齢者がより健康的な老年期を過ごすためには，身体機能システムの維持・増進，機能障害の改善を目的とした身体活動やリハビリ・運動療法が最も重要である．

2. 高齢者特有のリハビリのポイント

また，高齢者における身体活動は，加齢や老化による症状を緩和し，身体的および精神的な健康状態を改善させる手法であり，高血圧や糖尿病などの生活習慣病を防ぐとされている[2]．このように，高齢者におけるPIと廃用症候群（DS）の予防策として，定期的な身体活動およびリハビリ・運動療法は効果的である．加えて，高齢者における身体活動やリハビリの介入効果を高めるためには，個々の年齢と身体的機能・能力を考慮した上で行うことが必要である[1,2]．この考慮すべきポイントは，高齢者患者が多い腎臓リハビリにおける注意点とも共通しており，高齢者に関わるすべての医療スタッフは，若年者とは異なる高齢者特有の特徴（表12-2-1）を正しく理解した上で，リハビリ・運動療法および治療，様々なケアを行うことが重要である[3]．

| 表12-2-1 | 高齢者の特徴とリハビリのポイント |

- 個人差が大きい.
- 1名で多くの疾患を有する.
- 疾患の病態が若年者と異なる.
- 重篤な疾患があるのに明瞭な臨床症状は欠くことが多く,診断の恐れを招くことがある.
- 認知機能低下(認知症),聴覚障害,視覚障害を合併していることが多く,問診,教育指導が困難なことが多い.
- 侵襲的な検査を行い難い.
- 1つの疾患の治療が他の疾患に影響を与えやすい.
- 検査値の正常値が若年者と異なる.
- 本来の疾患と直接関係のない合併症を起こしやすい.
- 廃用症候群を合併しやすい.
- 薬剤に対する反応が若年者と異なる.
- 疾患の完全な治癒は望めないことが多く,いかに社会復帰させるかが問題となることが多い.
- 治療にあたり QOL に対する配慮がより必要となる.
- 疾患の発症・予後に医学の要素とともに,心理,社会環境の要素がかかりやすい.

(上月正博.腎臓リハビリテーション第2版:医歯薬出版;2018より)

3. リハビリおよび運動療法における高齢者向けのFITT

アメリカスポーツ医学会(American College of Sports Medicine:ACSM)の運動処方では,高齢者における有酸素運動,筋力強化運動,バランス運動,その他の運動について示されており,1日の運動の必要時間は運動強度によっても異なるが,運動のコンプライアンスからみる運動強度としては中等度運動が最も推奨されている[4].有酸素運動の場合,1回の運動時間を30〜60分とした週3〜5回または週150分間が望ましいとされ,筋力強化運動の場合,1回の10〜15回(または8〜12回)を1セットとして1〜3セットを週2回以上行うことが望ましいと提言されている.また,バランス運動は,動かない状態を保ち続ける静的バランスと,動きを伴いながら転倒しない状態を保ち続ける動的バランスに区分される.静的バランスには,両手を胸に置き両足を揃えて立つ閉脚立位や継ぎ足立ち(タンデム立ち),片足立ちによる15〜30秒の姿勢維持などがあり,また動的バランスには,継ぎ足歩行(タンデム歩行),つま先立ちによる歩行,円またはさまざまなパターンの歩行などがあげられるが,これらのバランス運動は転倒の原因リスクを低下させる目的で行われている.その他の運動においては,柔軟性運動(週2日以上,1回30〜60秒間のストレッチや姿勢維持)や,関節可動域運動(range of motion:ROM,可動できる肩や膝,手首,足首を10回回す),マルチ運動(有酸素運動1セットと筋力強化運動1セットまたは別の運動種類1セット),歩数(1日7,000〜9,000歩を目標)なども提言されている[4,5].

また,ACSM の運動処方には[5],高齢者が身体活動・運動を行う際に特に気を付けるべき点として,すべての運動の前後において必ず軽度の準備運動(warm-up)と整理運動(cool-down)に取り組むことが明記されている.

高齢者の中でも,サルコペニアやフレイルを持つ高齢者は,生命予後を改善させる有酸素運動を主に行いながら,その有酸素運動とともに筋力を高める筋力強化運動を行うことが必要となる.また,慢性疾患を持つ高齢者は,身体的に制限がかかる可能性が高いため運動強度は軽度から開始し持続すること,慢性

的に PI となる場合には活動可能な範囲で身体活動を行うことが必要だとされている．さらに，認知機能が低下している高齢者においては，適度な強度の有酸素運動（特に，ウォーキング，認知機能と組み合わせた有酸素運動）とあわせて，認知機能の程度による個別化された支援を行う．また，運動習慣がない高齢者は，運動に対して負傷の恐れを抱く場合があるため，身体活動やリハビリにレクリエーション的な要素，またはゲーム的な要素を加えることで，高齢者の運動に対するモチベーションを上げる工夫も必要である．なお，高齢者における有酸素運動（aerobic）と筋力強化運動（resistance），warm-up/cool-down に属する柔軟性運動（flexibility）に関する運動内容は，FITT（Frequency：頻度，Intensity：強度，Time：時間，Type：種類）によって具体的に示される（表12-2-2）．

表12-2-2　ACSM（2022）が勧告している高齢者向けの FITT に関する事項

	有酸素運動	筋力強化運動	柔軟性運動
頻度（F）	● 中強度の場合は週 5 日以上 ● 中強度と高強度の組み合わせは週 3 日以上	週 2 日以上	週 2 日以上
強度（I）	自覚的運動強度を 0 ～ 10 のスケールで表したときの 中強度（5 ～ 6） 高強度（7 ～ 8）		締め付け感やわずかな不快感を伴う程度までのストレッチ
時間（T）	● 1 日あたり 30 ～ 60 分の中強度の運動 ● 1 日あたり 20 ～ 30 分の高強度運動または，中強度運動と高強度運動を組み合わせた運動 ● 1 日を通じて蓄積される可能性あり	● 段階的ウェイトトレーニング：初心者向けの軽強度（40 ～ 50% 1-RM）から始めて，中強度から高強度（60 ～ 80% 1-RM）に進行．または，0 ～ 10 で表す自覚的運動強度の，中強度（5 ～ 6）から高強度（7 ～ 8） ● パワートレーニング：軽度から中強度（30 ～ 60% 1 ～ RM）	ストレッチを 30 ～ 60 秒間保持する
種類（T）	歩行など，過度の整形外科的な負荷およびストレスを与えないもの 体重負荷運動への耐性が低い場合，水中運動や自転車エルゴメータ運動が有効	段階的ウェイトトレーニングまたはパワーウェイトトレーニング，体重負荷運動，階段上がり運動，その他主要な筋肉群を使用した筋力強化運動	急速な反動を使う動きではなく，ゆっくりとした静的ストレッチなど柔軟性を維持・改善させる身体運動

1-RM：1 回だけ持ち上げられる最大重量．
(American College of Sports Medicine (ACSM). Physical Activity Guidelines. ACSM's Guidelines for Exercise Testing and Prescription, 11th ed: 2022 を参考に作成)

図12-2-2 家庭で行える身体活動・運動

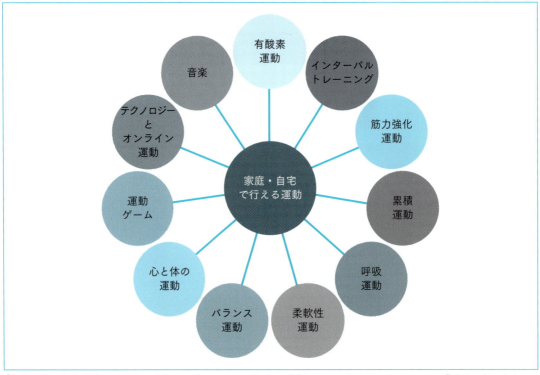

(Smith ML, et al. Older adults' participation in a community-based falls prevention exercise program: Relationships between the easy tool, program attendance, and health outcomes. Gerontologist 2011; 51: 809-821 を参考に作成)

4. 高齢者における身体活動とリハビリの効果

　高齢者が中強度の有酸素運動を週150分以上行うと，PIの高齢者に比べて，罹患率や死亡率，機能障害のリスクが少なくとも30％低下する．また，週5～7日の有酸素運動を行うことで，機能障害のリスクが50～80％低下するとともに，平均寿命が約4年延び，日常生活に障害がないとされる健康寿命についても約2年延びるとされている[1]．また，高齢者における身体活動および座位行動と骨格筋・筋力との関連を検討した系統的レビューとメタ分析においては，定期的な身体活動・運動は重要であるが，DSと関連している下肢筋力低下を予防するためには，特に筋力強化運動に取り組むことが必要であるとされた[6]．高齢者のDSの予防には，有酸素運動・筋力運動・バランス運動のうちいずれか1つの運動を行うよりも，筋力強化運動を含めた2つ以上のマルチ運動プログラムの実施が望ましい．マルチ運動プログラムは，高齢者の下肢筋力を含めた筋力を改善させ，歩行時の転倒回数を減らすことに最も効果的であることが述べられている．

　さらに近年では，COVID-19の影響で，社会全体の身体的・精神的活動が制限された．そこで，高齢者の座位行動の増加によるPIを防ぎ，社会活動制限下においても身体活動を増加させることを目的として，家庭で行える身体活動・運動療法が検討された[7]．この報告によれば，COVID-19の状況下においても家庭で行える11つの身体活動・運動（図12-2-2）が，高齢者の自立や身体的・精

神的健康を維持させるとしている.

図12-2-2 に示されている 11 種類の運動の中でも,「累積運動（accumulative exercises）」は,長期安静と座位行動が多い高齢者の安静時間を減らす良いアプローチである[7,8].累積運動の介入方法においては,午前と午後にそれぞれ 10〜30 分間,1 回 10 分以上の運動時間を蓄積することで,1 日に合計少なくとも 30 分以上の中等度から強度の運動を実施する.その結果,高齢者の空腹時血糖値や血清脂質,または体組成が改善し,1 セット 30 分以上の長期間運動と同程度の効果がある可能性も報告された[7,8].また,累積運動として多く挙げられているのが,日常生活に簡単に組み込むことができる早歩きを含むウォーキングであり,特にウォーキングは高齢者に最も適している身体活動であることが強調されている[9].ウォーキングは,運動器具などの設備は最小限に抑えられ,活動場所の制限がなく比較的実施しやすいことと,個人に合わせた運動強度またはモダリティで行えるという取り組みやすさがある.高齢者がウォーキングを行うことによって,認知機能の低下や機能低下を防ぎ[10],QOL が改善[11]したという報告もある.累積運動としての累積式ウォーキング（午前と午後にそれぞれ 1 回 30 分,計 2 回）も,インターバル式ウォーキング（午前のみ 1 回 60 分）も,ともに心肺機能と下肢筋力,手段的日常生活動作（instrumental activities of daily living：IADL）の改善に効果があることがわかっている[12].

また,活動場所を制限されない運動としては,「バランス運動（balance exercises）」もある.高齢者が週 3 回以上,静的・動的バランス運動を行った結果,全体的な身体機能の維持・向上に効果があり転倒率が低下した.さらに,バランス運動と「筋力強化運動（resistance exercises）」を組み合わせたマルチ運動プログラムを実施すると,転倒率はより下がる[7,13].このように,定期的な身体活動やリハビリ・運動療法は,転倒と転倒リスクの低下,日常生活動作（activities of daily living：ADL）の維持・改善,認知症のリスク低下,慢性疾患および癌のリスク低下,合併症の予防などにつながる[5,7].

5. 身体的・精神的健康を維持するための個別プログラムの必要性

定期的なリハビリ・運動療法は,高齢者の PI を改善し,身体的・精神的健康の維持だけでなく,様々な病気や疾患に対する予防や治療の効果が認められている.しかし,高齢者におけるリハビリ・運動療法の計画および実施に際しては,個人差（様々な原因による身体機能・精神機能・認知機能等の差）が大きいことや,疾患の病態や検査値の正常値が若年者と異なることなどの高齢者特有の特徴（表12-2-1）を踏まえなければ,活動・運動中の負傷リスクが高くなる.そのため,実施前には必ず体力測定または身体評価等の状態把握を行い,以前になかった息切れや痛み,めまいなどの新たな症状がないか都度報告することが推奨される.また,高齢者の負傷リスクを低下させるには,運動の種類や運動強度,運動量が重要な因子となる[14,15].よって,これらの効果とリスクを念頭に置いた上で,個々の高齢者に適したリハビリ・運動療法プログラムを計画すべきである.

文献

1) Mcphee JS, et al. Physical activity in older age: perspectives for healthy ageing and frailty. Biogerontology 2016; 17: 567-580.

2) Kleinke F, et al. A low-threshold intervention to increase physical activity and reduce physical inactivity in a group of healthy elderly people in Germany: Results of the randomized controlled MOVING study. PLoS One 2021; 16: e0257326.

3) 上月正博. 腎臓リハビリテーション第 2 版：医歯薬出版；2018.

4) Liguori G, et al. ACSM's Guidelines for Exercise Testing and Prescription, 11th ed：American College of Sports Medicine (ACSM)；2021.

5) American College of Sports Medicine (ACSM). Physical Activity Guidelines. ACSM's Guidelines for Exercise Testing and Prescription, 11th ed: 2022.

6) Ramsey KA, et al. The association of objectively measured physical activity and sedentary behavior with skeletal muscle strength and muscle power in older adults: A systematic review and meta-analysis. Ageing Res Rev 2021; 67: 101266.

7) Ghram A, et al. Home-based exercise can be beneficial for counteracting sedentary behavior and physical inactivity during the COVID-19 pandemic in older adults. Postgrad Med 2021; 133: 469-480.

8) Haskell WL, et al. Physical activity and public health: updated recommendation for adults from the american college of sports medicine and the american heart association. Med Sci Sports Exerc 2007; 39: 1423-1434.

9) Murphy MH, et al. The effects of continuous compared to accumulated exercise on health: A meta-analytic review. Sports Med 2019; 49: 1585-1607.

10) Maki Y, et al. Effects of intervention using a community-based walking program for prevention of mental decline: a randomized controlled trial. J Am Geriatr Soc 2012; 60: 505-510.

11) Awick EA, et al. Differential exercise effects on quality of life and health-related quality of life in older adults: a randomized controlled trial. Qual Life Res 2015; 24: 455-462.

12) Cordellat A, et al. Continuous compared to accumulated walking-training on physical function and health-related quality of life in sedentary older persons. Int J Environ Res Public Health 2020; 17: 6060.

13) Sherrington C, et al. Exercise for preventing falls in older people living in the community. Cochrane Database Syst Rev 2019; 1: CD012424.

14) Jones BH, et al. Exercise, training and injuries. Sports Med 1994; 18: 202-214.

15) Smith ML, et al. Older adults' participation in a community-based falls prevention exercise program: Relationships between the easy tool, program attendance, and health outcomes. Gerontologist 2011; 51: 809-821.

身体不活動症候群 Physical Inactivity Syndrome
医療従事者が知っておくべき安静・身体不活動・廃用症候群のすべて

2025年1月15日　　第1版第1刷 ©

編著者 ······················ 上月正博　KOHZUKI, Masahiro
発行者 ······················ 宇山閑文
発行所 ······················ 株式会社金芳堂
　　　　　　　　　　　〒606-8425 京都市左京区鹿ケ谷西寺ノ前町34 番地
　　　　　　　　　　　振替　01030-1-15605
　　　　　　　　　　　電話　075-751-1111（代）
　　　　　　　　　　　https://www.kinpodo-pub.co.jp/
デザイン ····················· naji design
印刷・製本 ················· シナノ書籍印刷株式会社

落丁・乱丁本は直接小社へお送りください. お取替え致します.

Printed in Japan
ISBN978-4-7653-2020-7

JCOPY ＜(社)出版者著作権管理機構 委託出版物＞
本書の無断複写は著作権法上での例外を除き禁じられています. 複写される場合は, そのつど事前に,（社）出版者著作権管理機構（電話 03-5244-5088, FAX 03-5244-5089, e-mail：info@jcopy.or.jp）の許諾を得てください.

●本書のコピー, スキャン, デジタル化等の無断複製は著作権法上での例外を除き禁じられています. 本書を代行業者等の第三者に依頼してスキャンやデジタル化することは, たとえ個人や家庭内の利用でも著作権法違反です.